国家卫生健康委员会"十四五"规划教材

全国高等中医药教育教材

供中药学、中医学等专业用

中西药物配伍与合理应用

第2版

中藥

主　编　王　伟　梁启军

副主编　柴欣楼　黄晓巍　李遇伯　王　磊　马宏跃

编　委　（按姓氏笔画为序）

马宏跃（南京中医药大学）　　　宋小莉（山东中医药大学）

王　伟（广州中医药大学）　　　郝　蕾（河北中医学院）

王　磊（广州中医药大学）　　　柴欣楼（北京中医药大学）

王加志（黑龙江中医药大学）　　徐志立（辽宁中医药大学）

刘　敏（南京中医药大学）　　　黄晓巍（长春中医药大学）

李遇伯（天津中医药大学）　　　梁启军（江西中医药大学）

杨　铭（上海中医药大学）

秘　书（兼）　柴欣楼

人民卫生出版社

·北京·

图书在版编目（CIP）数据

中西药物配伍与合理应用/王伟，梁启军主编. —
2版. —北京：人民卫生出版社，2021. 12
　ISBN 978-7-117-31558-6

　Ⅰ. ①中… Ⅱ. ①王…②梁… Ⅲ. ①配伍禁忌-高
等学校-教材　Ⅳ. ①R942

中国版本图书馆 CIP 数据核字（2021）第 229366 号

人卫智网　www. ipmph. com	医学教育、学术、考试、健康，	
	购书智慧智能综合服务平台	
人卫官网　www. pmph. com	人卫官方资讯发布平台	

中西药物配伍与合理应用
Zhongxiyaowupeiwu yu Heliyingyong
第 2 版

主　　编：王　伟　梁启军
出版发行：人民卫生出版社（中继线 010-59780011）
地　　址：北京市朝阳区潘家园南里 19 号
邮　　编：100021
E - mail：pmph @ pmph. com
购书热线：010-59787592　010-59787584　010-65264830
印　　刷：人卫印务（北京）有限公司
经　　销：新华书店
开　　本：850×1168　1/16　印张：16
字　　数：419 千字
版　　次：2016 年 10 月第 1 版　　2021 年 12 月第 2 版
印　　次：2022 年 1 月第 1 次印刷
标准书号：ISBN 978-7-117-31558-6
定　　价：65. 00 元

◇◇◇ 数字增值服务编委会 ◇◇◇

主　编　王　伟　梁启军

副主编　柴欣楼　黄晓巍　李遇伯　王　磊　马宏跃

编　委　（按姓氏笔画为序）

马宏跃（南京中医药大学）

王　伟（广州中医药大学）

王　磊（广州中医药大学）

王加志（黑龙江中医药大学）

刘　敏（南京中医药大学）

李遇伯（天津中医药大学）

杨　铭（上海中医药大学）

宋小莉（山东中医药大学）

郝　蕾（河北中医学院）

柴欣楼（北京中医药大学）

徐志立（辽宁中医药大学）

黄晓巍（长春中医药大学）

梁启军（江西中医药大学）

秘　书（兼）　柴欣楼

修 订 说 明

为了更好地贯彻落实《中医药发展战略规划纲要(2016—2030年)》《中共中央国务院关于促进中医药传承创新发展的意见》《教育部 国家卫生健康委 国家中医药管理局关于深化医教协同进一步推动中医药教育改革与高质量发展的实施意见》《关于加快中医药特色发展的若干政策措施》和新时代全国高等学校本科教育工作会议精神,做好第四轮全国高等中医药教育教材建设工作,人民卫生出版社在教育部、国家卫生健康委员会、国家中医药管理局的领导下,在上一轮教材建设的基础上,组织和规划了全国高等中医药教育本科国家卫生健康委员会"十四五"规划教材的编写和修订工作。

为做好新一轮教材的出版工作,人民卫生出版社在教育部高等学校中医学类专业教学指导委员会、中药学类专业教学指导委员会和第三届全国高等中医药教育教材建设指导委员会的大力支持下,先后成立了第四届全国高等中医药教育教材建设指导委员会和相应的教材评审委员会,以指导和组织教材的遴选、评审和修订工作,确保教材编写质量。

根据"十四五"期间高等中医药教育教学改革和高等中医药人才培养目标,在上述工作的基础上,人民卫生出版社规划、确定了第一批中医学、针灸推拿学、中医骨伤科学、中药学、护理学5个专业100种国家卫生健康委员会"十四五"规划教材。教材主编、副主编和编委的遴选按照公开、公平、公正的原则进行。在全国50余所高等院校2 400余位专家和学者申报的基础上,2 000余位申报者经教材建设指导委员会、教材评审委员会审定批准,聘任为主编、副主编、编委。

本套教材的主要特色如下:

1. 立德树人,思政教育 坚持以文化人,以文载道,以德育人,以德为先。将立德树人深化到各学科、各领域,加强学生理想信念教育,厚植爱国主义情怀,把社会主义核心价值观融入教育教学全过程。根据不同专业人才培养特点和专业能力素质要求,科学合理地设计思政教育内容。教材中有机融入中医药文化元素和思想政治教育元素,形成专业课教学与思政理论教育、课程思政与专业思政紧密结合的教材建设格局。

2. 准确定位,联系实际 教材的深度和广度符合各专业教学大纲的要求和特定学制、特定对象、特定层次的培养目标,紧扣教学活动和知识结构。以解决目前各院校教材使用中的突出问题为出发点和落脚点,对人才培养体系、课程体系、教材体系进行充分调研和论证,使之更加符合教改实际、适应中医药人才培养要求和社会需求。

3. 夯实基础,整体优化 以科学严谨的治学态度,对教材体系进行科学设计、整体优化,体现中医药基本理论、基本知识、基本思维、基本技能;教材编写综合考虑学科的分化、交叉,既充分体现不同学科自身特点,又注意各学科之间有机衔接;确保理论体系完善,知识点结合完备,内容精练、完整,概念准确,切合教学实际。

4. 注重衔接,合理区分 严格界定本科教材与职业教育教材、研究生教材、毕业后教育教材的知识范畴,认真总结、详细讨论现阶段中医药本科各课程的知识和理论框架,使其在教材中得以凸显,既要相互联系,又要在编写思路、框架设计、内容取舍等方面有一定的区分度。

5. **体现传承,突出特色**　本套教材是培养复合型、创新型中医药人才的重要工具,是中医药文明传承的重要载体。传统的中医药文化是国家软实力的重要体现。因此,教材必须遵循中医药传承发展规律,既要反映原汁原味的中医药知识,培养学生的中医思维,又要使学生中西医学融会贯通,既要传承经典,又要创新发挥,体现新版教材"传承精华、守正创新"的特点。

6. **与时俱进,纸数融合**　本套教材新增中医抗疫知识,培养学生的探索精神、创新精神,强化中医药防疫人才培养。同时,教材编写充分体现与时代融合、与现代科技融合、与现代医学融合的特色和理念,将移动互联、网络增值、慕课、翻转课堂等新的教学理念和教学技术、学习方式融入教材建设之中。书中设有随文二维码,通过扫码,学生可对教材的数字增值服务内容进行自主学习。

7. **创新形式,提高效用**　教材在形式上仍将传承上版模块化编写的设计思路,图文并茂、版式精美;内容方面注重提高效用,同时应用问题导入、案例教学、探究教学等教材编写理念,以提高学生的学习兴趣和学习效果。

8. **突出实用,注重技能**　增设技能教材、实验实训内容及相关栏目,适当增加实践教学学时数,增强学生综合运用所学知识的能力和动手能力,体现医学生早临床、多临床、反复临床的特点,使学生好学、临床好用、教师好教。

9. **立足精品,树立标准**　始终坚持具有中国特色的教材建设机制和模式,编委会精心编写,出版社精心审校,全程全员坚持质量控制体系,把打造精品教材作为崇高的历史使命,严把各个环节质量关,力保教材的精品属性,使精品和金课互相促进,通过教材建设推动和深化高等中医药教育教学改革,力争打造国内外高等中医药教育标准化教材。

10. **三点兼顾,有机结合**　以基本知识点作为主体内容,适度增加新进展、新技术、新方法,并与相关部门制订的职业技能鉴定规范和国家执业医师(药师)资格考试有效衔接,使知识点、创新点、执业点三点结合;紧密联系临床和科研实际情况,避免理论与实践脱节、教学与临床脱节。

本轮教材的修订编写,教育部、国家卫生健康委员会、国家中医药管理局有关领导和教育部高等学校中医学类专业教学指导委员会、中药学类专业教学指导委员会等相关专家给予了大力支持和指导,得到了全国各医药卫生院校和部分医院、科研机构领导、专家和教师的积极支持和参与,在此,对有关单位和个人表示衷心的感谢!希望各院校在教学使用中,以及在探索课程体系、课程标准和教材建设与改革的进程中,及时提出宝贵意见或建议,以便不断修订和完善,为下一轮教材的修订工作奠定坚实的基础。

人民卫生出版社

2021 年 3 月

前　言

　　为适应后疫情时代中医药人才培养的需要,在国家卫生健康委员会的指导下,依据中药学、中医学等专业的培养目标、教学要求,人民卫生出版社组织全国高等中医药院校一线教师,修订编写了国家卫生健康委员会"十四五"规划教材《中西药物配伍与合理应用(第2版)》。

　　本版教材总体框架与第一版保持一致,按临床专科进行分章,重点突出临床各科常用中西药物联用的合理性及禁忌,并阐释其原理,极具实用价值。同时,本教材的编写力求反映国家现行中医药政策法规及守正创新的实际要求。目前,临床各科中西药物联用防治疾病越来越普遍,因此,教材结合当前疾病谱的变化趋势增添了相关内容,使之更贴合临床实践,内容更广泛,涵盖面更大,拓宽了使用人群。本教材不仅是中医药专业学生的主要教材,也可作为临床医生与科研工作者的指导用书。

　　此外,为适应教育教学改革的需要,教材增加了数字增值服务内容,每章设置PPT课件,书末配有模拟试卷及复习思考题答案,方便学生自主学习。

　　中西药物联用涉及中医、西医两种不同的理论体系以及临床各科,教材编写难度较大,可能尚存在不妥之处,欢迎广大读者在使用过程中提出宝贵意见,以便修订与完善。

编者

2021 年 4 月

◇◇◇ 目　　录 ◇◇◇

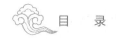

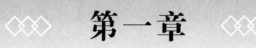

第一章

呼吸系统疾病的中西药物配伍与合理应用

学习目标

1. 掌握呼吸系统疾病中西药配伍与合理应用。
2. 熟悉呼吸系统疾病的中西药配伍机制。
3. 了解呼吸系统疾病常用中西药物的药理作用。

第一节　急性上呼吸道感染

一、概述

（一）疾病介绍

急性上呼吸道感染为外鼻孔至环状软骨下缘包括鼻腔、咽或喉部急性炎症的概称。主要病原体是病毒,少数是细菌。既往寒冷、多风的冬春季节多发,现在由于空调可以改变居住、工作环境的温度,空调普及的地方发病季节性已经不明显。儿童、老年人多发,免疫功能低下者易感。通常病情较轻、病程短,青壮年容易自愈,预后良好。

急性上呼吸道感染临床表现有以下类型:①普通感冒,为病毒感染引起,俗称"伤风",又称上呼吸道卡他;②急性病毒性咽炎和喉炎,由鼻病毒、腺病毒、流感病毒、副流感病毒以及肠病毒、呼吸道合胞病毒等引起;③急性疱疹性咽峡炎,多由柯萨奇病毒引起;④急性咽结膜炎,主要由腺病毒、柯萨奇病毒等引起;⑤急性咽扁桃体炎,病原体多为溶血性链球菌,其次为流感嗜血杆菌、肺炎链球菌。西医的急性上呼吸道感染基本等同中医的感冒。

中医认为感冒是感受风邪,邪犯卫表而导致的外感疾病。病情轻者多为感受当令之气,称为伤风、冒风、冒寒;病情重者多为感受非时之邪,称为重伤风。在一个时期内广泛流行、病情类似者,称为时行感冒。

感冒以感受风邪为主因,因风为六淫之首,流动于四时之中,故外感为病,常以风为先导。但在不同季节,每与当令之气相合伤人,而表现为不同证候,如冬季风与寒合,多为风寒证;春夏温暖之时,风与热合,多见风热证;夏秋之交,暑多夹湿,每又表现为风暑夹湿证候。但一般以风寒、风热为多见,夏令亦常夹暑湿之邪。至于梅雨季节之夹湿,秋季兼燥等,亦常可见之。若感受风寒湿邪,则皮毛闭塞,邪郁于肺,肺气失宣;感受暑燥,则皮毛疏泄不畅,邪热犯肺,肺失清肃。如感受时行病毒则病情多重,甚或变生他病。在病程中亦可见寒与热的转化或错杂。

西医对急性上呼吸道感染的病因认识偏重于揭示致病微生物和机体免疫力状态;中医的感冒病因病机除了揭示包括致病微生物在内的风、热、寒、湿、燥等邪气及正气强弱状态,还揭示发病过程中的局部或整体能量代谢异常,如风寒犯肺、风寒束表、风热袭肺等。

（二）中西药物治疗情况

1. 西药治疗　以对症治疗、缓解症状为主;另外根据感染病毒种类选用抗病毒药物,如奥司他韦,确有细菌感染者可以服用针对性抗生素。同时注意休息、适当补充水分、保持室内空气流通。

2. 中药治疗　中药主要使用辛散解表的药物治疗感冒,使在表之邪从表而出。虽然感冒表证的共同症状都有恶寒、发热、鼻塞、流涕、头身疼痛等,但是因为气候、病因、体质的不同,在临床上就有风寒、风热、暑湿、虚实夹杂等不同证候,在病程中还可见寒与热的转化或错杂,所以在临床上一定要根据病情轻重、病性寒热、病变部位、体质虚实、有无兼证而选择用方。一旦失治、误治,病情将会发生传变。

二、常用西药药物作用及作用机制

急性上呼吸道感染的药物治疗以对症治疗药物为主,临床常用的药物种类如下:

（一）麻黄碱类药物

该类药物可以使感冒患者肿胀的鼻黏膜和鼻窦血管收缩,有助于缓解感冒引起的鼻塞、流涕和打喷嚏等症状。伪麻黄碱能选择性收缩上呼吸道血管,对血压的影响较小,是普通感冒患者最常用的药物。其他药物如麻黄碱等如超量使用,可导致血压升高等,应特别注意。这类药物除口服外,还可直接滴鼻或喷鼻,但一般连续使用不宜超过7天。

（二）抗组胺药

该类药物具有抗过敏作用,通过阻断组胺受体抑制小血管扩张,降低血管通透性,有助于消除或减轻普通感冒患者的打喷嚏和流涕等症状。但该类药物的常见不良反应有嗜睡、疲乏等,从事车船驾驶、登高作业或操作精密仪器等行业工作者慎用。

第一代抗组胺药,如马来酸氯苯那敏和苯海拉明等,具有穿过血-脑屏障、渗透进入中枢神经细胞与组胺受体结合的能力。因其具有一定程度的抗胆碱作用,有助于减少分泌物、减轻咳嗽症状,因此推荐其为普通感冒的首选药物。第二代抗组胺药尽管具有非嗜睡、非镇静的优点,但因其无抗胆碱作用,故不能镇咳。抗组胺药的鼻喷剂局部作用较强,而全身不良反应较少。

（三）镇咳药

常用的镇咳药根据其药理学作用特点分为中枢性镇咳药和周围性镇咳药两大类。中枢性镇咳药为吗啡类生物碱及其衍生物。该类药物直接抑制延髓咳嗽中枢而产生镇咳作用。根据其是否具有成瘾性和麻醉作用,又可分为依赖性和非依赖性两类。①依赖性镇咳药:如可待因,可直接抑制延髓中枢,镇咳作用强而迅速,并具有镇痛和镇静作用。由于具有成瘾性,仅在其他治疗无效时短暂使用。②非依赖性镇咳药:多为人工合成的镇咳药。如右美沙芬,是目前临床上应用最广的镇咳药,作用与可待因相似,但无镇痛和镇静作用,治疗剂量对呼吸中枢无抑制作用,亦无成瘾性。多种非处方性复方镇咳药均含有本品。周围性镇咳药通过抑制咳嗽反射弧中的感受器、传入神经及效应器中的某一环节而起到镇咳作用。这类药物包括局部麻醉药和黏膜防护剂。①那可丁:所含的异喹啉类生物碱作用与可待因相当,无依赖性,对呼吸中枢无抑制作用。适用于不同原因引起的咳嗽。②苯丙哌林:非麻醉性镇咳药,可抑制外周传入神经,亦可抑制咳嗽中枢。

（四）祛痰药

祛痰治疗可提高咳嗽对气道分泌物的清除率。祛痰药的作用机制包括:增加分泌物的排出量,降低分泌物黏稠度,增加纤毛的清除功能。常用祛痰药包括愈创甘油醚、氨溴索、溴己新、乙酰半胱氨酸、羧甲司坦等;其中,愈创甘油醚是常用的复方感冒药成分,可刺激胃黏膜,反射性引起气道分泌物增多,降低黏稠度,有一定的舒张支气管作用,达到增加黏液排出的效果。常与抗组胺药、镇咳药、减充血剂配伍使用。

（五）解热镇痛药

主要针对普通感冒患者的发热、咽痛、全身酸痛等症状。该类药物如对乙酰氨基酚、布洛芬等,通过减少前列腺素合成,使体温调节中枢调节周围血管扩张、出汗与散热而发挥解热作用,通过阻断痛觉神经末梢的冲动而产生镇痛作用。对乙酰氨基酚是其中较为常用的药物,但应注意对乙酰氨基酚超量使用可能造成肝损伤甚至肝坏死。

目前市场上的感冒药大多为复方制剂,含有上述各类药物或其他药物中的两种或两种以上成分。尽管治疗感冒的药物品种繁多,名称各异,但其组方成分相同或相近,药物作用大同小异,因此复方抗感冒药应只选其中的一种,如同时服用 2 种以上药物,可导致重复用药、超量用药,增加上述药物不良反应的发生率。

（六）抗菌药

目前已明确普通感冒无须使用抗菌药物。除非有白细胞计数升高、咽部化脓、咳黄痰和流鼻涕等细菌感染证据,可根据当地流行病学史和经验用药,可选口服青霉素、第一代头孢菌素、大环内酯类或喹诺酮类。极少需要根据病原菌选用敏感的抗菌药物。

（七）抗病毒药

由于目前有滥用抗病毒药造成流感病毒耐药现象,所以如无发热,免疫功能正常,发病超过 2 天,一般无须应用。免疫缺陷患者可早期常规使用。利巴韦林和奥司他韦有较广的抗病毒谱,对流感病毒、副流感病毒、呼吸道合胞病毒等有较强的抑制作用,可缩短病程。

对于流行性感冒,可使用神经氨酸酶抑制剂和 M_2 离子通道阻滞剂。①神经氨酸酶抑制剂:其作用机制是阻止病毒从感染细胞中释放和入侵邻近细胞,减少病毒在体内的复制,对甲、乙型流感均具活性。在我国上市的有奥司他韦和扎那米韦。②M_2 离子通道阻滞剂:阻滞流感病毒 M_2 蛋白的离子通道,从而抑制病毒复制,但仅对甲型流感病毒有抑制作用。包括金刚烷胺和金刚乙胺两个品种。

三、常用中药及其复方作用及作用机制

（一）治疗急性上呼吸道感染的常用中药作用及作用机制

1. 麻黄　麻黄为麻黄科植物草麻黄、中麻黄或木贼麻黄的干燥草质茎。主要成分为麻黄碱、伪麻黄碱等生物碱,还含挥发油。麻黄水溶性提取物、麻黄碱能促进发汗,麻黄碱对汗腺有显著兴奋作用,麻黄挥发油也有发汗作用。麻黄可通过发汗而解热。麻黄煎剂体外试验显示对甲型链球菌、乙型链球菌、乙型伤寒杆菌、大肠埃希菌、炭疽杆菌、白喉杆菌、铜绿假单胞菌、痢疾杆菌等均有抑制作用,特别是对金黄色葡萄球菌抑制作用最强。挥发油能抑制亚洲甲型流感病毒,对甲型流感病毒株感染的小鼠有治疗作用。

2. 桂枝　桂枝为樟科植物肉桂的干燥嫩枝。主要含挥发油（桂皮油）,油中主要成分为桂皮醛、桂皮酸等。桂枝煎剂及桂皮醛能降温解热。桂枝能刺激汗腺分泌,扩张皮肤血管,调节血液循环,使血液流向体表,有利于散热与发汗。桂枝还能促进麻黄发汗。桂枝作用于大脑感觉中枢,能提高痛阈而有解肌镇痛效果。如头部血管痉挛而引起头痛时,桂枝可使血管舒张而缓解。桂枝还有抗炎作用,这与它能抑制体内炎症介质的释放、毛细血管通透性增加、渗出、水肿以及肉芽组织增生等环节有关。

3. 荆芥　荆芥为唇形科植物荆芥的干燥地上部分,主要含挥发油。荆芥煎剂能使汗腺分泌旺盛,皮肤血管循环增强,荆芥挥发油有解热、降温作用。荆芥煎剂体外试验对金黄色

笔记栏

葡萄球菌和白喉杆菌有较强的抗菌作用,对炭疽杆菌、乙型链球菌、伤寒杆菌、痢疾杆菌、铜绿假单胞菌和人型结核分枝杆菌也有一定抑制作用。荆芥煎剂对流感病毒也有抑制作用。荆芥挥发油则可通过抑制 Toll 样受体(Toll-like receptor,TLR)信号传导通路的髓样分化因子 88(myeloid differentiation factor 88,MyD 88)和肿瘤坏死因子受体相关因子 6(tumor necrosis factor receptor-associated factor 6,TRAF6)的蛋白表达来对抗流感病毒。

4. 防风　防风为伞形科植物防风的干燥根,主要含挥发油、色原酮、香豆素等。防风具有解热镇痛作用,对 2,4-二硝基氯苯所致迟发型超敏反应有抑制作用,防风水煎剂可降低由巴豆油引起的耳肿胀程度。防风水煎液有抑制流感病毒的作用。

5. 菊花　菊花为菊科植物菊的干燥头状花序,主要含挥发油和多种黄酮类成分。菊花有解热抗炎作用,解热作用可能与其抑制中枢神经系统有关,抗炎作用与其可使毛细血管抵抗力增强,抑制血管通透性有关。菊花还具有抗菌、抗病毒作用。

6. 柴胡　柴胡为伞形科植物柴胡或狭叶柴胡的干燥根。主要含柴胡皂苷,并含植物甾醇和黄酮类化合物。柴胡煎剂或浸膏以及柴胡挥发油有明显的解热作用。柴胡皂苷有镇痛作用,能使痛阈明显提高,但其镇痛作用可部分被纳洛酮所拮抗。柴胡皂苷既有直接的抗炎作用,又能间接通过肾上腺皮质产生抗炎作用。柴胡中的 α-菠菜甾醇对多种炎症有抑制作用,其抗炎作用不依赖垂体-肾上腺皮质系统,但能抑制前列腺素 E 和缓激肽的合成或释放。柴胡挥发油亦有抗炎作用,其抗炎作用与垂体-肾上腺皮质系统无明显关系。柴胡还有抗菌、抗病毒作用,体外试验证明柴胡对溶血性链球菌、金黄色葡萄球菌、流感病毒等均有抑制作用。

7. 金银花　金银花为忍冬科植物忍冬的干燥花蕾或带初开的花。主要成分为绿原酸、异绿原酸等。金银花有较广泛的抗病原微生物作用,对金黄色葡萄球菌、溶血性链球菌、肺炎球菌、百日咳杆菌等革兰氏阳性菌有抑制作用,并对痢疾杆菌、伤寒杆菌、副伤寒杆菌、铜绿假单胞菌、大肠埃希菌、人型结核分枝杆菌、脑膜炎球菌等革兰氏阴性菌也有较强的抑制作用。金银花及其复方对呼吸道病毒如亚洲甲型流感病毒、孤儿病毒等有抑制作用,且能抑制和延缓其致细胞病变的作用。金银花提取物具有解热、抗炎作用。

8. 连翘　连翘为木犀科植物连翘的干燥果实。所含挥发性成分主要有 α-蒎烯、β-蒎烯等萜类化合物,非挥发性成分主要有连翘酚、连翘苷等。连翘煎剂对金黄色葡萄球菌、伤寒杆菌、霍乱弧菌、肺炎球菌、副伤寒杆菌、大肠埃希菌以及溶血性链球菌均有抑制作用,对流感和副流感病毒也有抑制作用。连翘有明显的抗炎作用,能明显抑制炎性渗出、水肿。连翘煎剂有解热作用,能显著抑制实验性发热,并促进其消退,对正常动物体温也能使之下降,推测降温为中枢性的。

9. 桑叶　桑叶为桑科植物桑的干燥叶,是常用的辛凉解表药,具有疏散风热、清肺润燥、清肝明目的功效,含黄酮、生物碱、氨基酸、多糖、甾类等多种化学成分,具有降血糖、抗炎、抗菌、抗病毒、抗动脉粥样硬化、抗氧化、抗癌等多种生物活性。

10. 葛根　葛根是豆科植物野葛的干燥根,具有解肌退热、透疹、生津止渴、升阳止泻等功效,其化学成分主要为异黄酮类化合物葛根素,具有解热、镇痛、抗菌、抗感染、降血压、降血糖、降血脂、抗氧化、抗肿瘤、解酒等作用。

11. 辛夷　辛夷是木兰科植物望春花、玉兰或武当玉兰的干燥花蕾,具有祛风、通窍的功效,是治头痛、鼻渊、鼻塞不通、齿痛的常用中药。临床主要用于治疗急慢性鼻炎、过敏性鼻炎及其他鼻炎症状。辛夷的主要化学成分存在于挥发油中,主要药理活性成分为木脂素和新木脂素等;主要药理作用包括抗炎、抗变态反应、抗病原微生物、抗氧化以及舒张平滑肌等。辛夷中含有的木脂素类成分具有拮抗血小板激活因子(PAF)和 Ca^{2+} 活性的作用。

15%～30%的煎液对指（趾）间毛癣菌等十余种致病真菌有抑制作用。高浓度辛夷制剂对白念珠菌、金黄色葡萄球菌、乙型链球菌、白喉杆菌、痢疾杆菌、炭疽杆菌、流感病毒也有不同程度抑制作用。辛夷的酚性生物碱对腹直肌和坐骨神经缝匠肌能呈现箭毒样作用。辛夷煎剂和流浸膏剂可以兴奋子宫,起效成分是溶于水和乙醇的非挥发性物质。由于辛夷的木兰箭毒碱等毒性成分在肠道内吸收缓慢,吸收后也易经肾排泄,在血中浓度较低,所以辛夷作药用的毒性比较小。

12. 苍耳子　苍耳子是菊科植物苍耳的干燥成熟带总苞的果实。临床常用于治疗风湿性关节炎、慢性鼻炎、急性鼻炎、过敏性鼻炎、皮肤病等与免疫异常相关的疾病。现代药理学研究显示苍耳子具有降血压、抗过敏、抑菌、抗炎、镇痛、抗肿瘤、降血脂等药理作用。毒性成分主要为苍术苷、羧基苍术苷和4′-去磺基苍术苷。若长期或过量服用或药材炮制不当等,可引起毒副作用。毒理学研究表明苍耳子中毒可引起肝脏、心脏、肾脏等实质性脏器损伤,尤其对肝脏损伤严重。苍耳子导致肝脏毒性机制与脂质过氧化损伤、胆汁淤积及肝细胞能量代谢机制密切相关。

13. 白芷　白芷是伞形科植物白芷的干燥根,具有解表散寒、祛风止痛、宣通鼻窍、燥湿止带,消肿排脓之功效。主要含香豆素类、挥发油类、苷类、生物碱类、多糖类、氨基酸类等多种化学成分,具有抗炎、镇痛、抗肿瘤、抗菌等多种药理作用。

14. 百部　百部是百部科植物直立百部、蔓生百部或对叶百部的干燥块根。主要含有百部生物碱,具有镇咳、祛痰、杀虫、抗菌等药理作用。临床上内服主要用于治疗咳嗽和脑膜炎;外用主要用于治疗头虱、阴虱、螨虫病、疥疮、痤疮、酒渣鼻、真菌感染等。

15. 矮地茶　矮地茶为紫金牛科植物紫金牛的干燥全草,其主要化学成分是岩白菜素和黄酮类,以及三萜类、酚类、多糖类、挥发油等。矮地茶具有止咳、祛痰、凝血、抗炎、抗菌、抗病毒、抗肿瘤等药理活性。

（二）治疗急性上呼吸道感染的常用中药复方作用及作用机制

根据风寒、风热、时行、暑湿、体虚等不同证型选用不同的中药复方制剂,现将具有代表性的中药复方介绍如下:

1. 感冒清热颗粒

主要组成:荆芥穗、薄荷、防风、柴胡、紫苏叶、葛根、桔梗、苦杏仁、白芷、苦地丁、芦根。

功能主治:疏风散寒,解表清热。主要用于风寒感冒,头痛发热,恶寒身痛,鼻流清涕,咳嗽咽干,上呼吸道感染见上述证候者。

药理研究:感冒清热颗粒有解热、抗炎、镇痛、止咳等作用。对家兔伤寒副伤寒模型、大鼠酵母致热模型具有解热作用。

2. 正柴胡饮颗粒

主要组成:柴胡、陈皮、防风、赤芍、甘草、生姜。

功能主治:发散风寒,解热止痛。主要用于外感风寒所致的发热恶寒,无汗,头痛,鼻塞,喷嚏,咽痒咳嗽,四肢酸痛;流感初起、轻度上呼吸道感染见上述证候者。

药理研究:正柴胡饮颗粒对金黄色葡萄球菌、大肠埃希菌、铜绿假单胞菌、肺炎球菌、福氏志贺菌均有较强的抑菌作用。在体外对副流感型、呼吸道合胞病毒等9种病毒均有抑制作用,并与阳性对照药利巴韦林有相似效果。

3. 银翘解毒丸

主要组成:金银花、连翘、薄荷、荆芥、淡豆豉、牛蒡子(炒)、桔梗、淡竹叶、甘草。

功能主治:疏风解表,清热解毒。用于风热感冒,症见发热头痛,咳嗽口干,咽喉疼痛。

药理研究:动物体内研究证实银翘解毒丸对甲型流感病毒有抑制作用,并有一定的镇痛作用。

4. 桑菊感冒片

主要组成:桑叶、菊花、连翘、薄荷素油、苦杏仁、桔梗、甘草、芦根。

功能主治:疏风清热,宣肺止咳。用于风热感冒初起,头痛,咳嗽,口干,咽痛。

药理研究:桑菊感冒片具有发汗作用,能使正常大鼠汗腺分泌增加。桑菊感冒片能明显增加大鼠肾上腺中胆固醇的含量,升高血浆中醛固醇和皮质醇水平,又能降低肾上腺中维生素C含量,兴奋下丘脑垂体-肾上腺皮质轴,揭示其抗炎作用的产生是通过多种途径整合而实现的。桑菊感冒片还具有解热和抗菌作用。

5. 清开灵颗粒

主要组成:胆酸、珍珠母、猪去氧胆酸、栀子、水牛角、板蓝根、黄芩苷、金银花。

功能主治:清热解毒,镇静安神。用于外感风热时毒、火毒内盛所致高热不退,烦躁不安,咽喉肿痛,舌质红绛,苔黄,脉数;上呼吸道感染,病毒性感冒,急性化脓性扁桃体炎,急性咽炎,急性气管炎,高热等症属上述证候者。

药理研究:体外试验证实清开灵颗粒对金黄色葡萄球菌、大肠埃希菌、白色葡萄球菌、肺炎克雷伯菌、肺炎球菌、乙型溶血性链球菌均有一定的抑制作用。除此之外,清开灵颗粒还有抗炎、解热等作用。

6. 藿香正气水

主要组成:苍术、陈皮、厚朴、白芷、茯苓、大腹皮、生半夏、甘草浸膏、广藿香油、紫苏叶油。

功能主治:解表化湿,理气和中。用于外感风寒、内伤湿滞或夏伤暑湿所致的感冒,症见头痛昏重、胸膈痞闷、脘腹胀痛、呕吐泄泻;胃肠型感冒见上述证候者。

药理研究:藿香正气水对金黄色葡萄球菌、藤黄八叠球菌等8种细菌均有抗菌作用,并具有防治人感染禽流感作用。

四、应避免联合使用的中西药物及作用机制

急性上呼吸道感染(感冒)病情多轻微,通过单纯西药或中药复方治疗都可以获得很好疗效,尤其是中药复方基本治疗思想是因势利导、从表祛邪,时间短、疗效肯定,不需要同时使用中药和西药。病毒或细菌感染严重或者有明显加重可能时,要考虑联用中药和西药。

常用西药复方制剂如泰诺、百服宁、白加黑、感康、快克等都含有对乙酰氨基酚,新康泰克、泰诺、百服宁、白加黑、惠菲宁都含有氯苯那敏、苯海拉明和伪麻黄碱,泰诺、百服宁、白加黑、惠菲宁等都含有右美沙芬,感康、快克等都含有金刚烷胺、吗啉胍。常用中西药复方制剂如维C银翘片、感冒清胶囊、速效伤风胶囊、圣济感冒灵片、明通治伤风颗粒等都含有对乙酰氨基酚、氯苯那敏,速效伤风胶囊、圣济感冒灵片、明通治伤风颗粒等都含有咖啡因。这些含有相同成分的中成药与西药均不能同时联合使用。

1. 柴胡与氯苯那敏 柴胡有效成分柴胡皂苷A、D分别以不同的机制抑制CYP2D6酶活性,从而抑制氯苯那敏类成分在体内的药物代谢过程,可能存在引发药物不良反应的风险。这提示在临床用药中应尽量避免含有柴胡的制剂(如感冒清热颗粒、正柴胡饮颗粒、荆防败毒丸等)与氯苯那敏或含有氯苯那敏的感冒药联合使用。

2. 苦杏仁与中枢性镇咳药 苦杏仁主要化学成分为苦杏仁苷、苦杏仁酶等,苦杏仁苷经消化酶或苦杏仁酶分解,产生氢氰酸,氢氰酸对呼吸中枢有抑制作用,使呼吸运动趋于安静而达镇咳平喘效应,当与具有呼吸抑制作用的中枢性镇咳药等联用时,就会产生药理作用的叠加,使呼吸抑制增强,导致药源性疾病,甚至会引起呼吸衰竭。因此,含有苦杏仁的制剂(如感冒清热颗粒、通宣理肺片、桑菊感冒片、风热感冒颗粒、暑湿感冒颗粒等)应尽量避免与

中枢性镇咳药联用。

3. 苦杏仁与酸性药物　苦杏仁与酸性药物如维生素 C、阿司匹林等联用时,可加速氰化物形成,增加中毒危险。因此,含有苦杏仁的制剂(如感冒清热颗粒、通宣理肺片、桑菊感冒片、风热感冒颗粒、暑湿感冒颗粒等)应尽量避免与酸性药物联用。

4. 甘草制剂与水杨酸类药物　甘草具有肾上腺糖皮质激素样作用,因此甘草及其制剂如复方甘草合剂等不宜大剂量长期与水杨酸类药物如对乙酰氨基酚等联用。如两者联用,则可增加胃肠道反应,诱发或加重消化道溃疡。

5. 甘草与麻黄碱　甘草及其制剂含甘草酸,与多元环碱性较强的生物碱类如麻黄碱联用会产生沉淀,从而影响人体对药物的吸收,使疗效降低。

6. 麻黄与解热镇痛药　麻黄为辛温解表药,与解热镇痛药如安乃近、阿司匹林、索米痛、复方阿司匹林等联用时应慎重,因为解表药具有退热发汗作用,叠加使用,退热作用加强,对身体虚弱者容易引起虚脱。

7. 麻黄与咖啡因　麻黄及其制剂中所含的麻黄碱与咖啡因都具有兴奋中枢神经系统的作用,当两药联用时可使中枢兴奋作用增强,出现头晕、耳鸣、躁动不安、呼吸加快、肌肉抽搐等不良反应。因此麻黄碱不得与咖啡因联用。

8. 黄连与麻黄碱　黄连与含麻黄碱西药联用会出现同类不良反应相加情况,使不良反应增强。

9. 黄芩与水杨酸类药物　水杨酸类药物对胃黏膜有刺激性,而黄芩等含有糖皮质激素样物质,两种药物联合使用可使胃酸分泌增多,并减少胃液分泌,降低胃肠抵抗力,造成恶心呕吐、腹痛、腹泻、胃肠溃疡出血等副反应,从而诱发十二指肠溃疡等。

10. 茯苓与咖啡因　茯苓的镇静作用可以拮抗咖啡因的兴奋作用。

11. 半夏与酸性药物　半夏本身有肝、肾毒性,因此应避免与磺胺类、大环内酯类、阿司匹林等酸性药物联用,以免产生严重的肝、肾毒性反应。

第二节　肺部感染性疾病

一、概述

（一）疾病介绍

肺炎是指终末气道、肺泡和肺间质的炎症,可由病原微生物、理化因素、免疫损伤、过敏及药物所致。肺炎病因以感染最为常见,所以目前凡未表明特定病因的肺炎即指感染性肺炎。

根据感染病原体分类,肺炎可分为 4 类。①细菌性肺炎:肺炎链球菌、金黄色葡萄球菌、肺炎克雷伯菌、流感嗜血杆菌、铜绿假单胞菌等所致;②非典型病原体所致肺炎:军团菌、支原体、衣原体等所致;③病毒性肺炎:冠状病毒、轮状病毒、呼吸道合胞病毒、流感病毒等所致;④肺真菌病:白念珠菌、曲霉菌、隐球菌、肺孢子菌等所致。根据患者患病环境可分为社区获得性肺炎和医院获得性肺炎。社区获得性肺炎常见病原体为肺炎链球菌、支原体、衣原体、流感嗜血杆菌和呼吸道病毒(甲、乙型流感病毒,腺病毒、呼吸道合胞病毒和副流感病毒)等。医院获得性肺炎常见病原体依次为肺炎链球菌、流感嗜血杆菌、金黄色葡萄球菌、大肠埃希菌、肺炎克雷伯菌等;有感染高危因素患者常见病原体为铜绿假单胞菌、肠杆菌属、肺炎克雷伯菌等,金黄色葡萄球菌的感染有明显增加的趋势。

肺炎中医发病病机包括外邪侵袭、肺卫受邪和正气虚弱、抗邪无力两方面。风热毒邪侵袭肺脏,或风寒犯肺或入里化热,灼津成痰,痰热壅肺。病理过程中可化火生痰、伤津耗气或风热邪盛而逆传心包,甚至邪进正衰,正气不固而见邪陷正脱。老年人多罹患慢性基础疾病,体内积生痰湿、瘀血等,在此基础上易感受外邪而患肺炎,以痰热壅肺或痰浊阻肺为主,常兼有气阴两虚、肺脾气虚、瘀血等。恢复期多以气阴两虚、肺脾气虚为主,常兼有痰热或痰浊。以上病机虽有差异,但其基本病机为痰热壅肺兼见气阴两虚,痰浊阻肺兼见肺脾气虚。故邪实(痰热、痰浊)正虚(气阴两虚、肺脾气虚)贯穿于疾病整个病程中。

中西医结合治疗感染性疾病不能仅着眼于抑杀微生物,而是应该在中医思维的指导下,考虑如何结合可以更好地扶正祛邪,如何结合可以纠正整体或局部的寒热失衡、阴阳失衡,增效并减少不良反应。譬如,辨证为湿热蕴肺的肺炎,感染湿毒邪气类细菌,以清热祛湿的中药或中药复方配合针对性抗生素,从中医角度看可以增强清热祛湿的效果,从西医角度看可以提高抑杀感染微生物的疗效,起到了祛邪效果的叠加。辨证为风寒束表的肺炎,可以使用宣肺解表散寒的中药或复方联合针对性抗生素,中药主要起到调节肺表被风寒束缚的异常代谢状态,西药主要起到抑杀感染微生物的作用,中药和西药的治疗各有所主,最终达到协同增效目的。对于免疫力低下的肺炎患者,可以用扶正类的中药提高免疫力,配合西药抗感染,最终协同增效。这种情况的联合使用,类似于"态-靶"结合,中医药纠正某个或某些异常状态,西医药针对某个具体靶目标。其他思路也要探索,目标是增效的同时减少不良反应。

（二）中西药物治疗情况

1. 西药治疗 肺炎的治疗包括经验性治疗和针对病原体治疗。前者主要根据本地区、本单位的肺炎病原体流行病学资料,选择可能覆盖病原体的抗菌药物;后者则根据呼吸道或肺组织标本的培养和药物敏感试验结果,选择体外试验敏感的抗菌药物。此外,还应该根据患者的年龄、有无基础疾病、住院时间长短和肺炎的严重程度等,选择抗菌药物和给药途径。

2. 中药治疗 肺炎的中医治疗以祛邪扶正为大法。祛邪当分表里,在表者应疏风清热或宣肺散寒;在里者宜清热化痰或燥湿化痰,时或佐以活血化瘀;扶正当益气养阴或补益肺脾。在治疗过程中着重宣降肺气以顺肺之生理特点。若出现热入心包、邪陷正脱,当需清心开窍、扶正固脱。应根据不同的证型选用中成药。

二、常用西药药物作用及作用机制

（一）对抗细菌性肺炎的药物

抗菌药物使用的基本指导思想是根据药敏试验结果指导使用。青壮年和无基础疾病的社区获得性肺炎患者,常用青霉素类、第一代或第二代头孢菌素等,也可以使用大环内酯类抗菌药物。老年人、有基础疾病或需要住院的社区获得性肺炎患者,常用氟喹诺酮类,第二、三代头孢菌素、β-内酰胺类/β-内酰胺酶抑制剂,或碳青霉烯类,可联合大环内酯类。医院获得性肺炎常用第二、三代头孢菌素,β-内酰胺类/β-内酰胺酶抑制剂,氟喹诺酮类或碳青霉烯类。

重症肺炎的治疗首先应选择广谱的强力抗菌药物,并应足量、联合用药。重症社区获得性肺炎患者常用β-内酰胺类联合大环内酯类或氟喹诺酮类;青霉素过敏者用氟喹诺酮类和β-内酰胺类。医院获得性肺炎患者可用氟喹诺酮类或氨基糖苷类联合抗假单胞菌的β-内酰胺类、广谱青霉素/β-内酰胺酶抑制剂、碳青霉烯类中的任何一种,必要时可联合万古霉素、替考拉宁或利奈唑胺。

（二）对抗非典型病原体所致肺炎的药物

大环内酯类抗菌药物为首选,如红霉素、罗红霉素和阿奇霉素。氟喹诺酮类如左氧氟沙星和莫西沙星等也用于非典型病原体所致肺炎的治疗。

（三）对抗病毒性肺炎的药物

目前已证实较有效的病毒抑制药物有：

1. 利巴韦林　具有广谱抗病毒活性,包括呼吸道合胞病毒、腺病毒、副流感病毒和流感病毒。

2. 阿昔洛韦　具有广谱、强效和起效快的特点,临床用于疱疹病毒、水痘病毒感染。

3. 更昔洛韦　可抑制脱氧核糖核酸(DNA)合成,主要用于巨细胞病毒感染。

4. 奥司他韦　为神经氨酸酶抑制剂,对甲、乙型流感病毒均有很好作用。

5. 金刚烷胺　有阻止某些病毒进入人体细胞及退热作用,临床用于流感病毒等感染。

（四）对抗肺部真菌的药物

1. 对抗肺念珠菌病的药物　非粒细胞缺乏症的患者以氟康唑、棘白菌素或两性霉素 B 及脂质体为主,粒细胞缺乏症重症患者以棘白菌素或两性霉素 B 脂质体为主。

2. 对抗肺曲霉病的药物　侵袭性肺曲霉病的治疗药物首选伏立康唑,备选药物有两性霉素 B 脂质体、卡泊芬净、米卡芬净、泊沙康唑和伊曲康唑等。

3. 对抗肺隐球菌病的药物　免疫功能正常者,若无症状可医学观察或口服氟康唑治疗,轻至中度患者口服氟康唑或伊曲康唑,重症患者可先用两性霉素 B 或两性霉素 B 脂质体合用氟胞嘧啶治疗,病情稳定后改用口服氟康唑治疗。人类免疫缺陷病毒(HIV)/获得性免疫缺陷综合征(AIDS)或其他免疫功能受损的轻、中症患者用氟康唑或伊曲康唑治疗,重症患者先用两性霉素 B 脂质体合用氟胞嘧啶治疗 2 周,以后改用氟康唑终身使用。

4. 对抗肺孢子菌肺炎的药物　主要发生于 AIDS 和免疫功能受损者,首选甲氧苄啶-磺胺甲噁唑(TMP-SMZ)口服治疗。

三、常用中药及其复方作用及作用机制

（一）治疗肺炎的常用中药作用及作用机制

1. 金银花　金银花为忍冬科植物忍冬的干燥花蕾或带初开的花。主要成分为绿原酸、异绿原酸等。金银花有较广泛的抗病原微生物作用,对金黄色葡萄球菌、溶血性链球菌、肺炎球菌、百日咳杆菌等革兰氏阳性菌有抑制作用,并对痢疾杆菌、伤寒杆菌、副伤寒杆菌、铜绿假单胞菌、大肠埃希菌、人型结核分枝杆菌、脑膜炎球菌等革兰氏阴性菌也有较强的抑制作用。

2. 连翘　连翘为木犀科植物连翘的干燥果实。所含挥发性成分主要有 α-蒎烯、β-蒎烯等萜类化合物,非挥发性成分主要有连翘酚、连翘苷等。连翘煎剂对金黄色葡萄球菌、伤寒杆菌、霍乱弧菌、肺炎球菌、副伤寒杆菌、大肠埃希菌以及溶血性链球菌均有抑制作用,连翘苷和挥发油对多种细菌和真菌具有抑制作用。连翘有明显的抗炎作用,能明显抑制炎性渗出、水肿。

3. 板蓝根　板蓝根为十字花科植物菘蓝的干燥根。主要含靛苷、靛红等成分。板蓝根水浸液及其提取物对金黄色葡萄球菌、表皮葡萄球菌、枯草杆菌、芽孢八叠球菌、大肠埃希菌、伤寒杆菌、甲型链球菌、肺炎链球菌、流感嗜血杆菌、脑膜炎链球菌等均有抑制作用。板蓝根及其活性提取物对乙肝病毒、流感病毒、腮腺炎病毒、单纯疱疹病毒、肾综合征出血热病毒、巨细胞病毒、柯萨奇病毒等均有抑制作用。板蓝根还有抗内毒素和抗炎作用。

4. 桔梗　桔梗为桔梗科植物桔梗的干燥根。主要含有五环三萜的多糖苷,三萜皂苷是其主要药理活性成分。桔梗煎剂对金黄色葡萄球菌、伤寒杆菌、福氏志贺菌、铜绿假单胞菌及大肠埃希菌均有抑制作用。桔梗皂苷对各种炎症模型均有较强的抗炎作用,这主要与其

抑制前列腺素 E、NO 分泌有关。桔梗对急性肺炎的治疗作用可能是通过调节核因子 κB（NF-κB）活性和炎症相关基因的表达实现的。

5. 黄芩　黄芩为唇形科植物黄芩的干燥根。主要含多种黄酮类衍生物,黄芩苷、黄芩素、汉黄芩苷、汉黄芩素等成分。黄芩有广谱抗菌作用,对革兰氏阳性菌和阴性菌如金黄色葡萄球菌、溶血性链球菌、肺炎球菌、脑膜炎球菌、痢疾杆菌、伤寒杆菌、副伤寒杆菌、大肠埃希菌、铜绿假单胞菌、霍乱弧菌、白喉杆菌、百日咳杆菌、白念珠菌、脆弱拟杆菌(无芽孢厌氧菌)等均有抑制作用,其中尤以对金黄色葡萄球菌、铜绿假单胞菌抑制作用最强,对表皮癣菌等多种致病性真菌也有一定的抑制作用。

6. 黄连　黄连为毛茛科植物黄连、三角叶黄连或云连的干燥根茎。黄连主要含多种生物碱,最主要成分为小檗碱,有广谱抗菌作用。体外抑菌试验证明,本品对多型痢疾杆菌、溶血性链球菌、霍乱弧菌、百日咳杆菌、伤寒杆菌、结核分枝杆菌、金黄色葡萄球菌、脑膜炎球菌、肺炎球菌、白喉杆菌、铜绿假单胞菌、大肠埃希菌、炭疽杆菌、布鲁氏菌、枯草杆菌、白念珠菌、鼠疫杆菌、破伤风梭菌、变形杆菌等均有明显的抑制作用。小檗碱在低浓度时可抑菌,高浓度时则杀菌。黄连中的其他生物碱如黄连碱、巴马汀等均有较强的抑菌作用。黄连浸出物、小檗碱、黄连碱抗革兰氏阳性菌的作用要比阴性菌强。黄连或小檗碱单用易使细菌产生耐药性,而配为复方(黄连解毒汤、泻心汤)后则耐药性减弱并且增强了抗菌作用。黄连及黄连复方制剂对多种细菌毒素有明显拮抗作用,如黄连、小檗碱可降低金黄色葡萄球菌凝固酶及溶血素效价。黄连在低于抑菌浓度时即能抑制金黄色葡萄球菌凝固酶的形成,小檗碱还可使霍乱弧菌毒素失活,对抗霍乱毒素所致炎症及严重的腹泻症状,也可对抗大肠埃希菌毒素引起的肠分泌亢进和腹泻。黄连解毒汤还能减轻内毒素所致实验动物的发热及其他症状,减少内毒素所致大、小鼠的病死率。

7. 鱼腥草　鱼腥草为三白草科植物蕺菜的新鲜全草或干燥地上部分。主要含挥发油。鱼腥草煎剂对金黄色葡萄球菌、白色葡萄球菌、溶血性链球菌、肺炎球菌、白喉杆菌、变形杆菌、施氏假单胞菌、痢疾志贺菌、福氏志贺菌及宋氏志贺菌、大肠埃希菌等多种革兰氏阳性菌及阴性菌、钩端螺旋体等均有抑制作用。鱼腥草对多种病毒都有抑制作用,研究发现,鱼腥草提取物对亚洲甲型病毒、流感病毒、出血热病毒有明显的抑制作用。鱼腥草还有抗炎、镇痛作用。

（二）治疗肺炎的常用中药复方作用及作用机制

1. 双黄连口服液

主要组成:金银花、黄芩、连翘。

功能主治:疏风解表,清热解毒。主治外感风热所致发热,咳嗽,咽痛者。

药理研究:双黄连口服液在体外对大肠埃希菌、金黄色葡萄球菌、白色葡萄球菌、甲型链球菌、乙型链球菌均有明显抑制作用。对临床分离菌中超广谱 β-内酰胺酶菌具有较高敏感性,合理使用双黄连口服液对临床抗感染治疗提供了新思路。双黄连口服液能降低呼吸道合胞病毒组织内的病毒滴度,阻止体内病毒复制,抗病毒作用类似于同剂量的利巴韦林。

2. 清热解毒口服液

主要组成:石膏、金银花、玄参、地黄、连翘、栀子、甜地丁、黄芩、龙胆、板蓝根、知母、麦冬。

功能主治:清热解毒。主治热毒壅盛所致发热面赤,烦躁口渴,咽喉肿痛等症;流感、呼吸道感染见上述证候者。

药理研究:清热解毒口服液对金黄色葡萄球菌、白色葡萄球菌、肺炎球菌、乙型溶血性链球菌、白喉杆菌、伤寒杆菌、大肠埃希菌、枯草杆菌等多种细菌具有一定抑制作用,尤其对呼吸道感染的常见细菌作用较强。

3. 连花清瘟胶囊

主要组成:连翘、金银花、炙麻黄、炒苦杏仁、石膏、板蓝根、绵马贯众、鱼腥草、广藿香、大黄、红景天、薄荷脑、甘草。

功能主治:清瘟解毒,宣肺泄热。用于治疗流行性感冒属热毒袭肺证,症见发热或高热,恶寒,肌肉酸痛,鼻塞流涕,咳嗽,头痛,咽干咽痛,舌偏红,苔黄或黄腻等。

药理研究:体外试验表明对流感病毒,副流感病毒 1 型(HVJ-1),呼吸道合胞病毒(RSV),腺病毒 3 型和 7 型(ADV3 和 ADV7),单纯疱疹病毒 1 型(HSV-1)和 2 型,SARS 病毒,金黄色葡萄球菌,甲、乙型溶血性链球菌,肺炎球菌,流感嗜血杆菌均有一定的抑制作用。

4. 清肺排毒汤

主要组成:麻黄、白术、山药、紫菀、款冬花、细辛、柴胡、黄芩、射干、炙甘草、苦杏仁、生石膏、桂枝、藿香、泽泻、猪苓、茯苓、姜半夏、枳实、陈皮、生姜。

功能主治:健脾祛湿,宣肺止咳。用于治疗寒湿侵袭肺、脾引起的咳嗽、咳痰、气喘、纳呆、腹泻等症状,是在治疗新型冠状病毒肺炎临床实践中总结形成的中药复方之一。

药理研究:药理研究显示清肺排毒汤对肺部炎症有抑制作用。

四、应避免联合使用的中西药物及作用机制

1. 穿心莲与红霉素　中药穿心莲不是直接抑菌药物,但能提高机体白细胞吞噬细菌的能力,发挥消炎解毒的作用。红霉素、庆大霉素等抗生素能抑制穿心莲促进白细胞吞噬功能的作用,从而使其疗效降低。炎琥宁注射液成分为穿心莲内酯,不宜与红霉素联合用药。

2. 甘草与磺胺类药物　大剂量的甘草酸制剂可使尿液呈弱酸性,容易使磺胺类药物在泌尿道中形成结晶析出,从而增加磺胺类药对肾脏的损害。因此两者联用时应注意。

3. 当归与青霉素　当归与青霉素联用会增加过敏反应的危险性,应慎用。

4. 当归与磺胺类药物　磺胺类药物呈酸性,当归与磺胺类药物联用时,因为尿液酸化,使乙酰化后的磺胺不易溶解,在肾小管中析出结晶,引起结晶尿、血尿,直至尿闭、肾衰竭。

5. 当归与大环内酯类抗生素　当归可增加大环内酯类的肝毒性,甚至引起听觉障碍。

6. 黄连与头孢菌素类抗生素　黄连含生物碱,呈碱性,与酸性药物头孢菌素类抗生素联用时会发生中和反应,使两种药物疗效均降低,甚至失去治疗作用。

7. 黄连与青霉素　黄连与青霉素配伍时极不稳定,青霉素遇酸、碱、醇、重金属离子等均易被破坏,故不宜配伍注射。

8. 黄芩与四环素、红霉素、氯霉素等抗菌药物　四环素、红霉素、氯霉素等抗菌药物与黄芩联用后,可降低或丧失这些药物的吸收率并使机体的免疫功能受到抑制,可引起二重感染。

9. 桂龙咳喘宁胶囊与四环素类、磺胺类药物　含钙离子的中药龙骨、牡蛎不宜与四环素类、磺胺类药物配伍,因此类药物结构中含有酰胺基和多个酚羟基,与含钙离子中药合用后,会形成难溶性的络合物或螯合物,影响药物的吸收。

10. 陈皮与碱性药物　陈皮与氨茶碱、氨基糖苷类抗生素、四环素等碱性药物联用,可发生酸碱中和反应,减少药物吸收,降低疗效。

11. 黄芪与伊曲康唑、氟康唑　黄芪所含黄芪甲苷对细胞色素 P450 家族成员 3A4(CYP3A4)有明显抑制作用,伊曲康唑、氟康唑主要经 CYP3A4 代谢,黄芪与伊曲康唑、氟康唑联用,有可能使代谢药物血药浓度升高,从而引起毒性反应。特别是对于老年、儿童及肝功能受损的患者,这种相互作用可能会导致非常严重的后果,临床联用需谨慎。

笔记栏

12. 虎杖与麻黄碱 虎杖及其制剂与麻黄碱类西药合用时,所含鞣质可与麻黄碱结合产生沉淀,不易被吸收利用,因此两者不宜联用。

13. 虎杖与红霉素 虎杖及其制剂与红霉素联用时,虎杖所含的鞣质类成分可与红霉素相结合,影响其抗菌活力。

14. 虎杖与四环素、磺胺类药物 虎杖所含的鞣质类成分与四环素、磺胺类药物长期合用,可引起中毒性肝病。

15. 石膏与四环素、喹诺酮类抗菌药物 石膏主成分为硫酸钙,四环素类抗生素其分子中含酰胺基和多个酚羟基,能与钙离子等金属离子形成溶解度小、不易被吸收的螯合物,相互降低吸收率,疗效降低。喹诺酮类抗菌药物可螯合二价和三价阳离子,不能与含钙离子的药物同服,否则钙离子与喹诺酮类抗菌药物联用可形成喹诺酮-钙络合物,使吸收减少,血药浓度下降,并增加对胃肠道的刺激,故不宜联用。如确需联用时,可将两者服药时间间隔2~3小时。

16. 五味子与抗菌药物 五味子及其制剂中含有机酸,有机酸能增加尿液酸度,红霉素在酸性条件下活性显著降低,故五味子不宜与红霉素联用。五味子与庆大霉素、链霉素、卡那霉素、新霉素、四环素抗菌药物联用时,使其排泄增加,在肾小管吸收减少,从而降低有效血药浓度,减弱抗菌作用。

五、中西药联用能增效减毒的相关药物及作用机制

1. 金银花注射液与青霉素 通过金银花注射液对吞噬细胞吞噬金黄色葡萄球菌的实验观察,初步证实该药具有促进白细胞吞噬金黄色葡萄球菌的作用。与青霉素G合用,能加强青霉素G对耐药金黄色葡萄球菌的抗菌作用,这可能是因为它们在抑制细菌细胞壁合成上有协同作用。

2. 炎琥宁注射液与青霉素 炎琥宁注射液中含有穿心莲。实验证实穿心莲能增强人体白细胞对细菌的吞噬能力。含内酯化合物及黄酮类化合物的穿心莲制剂,也能增强小鼠腹腔巨噬细胞及中性粒细胞于体外吞噬白念珠菌或金黄色葡萄球菌的能力,增强小鼠外周血溶菌酶的活力。因此,它与青霉素或头孢菌素类联用可产生抗菌抗炎的协同作用,并有抗病毒作用,增强机体非特异抗感染免疫功能,从而提高疗效。

3. 双黄连注射剂与青霉素、利巴韦林 双黄连注射剂由金银花、黄芩、连翘等制成,具有抗菌、抗病毒作用,既与青霉素有抗菌的显著协同作用,又与利巴韦林产生抗病毒的协同作用。

4. 双黄连注射剂与头孢菌素 实验证明,双黄连注射剂能增强头孢唑林等头孢菌素的抗菌活性。其机制可能是头孢菌素主要通过与细菌细胞壁上的青霉素结合蛋白结合,使细菌产生萎缩变形,逐步溶解死亡。双黄连注射剂加强了这种结合能力,并且这种加强作用随双黄连浓度的增加而增强。因此,两药联用不仅协同抗菌,同时兼有抗病毒、增强免疫功能等作用,从而提高疗效。

第三节 慢性阻塞性肺疾病

一、概述

（一）疾病介绍

慢性阻塞性肺疾病(chronic obstructive pulmonary disease,COPD),是一种以气流受限为

特征的肺部疾病,以呼气受限为主要表现,基本机制是气道尤其是小气道受损。COPD气流受限不可逆,呈进行性发展;主要累及肺部,但也可以引起肺外各器官的损害。COPD是可预防的,早期或超早期多是慢性支气管炎表现,此时进行防治效果非常良好,一旦COPD已经发展形成,恰当的中医或中西医结合治疗也可以良好地控制病情的发展。

COPD主要根据吸烟等高危因素史、临床症状、体征及肺功能检查等综合分析确定。不可逆的气流受限是COPD诊断的必备条件。吸入支气管舒张药后第1秒用力呼气容积(FEV_1)占用力肺活量(FVC)百分比(FEV_1/FVC)<70%及FEV_1<80%预计值可确定为不完全可逆性气流受限。有少数患者并无咳嗽、咳痰症状,仅在肺功能检查时FEV_1/FVC<70%,而FEV_1≥80%预计值,在除外其他疾病后,亦可诊断为COPD。

COPD病程可分为急性加重期与稳定期。COPD急性加重期是指在疾病过程中,患者短期内咳嗽、咳痰、气短和/或喘息加重,痰量增多,呈脓性或黏液脓性,可伴发热等炎症明显加重的表现。稳定期则指患者咳嗽、咳痰、气短等症状稳定或症状轻微。

COPD属于中医学的"咳嗽""喘病""肺胀"等范畴。肺脏感邪,迁延失治,痰瘀稽留,损伤正气,肺、脾、肾受损,正虚卫外不固,外邪易反复侵袭,诱使本病发作,其病理变化为本虚标实。急性加重期以实为主,稳定期以虚为主。

COPD急性加重期中医病机为痰(痰热、痰浊)阻或痰瘀互阻,常兼气虚或气阴两虚,虚实相互影响,以痰瘀互阻为关键。痰热日久损伤气阴,气虚则气化津液无力,反酿成痰浊而使阴津生化不足。痰浊壅肺,阻碍气机,损及肺朝百脉,可致血瘀,气虚帅血无力也可致瘀;瘀血内阻而使津液运行不畅,促使痰饮内生,终成痰瘀互阻。痰浊壅肺重者,可蒙扰神明,表现有痰热、痰浊之分,多为急性加重的重证。发作缓解后病情稳定,痰瘀危害减轻,但稽留难除,正虚显露而多表现为气(阳)、阴虚损,集中于肺脾肾,气(阳)、阴虚损中以气(阳)为主,肺脾肾虚损以肾为基。故稳定期病机以气(阳)虚、气阴两虚为主,常兼痰瘀。

(二)中西药物治疗情况

1. 西药治疗　药物治疗用于预防和控制症状,减少急性加重的频率和严重程度,提高运动耐力和生命质量。根据疾病的严重程度逐步增加治疗,如没有出现明显的药物不良反应或病情恶化,则应在同一水平维持长期的规律治疗。根据患者对治疗的反应及时调整治疗方案。

2. 中药治疗　中医治疗遵循"急则治其标,缓则治其本"原则,急则以清热、涤痰、活血、化饮利水、宣肺降气、开窍立法而兼固正气;缓则以补肺、健脾、养心、益肾为主,并根据气虚、阳虚之偏而分别益气、温阳,兼祛痰活血。

二、常用西药药物作用及作用机制

(一)稳定期治疗

1. 支气管舒张剂　支气管舒张剂可松弛支气管平滑肌、扩张支气管、缓解气流受限,是控制COPD症状的主要治疗措施。短期按需应用可缓解症状,长期规则应用可预防和减轻症状,增加运动耐力,但不能使所有患者的FEV_1得到改善。与口服药物相比,吸入剂的不良反应小,因此多首选吸入治疗。主要的支气管舒张剂有β_2受体激动剂、抗胆碱药及茶碱类,根据药物作用及患者的治疗反应选用。联合应用不同作用机制与作用时间的药物可以增强支气管舒张作用,减少不良反应。联合应用β_2受体激动剂、抗胆碱药物和/或茶碱,可以进一步改善患者的肺功能与健康状况。

(1)β_2受体激动剂:主要有沙丁胺醇和特布他林等,为速效、短效定量雾化吸入剂,主要用于缓解症状,按需使用。福莫特罗和茚达特罗为速效、长效定量吸入剂,用于改善肺功能和呼吸困难症状,提高生命质量,减少 COPD 急性加重。

（2）抗胆碱药:主要品种有异丙托溴铵气雾剂,可阻断 M 胆碱受体,定量吸入时,开始作用时间较沙丁胺醇等短效 β_2 受体激动剂慢,但其持续时间长。长期吸入可改善 COPD 患者的健康状况。噻托溴铵是长效抗胆碱药,可以选择性作用于 M_3 和 M_1 受体,作用长达 24 小时以上。长期使用可增加深吸气量,减低呼气末肺容积,进而改善呼吸困难,提高运动耐力和生命质量,也可减少 COPD 急性加重频率。

（3）茶碱类药物:可解除气道平滑肌痉挛,在治疗 COPD 中应用广泛。该药还有改善每搏输出量、舒张血管、增加水钠排出、兴奋中枢神经系统、改善呼吸肌功能及某些抗炎作用。但总的来看,在一般治疗剂量的血药浓度下,茶碱的其他方面作用不很突出。缓释型或控释型茶碱每日口服 1~2 次可以达到稳定的血浆浓度,对治疗 COPD 有一定效果。监测茶碱的血药浓度对估计疗效和不良反应有一定意义,血液中茶碱浓度>5mg/L 即有治疗作用;其浓度>15mg/L 时则不良反应明显增加。吸烟、饮酒、服用抗惊厥药和利福平等可引起肝酶受损并缩短茶碱半衰期。老年人、持续发热者、心力衰竭和肝功能损害较重者,以及同时应用西咪替丁、大环内酯类药物(红霉素等)、氟喹诺酮类药物(环丙沙星等)和口服避孕药等均会增加茶碱的血药浓度。

2. 激素　COPD 稳定期长期应用吸入激素治疗并不能阻止 FEV_1 降低的趋势。长期规律地吸入激素适用于 FEV_1 占预计值百分比<50%且有临床症状及反复加重的 COPD 患者。吸入激素和 β_2 受体激动剂联合应用较分别单用的效果好,目前已有氟替卡松/沙美特罗、布地奈德/福莫特罗两种联合制剂。FEV_1 占预计值百分比<60%的患者规律吸入激素和长效 β_2 受体激动剂联合制剂,能改善症状和肺功能,提高生命质量,减少 COPD 急性加重频率。不推荐对 COPD 患者采用长期口服激素或单一吸入激素治疗。

3. 祛痰药　COPD 患者的气道内产生大量黏液分泌物,可促使其继发感染,并影响气道通畅,应用祛痰药有利于气道引流通畅,改善通气功能,但其效果并不确切,仅对少数有黏痰的患者有效。常用药物有盐酸氨溴索、乙酰半胱氨酸等。

（二）急性加重期治疗

1. 抗菌药物　虽然导致急性加重的病原体可能是病毒或细菌,但急性加重期是否应用抗菌药物仍存在争议。临床上应用何种类型的抗菌药物要根据当地细菌耐药情况选择,对于反复发生急性加重、严重气流受限和/或需要机械通气的患者应进行痰培养,因为此时可能存在革兰氏阴性杆菌(如假单胞菌属或其他耐药菌株)感染并出现抗菌药物耐药。药物治疗途径(口服或静脉给药)取决于患者的进食能力和抗菌药物的药动学特点,最好给予口服治疗。呼吸困难改善和脓痰减少提示治疗有效。抗菌药物的推荐治疗疗程为 5~10 天。初始抗菌治疗的建议:①对无铜绿假单胞菌危险因素者,主要依据急性加重严重程度、当地耐药状况、费用和潜在的依从性选择药物,病情较轻者推荐使用青霉素、阿莫西林克拉维酸、大环内酯类、氟喹诺酮类、第一代或第二代头孢菌素类抗生素,一般可口服给药,病情较重者可用 β-内酰胺类/β-内酰胺酶抑制剂、第二代头孢菌素类、氟喹诺酮类和第三代头孢菌素类。②有铜绿假单胞菌危险因素者,如能口服,则可选用氟喹诺酮类;需要静脉用药时,可选择氟喹诺酮类、抗铜绿假单胞菌的 β-内酰胺类,不加或加用酶抑制剂,同时可加用氨基糖苷类药物。③应根据患者病情的严重程度和临床状况是否稳定,选择使用口服或静脉用药,静脉用药 3 天以上时,如病情稳定可以改为口服。

2. 支气管舒张剂　短效支气管舒张剂雾化吸入治疗较适用于 COPD 急性加重期的治疗,对于病情较严重者可考虑静脉滴注茶碱类药物。由于茶碱类药物的血药浓度个体差异较大,治疗窗较窄,监测血清茶碱浓度对评估疗效和避免发生不良反应都有一定意义。由于

β_2 受体激动剂、抗胆碱能药物及茶碱类药物的作用机制及药动学特点不同,且分别作用于不同级别的气道,所以联合用药的支气管舒张作用更强。

3. 激素　住院的 COPD 急性加重患者宜在应用支气管舒张剂基础上,口服或静脉滴注激素,激素剂量要权衡疗效及安全性,建议口服泼尼松 30~40mg/d,连续用 10~14 天后停药,对个别患者视情况逐渐减量停药;也可以静脉给予甲泼尼龙 40mg/d,3~5 天后改为口服。

三、常用中药及其复方作用及作用机制

（一）治疗 COPD 的常用中药作用及作用机制

1. 蛤蚧　蛤蚧为壁虎科动物蛤蚧的干燥体。蛤蚧体及蛤蚧尾的乙醇提取物可明显对抗氯化乙酰胆碱的致喘作用,具有较强的平喘作用。蛤蚧尾及蛤蚧体乙醇提取物对磷酸组胺、氯化乙酰胆碱所致的豚鼠离体气管平滑肌收缩有直接的松弛作用。

2. 甘草　甘草为豆科植物甘草、胀果甘草或光果甘草的干燥根及根茎。动物实验表明,甘草或甘草制剂可使胸腺萎缩,血中嗜酸性粒细胞和淋巴细胞减少,尿内游离型 17-羟皮质醇增加,而呈现糖皮质激素样作用。甘草与糖皮质激素合用有协同作用。甘草次酸在结构上与皮质激素相似,故对皮质激素在肝内的代谢失活起竞争性的抑制作用,从而间接提高了皮质激素的血药浓度。甘草浸膏口服后能覆盖发炎的咽部黏膜,缓和炎症对其的刺激,达到镇咳作用。甘草次酸胆碱盐对化学性刺激（吸入氨水）及电刺激猫喉上神经引起的咳嗽均有明显的镇咳作用,故认为其镇咳作用与中枢有关。

3. 苦杏仁　为蔷薇科植物山杏、西伯利亚杏、东北杏或杏的干燥成熟种子。主要含苦杏仁苷及苦杏仁酶,苦杏仁苷水解后生成苯甲醛和氢氰酸。苦杏仁具有缓解支气管平滑肌痉挛的作用。苦杏仁苷具有镇咳、平喘、祛痰作用,作用机制为苦杏仁苷能被苦杏仁酶水解,所产生的氢氰酸和苯甲醛对呼吸中枢有抑制作用,能使呼吸加深,咳嗽减轻,痰易咳出。也可能是由于低浓度的氢氰酸抑制颈动脉体和主动脉体的氧化代谢,致反射呼吸加深,使痰易于排出。

4. 紫菀　紫菀为菊科植物紫菀的干燥根及根茎。主要含三萜及三萜皂苷。紫菀有镇咳祛痰作用,还有平喘作用,对组胺和乙酰胆碱引起的豚鼠气管收缩有显著的抑制作用。

5. 葶苈子　葶苈子为十字花科植物独行菜或播娘蒿的干燥成熟种子。芥子苷为葶苈子止咳有效成分,β-谷甾醇也具有镇咳祛痰、舒张支气管平滑肌、缓解支气管痉挛的作用。

6. 款冬花　款冬花为菊科植物款冬的干燥花蕾。款冬花具有润肺下气、止咳化痰的功效,临床上主要用于咳嗽、气喘。款冬花化学成分包括挥发油类、酚酸类、黄酮类、多糖类、甾醇类、生物碱类、萜类等,具有抗血小板聚集、抗炎、抗过敏、抗肿瘤等作用。

7. 枇杷叶　枇杷叶是蔷薇科植物枇杷的干燥叶,具有清肺止咳、降逆止呕的功效。枇杷叶主要含有黄酮类、三萜酸类、有机酸类、挥发油类等化学成分,具有抗炎、祛痰、止咳、抗肺纤维化、抗氧化、降血糖、抗肿瘤、止呕等药理作用。

8. 半夏　半夏是天南星科植物半夏的干燥块茎,化学成分包括生物碱类、有机酸类、挥发油类、黄酮类、甾体类和糖类等,其传统药理功效为燥湿化痰、降逆止呕、消痞散结。现代药理学研究发现,半夏亦具有抗肿瘤、抗炎、抗菌、抗癫痫等药理作用,其毒性主要表现为黏膜刺激性毒性、肝肾毒性、妊娠毒性等。

（二）治疗 COPD 的常用中药复方作用及作用机制

1. 玉屏风颗粒

主要组成:防风、黄芪、白术（炒）。

功能主治:益气,固表,止汗。用于表虚不固,自汗恶风,面色㿠白,或体虚易感风邪者。

笔记栏

药理研究:增强机体非特异性免疫功能,改善巨噬细胞功能。增强机体特异性免疫功能,能使反复上呼吸道感染的动物和患者的血清免疫球蛋白 IgA 明显增加。

2. 慢支固本颗粒

主要组成:防风、白术、当归、黄芪。

功能主治:补肺健脾,固表和营。用于慢性支气管炎缓解期之肺脾气虚证,症见乏力,自汗,恶风寒,咳嗽、咳痰,易感冒,食欲缺乏。

药理研究:可调节机体免疫,显著抑制 hMPV 在小鼠肺内复制水平;可减轻肺组织病理损害;能够改善哮喘感染 hMPV 小鼠病情,减轻支气管周围炎症,可增强 Th1 细胞功能,纠正 Th1/Th2 失衡。

3. 固本咳喘胶囊

主要组成:党参、白术、茯苓、麦冬、五味子、炙甘草、补骨脂。

功能主治:益气固表,健脾补肾。用于脾虚痰盛,肾气不固所致的咳嗽、痰多、喘息气促、动则喘剧;慢性支气管炎、肺气肿、支气管哮喘见上述证候者。

药理研究:能提高患者痰溶菌酶血浆免疫球蛋白、血淋巴细胞转化率,增强免疫力,能提高实验动物的耐缺氧能力,并有抑制支气管黏液腺的分泌作用。

4. 蛤蚧定喘丸

主要组成:蛤蚧、瓜蒌子、紫菀、麻黄、醋鳖甲、黄芩、甘草、麦冬、黄连、百合、炒紫苏子、石膏、炒苦杏仁、煅石膏。

功能主治:滋阴清肺,止咳定喘。用于虚劳久咳,年老哮喘,气短发热,胸满郁闷,自汗盗汗,不思饮食。

药理研究:能降低磷酸组胺引起的豚鼠离体气管张力,对抗气管痉挛;能延长磷酸组胺加乙酰胆碱混合液引起的豚鼠哮喘潜伏期;可促进呼吸道分泌痰液,增强气管纤毛运动;能延长氨水引起的小鼠咳嗽潜伏期;并有抗炎、抗过敏和增强免疫作用。

5. 桂龙咳喘宁胶囊

主要组成:桂枝、龙骨、白芍、生姜、大枣、炙甘草、牡蛎、黄连、法半夏、瓜蒌皮、炒苦杏仁。

功能主治:止咳化痰,降气平喘。用于外感风寒、痰湿阻肺引起的咳嗽、气喘、痰涎壅盛等症;急、慢性支气管炎见上述证候者。

药理研究:具有镇咳祛痰作用,能延长氨水所致小鼠咳嗽及枸橼酸所致豚鼠咳嗽的潜伏期,减少咳嗽次数,增加小鼠气管酚红排泌量;具有平喘作用,能延长乙酰胆碱加组胺引起的哮喘发作潜伏期;能对抗肺泡中多种炎症细胞和炎症介质,抑制肥大细胞和嗜酸性粒细胞脱颗粒,对卵清蛋白所致哮喘豚鼠,能降低 IgE、IL-4 含量;能对抗组胺引起的气管平滑肌痉挛,能改善由烟熏法所致慢性支气管炎大鼠支气管和肺组织的损伤程度;还具有抗炎作用。

6. 苏子降气丸

主要组成:炒紫苏子、厚朴、前胡、甘草、姜半夏、陈皮、沉香、当归。

功能主治:降气化痰,温肾纳气。用于上盛下虚、气逆痰壅所致的咳嗽喘息、胸膈痞塞。

药理研究:具有镇咳平喘作用,能显著抑制小鼠氨水性咳嗽,减轻组胺和乙酰胆碱混合液所致豚鼠哮喘;松弛气管平滑肌,对正常及由组胺和乙酰胆碱所致痉挛状态的离体器官均有显著的松弛作用,且不被普萘洛尔所拮抗;增强免疫功能,能提高单核吞噬细胞系统对胶体炭粒的清除速度,并促进外周血淋巴细胞转化,具有增强非特异性免疫和细胞免疫功能;并具有抗炎、抗过敏作用。

四、应避免联合使用的中西药物及作用机制

1. **苦杏仁与可待因**　使用可待因时,不宜合用氰苷含量较高的镇咳平喘中药如苦杏仁、白果、枇杷仁、桃仁等。因氰苷在胃酸的作用下发生水解,释放出氢氰酸。氢氰酸对呼吸中枢有抑制作用,若与可待因合用时,可能使呼吸中枢过度抑制,并损害肝、肾功能。

2. **麻黄与氨茶碱**　氨茶碱与麻黄碱皆是平喘药,两者松弛支气管平滑肌的作用机制一般认为与增加支气管组织中环磷腺苷(cAMP)含量有关,但作用环节却不同。麻黄碱能激活细胞膜上的腺苷酸环化酶,催化腺嘌呤核苷三磷酸(ATP)形成 cAMP;氨茶碱则通过抑制细胞内破坏 cAMP 的磷酸二酯酶活性,从而提高细胞内 cAMP 的含量。根据这种理论,有目的地将两药联用后可望获得相加或协同作用,而临床结果并不支持。动物实验表明,氨茶碱与中药麻黄水煎剂合用后,氨茶碱血药浓度(C)降低,消除速率常数(K)增加,消除半衰期($t_{1/2}$)缩短,最高血药浓度(C_{max})降低,表观分布容积(V_d)增加,曲线下面积(AUC)减少。据报道,临床上治疗慢性儿童哮喘常采用常规剂量的麻黄碱与氨茶碱联合应用,对控制哮喘发作无效。而平均 2 倍剂量的茶碱,对减轻哮喘症状却得到满意效果。从药动学角度来看,临床上中药麻黄与氨茶碱同时应用是不合理的。因此氨茶碱不宜与含麻黄的中成药合用。

3. **甘草与氨茶碱**　甘草酸有类似皮质激素样作用,与氨茶碱联用可镇咳祛痰、平喘,并增强利尿效应,但对心脏有兴奋作用,可使心悸、心律失常、激动不安等不良反应加强。

4. **黄芪与茶碱**　有动物实验研究证实,黄芪甲苷对大鼠体内 CYP1A2 酶活性有明显的抑制作用,能降低茶碱的清除率,临床应尽量避免联用。

5. **半夏与氨茶碱**　氨茶碱和半夏都有肝、肾毒性,要避免二者长期联用,尤其是体质虚弱或年老患者。

五、中西药联用能增效减毒的相关药物及作用机制

1. **中医辨证治疗复方和控制气道炎症吸入性西药**　辨证治疗可以辅助正气,纠正 COPD 的基础病理状态,而噻托溴铵、沙美特罗替卡松、布地奈德等吸入性西药可以控制气道炎症,二者协同可以增强标本兼治的疗效。

2. **金水宝、百令胶囊与糖皮质激素**　糖皮质激素可在短期内控制气道高反应性,但又容易复发。金水宝胶囊或百令胶囊的药物组成为人工发酵冬虫夏草菌丝,临床研究证实其具有缓解气道高反应患者支气管黏膜下的非特异炎症作用,并有调整全身状态的作用,因此,与糖皮质激素联用从局部和整体发挥协同作用,标本兼顾,从而使治疗组疗效持续时间较长,症状改善亦明显优于对照组,患者生活质量明显提高。

第四节　支气管哮喘

一、概述

（一）疾病介绍

哮喘是由多种细胞包括气道的炎症细胞和结构细胞(如嗜酸性粒细胞、肥大细胞、T 淋巴细胞、中性粒细胞、平滑肌细胞、气道上皮细胞等)和细胞组分参与的气道慢性炎症性疾病。这种慢性炎症导致气道高反应性,通常出现广泛多变的可逆性气流受限,并引起反复发作性的喘息、气急、胸闷或咳嗽等症状,常在夜间和/或清晨发作、加剧,多数患者可自行缓解

或经治疗后缓解。

根据临床表现,哮喘可分为急性发作期、慢性持续期、临床缓解期。急性发作期是指喘息、气促、咳嗽、胸闷等症状突然发生,或原有症状急剧加重,常有呼吸困难,以呼气流量降低为其特征,常因接触变应原、刺激物或呼吸道感染诱发。慢性持续期是指患者每周均不同频度和/或不同程度地出现症状(喘息、气急、胸闷、咳嗽等)。临床缓解期指经过治疗或未经治疗症状、体征消失,肺功能恢复到急性发作前水平,并维持3个月以上。

哮喘属中医"哮病"范畴,是因宿痰伏肺,遇感引触,痰阻气道,肺失肃降,痰气搏击,气道挛急而出现的发作性痰鸣气喘的疾患。以喉中哮鸣有声,呼吸气促困难,甚至喘息不能平卧为临床特征。

中医认为,哮喘因先天禀赋异常、痰浊内伏,可分为发作期、慢性持续期和缓解期3个疾病阶段。发作期每因外感、饮食、情志、劳倦等因素引发,以致痰阻气道,肺失肃降,风盛挛急而致喘息哮鸣突然发作;慢性持续期则因痰瘀久留,正气受伤,且肝、脾与肺相互影响,气机不畅而致肺气宣降不得复常,表现为喘息哮鸣轻重间作;缓解期则表现为肺、脾、肾等脏气虚弱之候。肺虚不能主气,气不化津,则痰浊内蕴;脾虚不能化水谷为精微,上输养肺,积湿生痰;肾虚精气亏乏,摄纳失常,则阳虚水泛为痰,或阴虚导致虚火灼津成痰。由于三脏之间的相互影响,可致同病,表现肺脾气虚或肺肾两虚之象。

（二）中西药物治疗情况

1. 西药治疗　治疗哮喘的药物可以分为控制药物和缓解药物两大类。控制药物是通过抑制气道炎症,预防哮喘发作,需要长期每天使用。首选吸入性糖皮质激素,还可选白三烯调节剂、长效 β_2 受体激动剂(须与吸入性糖皮质激素联合应用)、缓释茶碱、色甘酸钠等。缓解药物能迅速解除支气管平滑肌痉挛、缓解气喘症状,通常按需使用。首选速效吸入 β_2 受体激动剂,还可选全身用糖皮质激素、吸入性短效抗胆碱药物、茶碱及口服 β_2 受体激动剂等。

2. 中药治疗　哮喘中医以"发作时治标,平时治本"为原则,区分寒热虚实,分别论治。然发作时虽以邪实为主,亦有正虚;缓解期常以正虚为主,但其痰饮留伏的病理因素仍然存在,故对哮证的治疗,又当标本兼顾。尤其是大发作有喘脱倾向时,更应重视回阳救脱,急固其本,若拘泥于"发时治标"之说,则坐失救治良机。平时当重视治本,区别肺、脾、肾的主次,在补益的同时,适当兼顾舒畅气机。

二、常用西药药物作用及作用机制

（一）激素

激素是最有效的控制气道炎症的药物。给药途径包括吸入、口服和静脉给药等。轻症或稳定期以吸入给药为首选途径。

1. 吸入给药　吸入激素是长期治疗哮喘的首选药物。吸入激素的局部抗炎作用强;通过吸气过程给药,药物直接作用于呼吸道,所需剂量较小。通过消化和呼吸道进入血液后,药物的大部分被肝脏灭活,因此全身性不良反应较少。研究结果证明吸入激素可以有效地减轻哮喘症状、提高生命质量、改善肺功能、降低气道高反应性、控制气道炎症,减少哮喘发作的频率和减轻发作时的严重程度,降低病死率。吸入激素的剂量与预防哮喘严重急性发作的作用之间有非常明确的关系,所以,严重哮喘患者长期大剂量吸入激素是有益的。吸入激素在口咽局部的不良反应包括声音嘶哑、咽部不适和念珠菌感染。吸药后应及时用清水含漱口咽部,选用干粉吸入剂或加用储雾器可减少上述不良反应。临床上常用的吸入激素有二丙酸倍氯米松、布地奈德、丙酸氟替卡松等。

2. 口服给药　适用于轻至中度哮喘发作、慢性持续哮喘大剂量吸入激素联合治疗无效的患者和作为静脉应用激素治疗后的序贯治疗。一般使用半衰期较短的激素（如泼尼松、泼尼松龙或甲泼尼龙等）。对于激素依赖型哮喘,可采用每天或隔天清晨顿服的给药方式,以减少外源性激素对下丘脑-垂体-肾上腺轴的抑制作用。长期口服激素可以引起骨质疏松症、高血压、糖尿病、肥胖症、白内障、青光眼、皮肤菲薄导致皮纹和瘀斑、肌无力。对于伴有结核病、寄生虫感染、骨质疏松、青光眼、糖尿病、严重抑郁或消化性溃疡的哮喘患者,全身给予激素治疗时应慎重并须密切随访。长期甚至短期全身使用激素的哮喘患者可感染致命的疱疹病毒,应引起重视,尽量避免这些患者暴露于疱疹病毒。尽管全身使用激素不是一种经常使用的缓解哮喘症状的方法,但是对于严重的急性哮喘是需要的,因为它可以预防哮喘的恶化、减少因哮喘发病而去急诊就诊或住院治疗的情况、预防早期复发、降低病死率。推荐剂量为泼尼松龙 30~50mg/d,疗程 5~10 天。具体使用要根据病情的严重程度而定,当症状缓解或其肺功能已经达到个人最佳值时,可以考虑停药或减量。地塞米松因对垂体-肾上腺的抑制作用大,不推荐长期使用。

3. 静脉给药　严重急性哮喘发作时,应静脉及时给予琥珀酸氢化可的松（400~1 000mg/d）或甲泼尼龙（80~160mg/d）。无激素依赖倾向者可在短期（3~5 天）内停药;有激素依赖倾向者应延长给药时间,控制哮喘症状后改为口服给药,并逐步减少激素用量。

（二）β_2 受体激动剂

通过对气道平滑肌和肥大细胞等细胞膜表面的 β_2 受体的作用而舒张气道平滑肌、减少肥大细胞和嗜碱性粒细胞脱颗粒和介质的释放、降低微血管的通透性、增加气道上皮纤毛的摆动等来缓解哮喘症状。此类药物较多,可分为短效（维持 4~6 小时）和长效（维持 12 小时）β_2 受体激动剂。后者又可分为速效（数分钟起效）和缓效（30 分钟起效）两种。

1. 短效 β_2 受体激动剂　常用的药物如沙丁胺醇和特布他林等。

（1）吸入给药:可供吸入的短效 β_2 受体激动剂包括气雾剂、干粉剂和溶液等。这类药物松弛气道平滑肌作用强,通常在数分钟内起效,疗效可维持数小时,是缓解轻至中度急性哮喘症状的首选药物,也可用于运动性哮喘。如每次吸入 100~200μg 沙丁胺醇或 250~500μg 特布他林,必要时每 20 分钟重复 1 次。1 小时后疗效不满意者应向医生咨询或去急诊。这类药物应按需间歇使用,不宜长期、单一使用,也不宜过量应用,否则可引起骨骼肌震颤、低钾血症、心律失常等不良反应。

（2）口服给药:如沙丁胺醇、特布他林、丙卡特罗片等,通常在服药后 15~30 分钟起效,疗效维持 4~6 小时。使用虽较方便,但心悸、骨骼肌震颤等不良反应比吸入给药时明显。长期、单一应用 β_2 受体激动剂可造成细胞膜 β_2 受体的向下调节,表现为临床耐药现象,故应予避免。

2. 长效 β_2 受体激动剂　这类 β_2 受体激动剂的分子结构中具有较长的侧链,舒张支气管平滑肌的作用可维持 12 小时以上。目前临床使用的吸入型长效 β_2 受体激动剂有沙美特罗和福莫特罗。福莫特罗因起效较快,可按需用于哮喘急性发作时的治疗。近年来推荐联合吸入激素和长效 β_2 受体激动剂治疗哮喘。这两者具有协同的抗炎和平喘作用,可获得相当于（或优于）应用加倍剂量吸入激素时的疗效,并可增加患者的依从性、减少较大剂量吸入激素引起的不良反应,尤其适合于中至重度持续哮喘患者的长期治疗。不推荐长期单独使用长效 β_2 受体激动剂,应该在医生指导下与吸入激素联合使用。

（三）白三烯受体拮抗剂

是除吸入激素外唯一可单独应用的长期控制药,可作为轻度哮喘的替代治疗药物和中重度哮喘的联合治疗用药。通过对气道平滑肌和其他细胞表面白三烯受体的拮抗,抑制肥大细胞和嗜酸性粒细胞释放出的白三烯的致喘和致炎作用,产生轻度支气管舒张和减轻变应原、运动和二氧化硫诱发的支气管痉挛等作用,并具有一定程度的抗炎作用。本品可减轻哮喘症状、改善肺功能、减少哮喘的恶化。但其作用不如吸入激素,也不能取代激素。通常口服给药,药物有扎鲁司特和孟鲁司特。

（四）茶碱

具有舒张支气管平滑肌及强心、利尿、扩张冠状动脉、兴奋呼吸中枢和呼吸肌等作用。据资料显示,低浓度茶碱具有抗炎和免疫调节作用。作为症状缓解药,尽管现在临床上在治疗重症哮喘时仍然静脉使用茶碱,但短效茶碱治疗哮喘发作或恶化还存在争议,因为它在舒张支气管方面,与足量使用速效 β_2 受体激动剂比较无任何优势,但是它可能改善呼吸驱动力。不推荐已经长期服用缓释型茶碱的患者使用短效茶碱,除非该患者的血清中茶碱浓度较低或者可以进行血清茶碱浓度监测。

1. 口服给药 包括氨茶碱和控（缓）释型茶碱。用于轻至中度哮喘发作和维持治疗。口服控（缓）释型茶碱后昼夜血药浓度平稳,平喘作用可维持 12~24 小时,尤其适用于夜间哮喘症状的控制。联合应用茶碱、激素和抗胆碱药物具有协同作用。但本品与 β_2 受体激动剂联合应用时易出现心率增快和心律失常,应慎用并适当减少剂量。

2. 静脉给药 氨茶碱加入葡萄糖注射液中缓慢静脉注射或静脉滴注,适用于哮喘急性发作且近 24 小时内未用过茶碱类药物的患者。由于茶碱的“治疗窗”窄,以及茶碱代谢存在较大的个体差异,可引起心律失常、血压下降甚至死亡,在有条件的情况下应监测其血药浓度,及时调整浓度和滴速。茶碱有效、安全的血药浓度范围应在 6~15mg/L。影响茶碱代谢的因素较多（如发热性疾病、妊娠,抗结核治疗可以降低茶碱的血药浓度）；而肝脏疾患、充血性心力衰竭以及合用西咪替丁或喹诺酮类、大环内酯类等药物均可影响茶碱代谢而使其排泄减慢,增加茶碱的毒性作用,应引起临床医师的重视,并酌情调整剂量。多索茶碱的作用与氨茶碱相同,但不良反应较轻。

（五）抗胆碱药物

吸入抗胆碱药物可阻断节后迷走神经传出支,通过降低迷走神经张力而舒张支气管。其舒张支气管的作用比 β_2 受体激动剂弱,起效也较慢,但长期应用不易产生耐药,对老年人的疗效不低于年轻人。常用吸入抗胆碱药物有异丙托溴铵和噻托溴铵。

三、常用中药及其复方作用及作用机制

（一）治疗哮喘的常用中药作用及作用机制

1. 麻黄 麻黄为麻黄科植物草麻黄、中麻黄或木贼麻黄的干燥草质茎。主要成分为麻黄碱、伪麻黄碱等生物碱,还含挥发油。麻黄有平喘、镇咳作用,对组胺所致豚鼠哮喘有显著抑制作用。麻黄水提物对麻醉犬支气管有显著扩张作用。甲基麻黄碱与去甲基麻黄碱也有一定平喘作用。麻黄挥发油对组胺所致的豚鼠哮喘也有显著平喘作用。麻黄水提物有镇咳作用,麻黄碱有中枢性镇咳作用。挥发油能祛痰。麻黄碱对支气管平滑肌有明显的松弛作用,强度不如肾上腺素,但作用持久且口服有效。甲基麻黄碱在任何浓度下,皆可使支气管舒张；伪麻黄碱对平滑肌的解痉作用与麻黄碱相似,升压和扩瞳作用明显减弱。麻黄还有抗过敏作用,能抑制过敏介质的释放。

2. 细辛 细辛为马兜铃科植物北细辛、汉城细辛或华细辛的干燥根及根茎。主要含挥发油,油中含丁香油酚甲醚、优藏茴香酮、大黄樟醚、细辛醚等。华细辛醇浸剂可对抗吗啡所致的呼吸抑制,其油中的甲基丁香酚对豚鼠离体气管有显著的松弛作用。

3. 桔梗 桔梗为桔梗科植物桔梗的干燥根。主要含有五环三萜的多糖苷,三萜皂苷是

其主要的药理活性成分。桔梗单用无明显平喘作用,但配伍后的复方则有明显平喘作用,以配礞石、苦杏仁等药组成的化痰丸对组胺、乙酰胆碱、氯化钡引起的离体气管平滑肌收缩有明显抑制作用。桔梗还具有祛痰、止咳作用。

4. 陈皮　陈皮为芸香科植物橘及其栽培变种的干燥成熟果皮。主要含挥发油。陈皮所含挥发油有刺激性祛痰作用,主要有效成分为柠檬烯。对支气管有扩张作用,可完全对抗组胺所致的豚鼠离体支气管痉挛性收缩。川陈皮素有支气管扩张作用,强度略逊于氨茶碱。陈皮还具有抗炎、抗过敏作用。

5. 白果　白果为银杏科植物银杏的干燥成熟种子,主要含有毒成分银杏毒素。白果的乙醇提取物可使小鼠呼吸道酚红排泌增加,似有祛痰作用。对离体豚鼠气管平滑肌表现出微弱的松弛作用。对致敏性小鼠血清中白介素-4(IL-4)、白介素-5(IL-5)含量有明显降低作用,提示白果可以通过降低过敏反应血清中 IL-4、IL-5 的水平和对Ⅱ型辅助性 T 淋巴细胞作用而起平喘作用。

6. 紫苏子　紫苏子为唇形科植物紫苏的干燥成熟果实。主要含大量脂肪油,主要为不饱和脂肪酸。紫苏子提取的脂肪油有明显的止咳和平喘作用,对喷雾组胺和乙酰胆碱所致的支气管哮喘,能明显延长出现喘息性抽搐的潜伏期,作用与氨茶碱相似。紫苏子醇提物对细胞免疫功能、体液免疫功能和非特异性免疫功能具有增强作用,且与刺激白介素-2(IL-2)和 γ-干扰素(IFN-γ)产生和释放有关,并有明显的量效关系。

（二）治疗哮喘的常用中药复方作用及作用机制

1. 小青龙颗粒

主要组成:麻黄、桂枝、白芍、干姜、细辛、炙甘草、法半夏、五味子。

功能主治:解表化饮,止咳平喘。主治风寒水饮,恶寒发热,无汗,喘咳痰稀。

药理研究:主要有平喘,抗过敏,改善肾上腺皮质功能及肺功能等作用。

2. 蠲哮片

主要组成:葶苈子、青皮、陈皮、黄荆子、槟榔、大黄、生姜。

功能主治:泻肺除壅,涤痰祛瘀,利气平喘。主治支气管哮喘急性发作期热哮痰瘀伏肺之证。症见气粗痰壅,痰鸣如吼,咳呛阵作、痰黄稠厚。

药理研究:能延长组胺加乙酰胆碱引起的豚鼠哮喘潜伏期,作用稍逊于氨茶碱,但维持时间长;能明显抑制卵清蛋白致敏豚鼠肺组织释放慢反应物质;可促进大鼠呼吸道排泌痰液。

3. 蛤蚧定喘胶囊

主要组成:蛤蚧、炒紫苏子、瓜蒌子、炒苦杏仁、紫菀、麻黄、醋鳖甲、黄芩、甘草、麦冬、黄连、百合、石膏、煅石膏。

功能主治:滋阴清肺,止咳定喘。主治肺肾两虚、阴虚肺热所致的虚劳咳喘、气短胸满、自汗盗汗。

药理研究:能延长磷酸组胺加乙酰胆碱混合液引起的豚鼠哮喘潜伏期。可促进呼吸道分泌痰液,促进气管纤毛运动;能不同程度降低卵清蛋白致敏豚鼠的过敏反应指数和病死率,可降低卵清蛋白致敏豚鼠升高的血清总 IgE 和血浆血小板活化因子;并有镇咳抗炎作用。

四、应避免联合使用的中西药物及作用机制

1. 葛根与茶碱　实验研究显示,葛根素对大鼠体内茶碱代谢的主要代谢酶 CYP1A2 有诱导作用,提示在临床联用这两种药物时需注意加强茶碱药动学参数的监测,以保证茶碱用药的安全性、有效性。

2. 白芷与氨茶碱　动物实验证实,白芷所含香豆素组分抑制氨茶碱在兔体内的代谢,使氨茶碱在体内代谢半衰期延长,清除减少,因此当白芷及含白芷的各种中药制剂与茶碱类药物联用时应监测茶碱血药浓度,及时调整剂量,以免引起茶碱中毒。

3. 连翘与茶碱　实验证实,连翘是细胞色素 P450 同工酶的强效抑制剂,能拮抗茶碱的吸收,并降低其生物利用度,联用则使疗效降低而毒性加强。

五、中西药联用能增效减毒的相关药物及作用机制

1. 补肾防喘片与糖皮质激素　补肾防喘片可提高抑制性 T 淋巴细胞的活性及抑制季节性免疫球蛋白 E 升高,并改善患者体质。因此,与糖皮质激素联用可产生协同作用,既可拮抗外源性糖皮质激素倍氯米松所引起的内抑制作用,又能加强糖皮质激素局部抗炎作用,从而消除气道炎症、降低气道反应性并取得良好的防治效果。

2. 黄芪与糖皮质激素　黄芪及其中成药制剂与糖皮质激素联用可降低糖皮质激素不良反应,增强其疗效。

3. 百合固金丸与糖皮质激素　百合固金丸与糖皮质激素如甲泼尼龙琥珀酸钠联用,有协同作用,可减少糖皮质激素的用量,降低不良反应。

4. 百令胶囊与吸入药物　百令胶囊与吸入药物如沙美特罗、福莫特罗、丙酸氟替卡松、布地奈德等联用可增强其疗效,可能与本品增强机体免疫力和肾上腺皮质功能及舒张肺支气管平滑肌的作用有关。

5. 复方与吸入性药物　复方可以从宏观层面入手,纠正哮喘的寒热虚实病理状态,吸入性西药可以控制喘息症状,二者联用可以增强标本兼治的效果。

第五节　肺源性心脏病

一、概述

(一)疾病介绍

肺源性心脏病是指由支气管-肺组织、胸廓或肺血管病变致肺血管阻力增加,产生肺动脉高压,继而右心室结构和/或功能改变的疾病。根据起病缓急和病程长短,可分为急性和慢性两类。急性肺源性心脏病常见于急性大面积肺栓塞,本节论述临床上常见的慢性肺源性心脏病。

慢性肺源性心脏病,是由肺组织、肺血管或胸廓的慢性病变引起肺组织结构和/或功能异常产生肺血管阻力增加,肺动脉压增高,使右心室扩张和/或肥厚,伴或不伴右心衰竭的心脏病,并排除先天性心脏病和左心病变引起者。

慢性肺源性心脏病根据肺、心功能代偿或失代偿的发病缓急和病程情况,分为急性加重期与缓解期。缓解期为病情缓解稳定;急性加重期为病情急性加重,表现为代偿或失代偿期原有症状的加重,常由急性呼吸道感染诱发。

慢性肺源性心脏病属于中医学"肺胀""喘病""水肿"等范畴。慢性肺源性心脏病多由肺脏疾患迁延失治,痰瘀稽留,正虚卫外不固,外邪易反复侵袭,诱使本病反复发作。本病的证候要素以痰、火(热)、水饮、瘀血、阳虚、气虚为主,病位以肺、肾、心为主。痰、火(热)多表现于心、脑、肺而成痰浊蒙窍、痰浊蕴肺、痰热蕴肺;气虚多表现于肺、心、肾而成心肺气虚、肺

肾气虚;阳虚、水饮多表现于心、肾而成心肾阳虚或伴水泛等;瘀血多兼痰、阳虚、气虚、火（热）。本病的病机为本虚标实、虚实间杂,本虚多为肺、心、肾的阳气虚损,邪实为痰、饮、火（热）、瘀血。病情发作时的病机以痰（痰热、痰浊）阻或痰瘀互阻为关键,壅阻肺系,时或蒙扰心脑而致窍闭风动;邪盛正衰,可发生脱证之危候。病情缓解时,痰、瘀、水饮减轻,但痰、瘀稽留,正虚显露而多表现为肺、心、肾虚损,见于心肺气虚、肺肾气虚、心肾阳虚,多兼有痰、瘀。

（二）中西药物治疗情况

1. 西药治疗　慢性肺源性心脏病心力衰竭的治疗与其他心脏病心力衰竭的治疗有其不同之处,因为慢性肺源性心脏病患者一般在积极控制感染、改善呼吸功能后心力衰竭便能得到改善,患者尿量增多,水肿消退,不需加用利尿药。但对治疗无效的重症患者,可适当选利尿药、正性肌力药或扩血管药物。

2. 中药治疗　中医治疗遵循"急则治其标,缓则治其本"原则,急则以清热、涤痰、活血、化饮利水、宣肺降气、开窍立法而兼固正气;缓则以补肺、养心、益肾为主,并根据气虚、阳虚之偏而分别益气、温阳,兼祛痰活血。

二、常用西药药物作用及作用机制

（一）急性加重期

1. 控制感染　参考痰菌培养及药敏试验选择抗生素。在还没有培养结果前,根据感染的环境及痰涂片革兰氏染色选用抗生素。社区获得性感染以革兰氏阳性菌占多数,医院感染则以革兰氏阴性菌为主。或选用两者兼顾的抗生素。常用的有青霉素类、氨基糖苷类、喹诺酮类及头孢菌素类抗感染药物,且必须注意可能继发真菌感染。

2. 控制心力衰竭

（1）利尿药:有减少血容量、减轻右心负荷、消除水肿的作用。原则上宜选用作用轻的利尿药,小剂量使用,如氢氯噻嗪;或用保钾利尿药如氨苯蝶啶;重度而急需行利尿的患者可用呋塞米肌内注射或口服。利尿药应用后出现低钾、低氯性碱中毒,痰液黏稠不易排痰和血液浓缩,应注意预防。

（2）正性肌力药:慢性肺源性心脏病患者由于慢性缺氧及感染,对洋地黄类药物的耐受性低,疗效较差,且易发生心律失常。正性肌力药的剂量宜小,一般约为常规剂量的1/2或2/3量,同时选用作用快、排泄快的洋地黄类药物,如毒毛花苷 K 或毛花苷 C 加入 10% 葡萄糖注射液内静脉缓慢注射。用药前应注意纠正缺氧,防治低钾血症,以免发生药物毒性反应。低氧血症、感染等均可使心率增快,故不宜以心率作为洋地黄类药物的应用和疗效考核指标。

（3）血管扩张药:钙通道阻滞药如硝苯地平;血管紧张素转换酶抑制剂如卡托普利;硝酸酯类药物如硝酸甘油、硝普钠等。

（二）缓解期

缓解期治疗目的是增强患者免疫功能,可选用核酸-酪素注射液、免疫核糖核酸、卡介苗提取素转移因子、左旋咪唑等。

三、常用中药及其复方作用及作用机制

（一）治疗肺源性心脏病的常用中药作用及作用机制

1. 葶苈子　葶苈子为十字花科植物独行菜或播娘蒿的干燥成熟种子。主要含强心苷类。葶苈苷为其有效成分之一,能增强心肌收缩力和左心室泵血功能,增加心排血量。

2. 人参　人参为五加科植物人参的干燥根及根茎。主要含人参皂苷。人参可增强心脏的收缩力,减慢心率。在心功能不全时,其强心作用更为明显。人参强心的主要活性成分为人参皂苷,强心机制与强心苷相同。

3. 党参　党参为桔梗科植物党参、素花党参或川党参的干燥根。能增强左心室收缩,增加心排血量,有一定强心作用,其机制可能与抑制心肌细胞内磷酸二酯酶的活性有关。

4. 黄芪　黄芪为豆科植物蒙古黄芪或膜荚黄芪的干燥根。主要含黄酮类和皂苷类成分。黄芪皂苷有正性肌力作用,可能是通过 Na^+-K^+-ATP 酶实现强心作用。

5. 附子　附子为毛茛科植物乌头的子根加工品。主要含多种生物碱,其中以乌头碱、中乌头碱、次乌头碱等为主,还分离出具有药理活性的消旋去甲基乌药碱、氯化甲基多巴胺、去甲猪毛菜碱等。乌头碱水解后变为苯甲酰乌头胺,继续水解则生成乌头原碱,其毒性为乌头碱的1/2 000。附子有明显增强心肌收缩力和加快心肌收缩速度的作用。生附子因含有大量乌头碱,对心脏呈现明显毒性。经长时间煎煮后,乌头碱水解为乌头原碱,毒性大减,而强心成分虽然经煎煮却依然存在。从附子中提取的去甲乌药碱是附子的主要强心成分之一,能增强心肌收缩力,加快心率,使心排血量增加,亦能使培养的心肌细胞搏动频率及振幅增加。目前研究认为去甲乌药碱是 β 受体部分激动剂,其强心作用与兴奋 β 受体有关。氯化甲基多巴胺和去甲菜碱也有强心作用。

（二）治疗肺源性心脏病的常用中药复方作用及作用机制

1. 丹葶肺心颗粒

主要组成:麻黄(蜜炙)、石膏、鱼腥草、前胡、苦杏仁、浙贝母、葶苈子、桑白皮、枳壳、丹参、川芎、太子参、甘草。

功能主治:清热化痰,止咳平喘。用于肺源性心脏病(发作期)属痰热证,症见咳嗽喘促,痰黄黏稠,或胸闷,心悸,发热,口唇发绀,便干,舌红,苔黄或黄腻等。

药理研究:对肾上腺素致肺水肿模型大鼠的肺水含量有一定降低作用;对注射异丙肾上腺素后的小鼠耐缺氧存活时间有一定延长作用;可延长二氧化硫引咳小鼠的咳嗽潜伏期,减少咳嗽次数;可增加小鼠气管酚红排泌量。

2. 生脉饮

主要组成:人参、麦冬、五味子。

功能主治:益气复脉,养阴生津。用于气阴两亏,症见心悸气短,脉微自汗。

药理研究:生脉饮具有改善心脏功能,保护心肌细胞,改善微循环,抗休克等作用。

3. 参附注射液

主要组成:红参、附片。

功能主治:回阳救逆,益气固脱。主要用于阳气暴脱的厥脱证(感染性、失血性、失液性休克等);也可用于阳虚(气虚)所致的惊悸、怔忡、喘咳、胃痛、泄泻、痹证等。

药理研究:参附注射液可增加正常心肌细胞膜 L 型钙通道的开放,促进钙离子内流,增强心肌收缩力。参附注射液能明显保护心肌线粒体的结构与功能,改善心肌能量代谢。参附注射液还能使体外培养心肌细胞内 Ca^{2+}-ATP 酶的活力增强,亦表明参附注射液对心脏的保护作用机制可能与其提高心肌细胞内 Ca^{2+}-ATP 酶的活性有关。

四、应避免联合使用的中西药物及作用机制

1. 当归与硝苯地平　当归含呋喃香豆素成分,经实验证明可抑制大鼠肝药酶的活性,而硝苯地平是通过肝药酶代谢的,两药联用可能会抑制硝苯地平在体内的代谢,故两药联用要注意用药间隔时间,以免产生相互作用。

2. **当归与洋地黄类药物** 当归及其制剂可对抗洋地黄类药物所致的心律失常,当归含钾较多,其与洋地黄类药物竞争心肌细胞膜受体,导致洋地黄类药物药效下降。

3. **黄连与强心苷类药物** 黄连及其制剂中含有生物碱成分,具有很强的抑菌作用,能使肠内菌群发生改变,当与洋地黄、地高辛等强心苷类药物联用时,因为洋地黄类强心苷被细菌代谢部分减少,血药浓度升高,易引起强心苷类药物中毒,因此黄连及其制剂不能与强心苷类药物配伍使用。

4. **黄连与普萘洛尔** 普萘洛尔主要是通过阻断 β 受体而抗心律失常,黄连及其制剂中主要含小檗碱,低浓度的小檗碱能特异兴奋 β 受体,两药联用时可发生相互拮抗作用。

5. **黄芩与钙通道阻滞剂** 黄芩能拮抗钙通道阻滞剂的药效。

6. **黄芪与强心苷类药物** 黄芪具有强心作用,能增强心肌收缩力,与强心苷类药物联用会增加强心苷类药物的作用,同时可能增加强心药对心肌的毒性,引起心律失常,因此黄芪及其制剂不宜与强心苷类药物联用。

7. **茯苓与易引起高钾血症的药物** 茯苓所含茯苓素具有与醛固酮及其拮抗剂相似的结构,体外可竞争醛固酮受体,体内逆转醛固酮效应而不影响醛固酮的合成,因为茯苓素能激活细胞膜上的 Na^+-K^+-ATP 酶和细胞中总 ATP 酶,进而促进机体的水盐代谢。元素测定发现茯苓具有较多钾盐,因此,茯苓与醛固酮受体拮抗剂螺内酯以及氯化钾、ACEI 类药物联用时要注意监测血钾,避免引起药源性高钾血症。

8. **茯苓与利尿药** 含钾的中药茯苓与西药螺内酯、氨苯蝶啶等联用,由于利尿西药有排钠留钾的作用,而中药茯苓含钾量较高,长期联用不仅能引起高钾血症反应,严重者甚至可引起心率减慢、传导阻滞等心律失常症状。

9. **葛根与降压药、扩张脑血管药** 葛根中的葛根总黄酮能扩冠脉血管和脑血管,增加冠脉血流量和脑血流量,降低心肌氧量,增加氧供应,当与脑血管扩张药联用时,会产生药理协同作用,使脑血管扩张作用增强,具有潜在出血风险。同时葛根能直接扩张血管,使外周阻力下降,具有明显的降压作用,当与降压药联用时使降压作用增强,易引起低血压反应。因此,葛根及其制剂与降压药及脑血管扩张药联用时宜减少剂量。

10. **陈皮与洋地黄类药物** 陈皮所含的辛弗林、*N*-甲基酪胺等成分,具有兴奋 α 受体和 β 受体的作用,可增强心肌收缩力并升高血压,能增强洋地黄类强心苷的作用,同时增加其毒性,引起心律失常等反应。

11. **人参与抗心律失常药** 人参不同部位皂苷与普萘洛尔有相似的作用效果,当与胺碘酮、普萘洛尔等抗心律失常药联用时,会使药效累加,增加毒性反应。因此人参及其制剂不宜与胺碘酮、普萘洛尔等抗心律失常药联用。

12. **人参与地高辛** 人参具有与强心苷相似的强心作用,可以直接兴奋心肌,使心肌收缩力加强。心功能不全患者将强心苷类药物地高辛与人参及其制剂联用时,会增加强心苷的作用,同时还增强强心苷对心肌的毒性,引发强心苷中毒。因此人参及其制剂不能与地高辛联用。

13. **五味子与螺内酯** 留钾利尿药螺内酯长期使用可引起高钾血症,与含钾量高的中药五味子及其制剂联用时,会加重引起高钾血症的危险。若患者同时伴有肾功能障碍,更易引起血钾过高。

14. **川芎与普萘洛尔** 川芎嗪具有 β 受体激动剂样作用,可以强心、扩张冠状动脉,而普萘洛尔能阻断其作用,因此,川芎或含川芎制剂不宜与普萘洛尔联用。

15. **川芎与钙通道阻滞剂** 川芎能拮抗钙通道阻滞剂的药效,不宜联用。

16. **黄柏与降压药** 黄柏中有效成分小檗碱、黄柏碱、巴马汀具有不同程度的降压活性,因此与降压药联用时可会发生血压过低,需密切监测血压。

17. 桔梗与降压药　桔梗与多元环碱性较强的生物碱如硝苯地平、胍乙啶、复方降压片等联用,因产生沉淀使机体吸收减少而降低疗效。

18. 石膏与强心苷类药物　石膏钙含量较高,服用后增加血中钙离子浓度,钙离子能加强心肌收缩力,抑制细胞膜结合的 Na^+-K^+-ATP 酶,使心肌细胞内游离钙离子浓度升高,促进心肌细胞内游离钙水平,加强强心苷的药理作用和毒性,易造成中毒。

19. 山楂与硝苯地平　山楂及其制剂中含有机酸,与弱碱性西药硝苯地平联用时,因有机酸可酸化尿液,导致肾小管对后者的重吸收减少,排泄增多,有效血药浓度降低而影响疗效。

20. 珍珠与强心苷类药物　珍珠及其制剂含钙较多,因钙离子为应激离子,能增强心肌收缩力,抑制 Na^+-K^+-ATP 酶,故可增强洋地黄类强心苷的活性,会导致心律失常和传导阻滞。

21. 制附子与麻黄及茶碱　附子含乌头碱类成分,有明显增强心肌收缩力和加快心肌收缩速度的作用;麻黄含麻黄碱。乌头碱类成分、麻黄碱及茶碱都可以加快心率,联合使用会增加心前区不适感和心律不齐的发生率。麻黄附子细辛汤中的麻黄和附子联用主要用于治疗阳虚感寒,且为短期使用,在治疗哮喘过程中,有的患者可以使用,但不宜长期使用。若患有肺源性心脏病或患其他心脏疾病且心功能已经受损,一般应避免联合应用。

五、中西药联用能增效减毒的相关药物及作用机制

1. 丹参与氨基糖苷类抗生素　丹参与氨基糖苷类抗生素联用可产生更好的疗效。据报道,卡那霉素与丹参联用能够降低氨基糖苷类体外引起的自由基生成和体内引起的耳毒性。

2. 连翘与强心苷类药物　连翘及其制剂可增强洋地黄类强心苷如地高辛、毛花苷 C 等的强心利尿作用,拮抗其致呕吐的不良反应。

3. 连翘与抗高血压药　连翘及其制剂中富含芦丁,本身具有降压作用,与降压药如可乐定、缬沙坦、硝苯地平、哌唑嗪等联用有协同作用。

第六节　支气管扩张

一、概述

(一)疾病介绍

支气管扩张是急慢性呼吸道感染和支气管堵塞后,反复发生支气管化脓性炎症,致使支气管壁结构破坏、管壁增厚,引起支气管异常和持久性扩张,常分为囊性纤维化性扩张和非囊性纤维化性扩张。临床症状常见慢性咳嗽,咯大量痰和反复咯血。支气管扩张在传统中医的咳嗽、咳血、喘证等病症范围,中医认为其病因是正虚邪侵、滞留损肺引起。药物治疗不能逆转已经形成的支气管扩张,但合理正确的治疗可以阻止病情进一步发展,尤其是基于扶正祛邪思维的中医辨证治疗可以获得更好的防治效果。

(二)中西药物治疗情况

1. 西药治疗　主要是控制感染、祛痰和止血治疗。

2. 中药治疗　包括止血、祛痰等对症治疗和整体辨证治疗。

二、常用西药药物作用及作用机制

（一）抗生素与祛痰药

1. 红霉素　抗菌谱与青霉素近似,对葡萄球菌、化脓性链球菌、绿色链球菌、肺炎链球菌、粪链球菌、梭状芽孢杆菌、白喉杆菌等革兰氏阳性菌有较强的抑制作用;对淋球菌、螺杆菌、百日咳杆菌、布鲁氏菌、军团菌等革兰氏阴性菌,以及流感嗜血杆菌、拟杆菌也有一定的抑制作用;对支原体、放线菌、螺旋体、立克次体、衣原体、诺卡菌、少数分枝杆菌和阿米巴原虫有抑制作用。金黄色葡萄球菌对该药易耐药。红霉素对呼吸道痰液有辅助清洁作用。红霉素常用口服制剂,非肠溶制剂应该在饭后 1~2 小时服用,这时胃已大部分排空,但仍有少量食物,红霉素被部分稀释,既缓和了对胃黏膜的刺激,又能使红霉素较快进入小肠而被吸收。

2. 其他抗生素及祛痰药　参考第一章第二节肺部感染性疾病。

（二）止血药

1. 改善和促进凝血因子活性的药物

（1）维生素 K:是参与肝内凝血酶原合成的必要物质,适用于由维生素 K 缺乏所引起的各种出血疾患,如低凝血酶原血症、阻塞性黄疸及胆瘘患者手术前、新生儿出血性体质。维生素 K 可选择性地作用于消化道平滑肌,对各种原因所致的胃肠道、胆道平滑肌痉挛所引起的疼痛有解痉止痛作用。本品是治疗咳血基础止血药之一,可以肌内注射,也可以静脉注射、静脉滴注,一次 10~30mg。

（2）酚磺乙胺注射液:可增加血小板数量,并可增强其聚集性和黏附性,促使血小板释放凝血活性物质,加速血块收缩,还可增强毛细管抵抗力,降低其通透性,减少血液渗出。故可用于防治外科手术出血、紫癜,以及脑、肺、肝、消化道、泌尿道、眼底、牙龈等的出血。肌内注射或静脉注射:一次 0.25~0.5g,一日 0.5~1.5g。静脉滴注:一次 0.25~0.75g,一日 2~3次,稀释后滴注。本品可与维生素 K 注射液混合使用,但不可与氨基己酸注射液混合使用。右旋糖酐抑制血小板聚集,延长出血及凝血时间,理论上与本品呈拮抗作用。

（3）注射用血凝酶:主要作用于纤维蛋白原,可以切断纤维蛋白原 α 链 N 端的纤维蛋白肽 A,使形成不稳定的纤维蛋白,纤维蛋白肽 A 能使血管收缩,促使凝血。血凝酶具有类凝血酶的作用,可以促进凝血酶原转化为凝血酶,有提高血小板聚集的功能,使血小板发生不可逆的聚集,从而提高血小板的功能。因此,血凝酶具有止血和凝血双重作用,血栓或栓塞性血管疾病患者禁用;弥散性血管内凝血(DIC)的出血禁用;有血栓形成风险患者慎用;除大出血外,妊娠期妇女不宜使用。临床常用的血凝酶是从巴西矛头蝮蛇的蛇毒中分离提纯的,每瓶含 1 个克氏单位(KU)的血凝酶。1 个克氏单位是指在体外 37℃下,使 1ml 标准人血浆在(60±20)秒凝固的血凝酶活性量。成人用量是 1~2kU/d,可以肌内注射、皮下注射及静脉注射。血液中缺乏血小板或某些凝血因子时,宜在补充血小板、凝血因子或输注新鲜血液的基础上应用。

注:凝血酶是一种由凝血酶前体形成的蛋白质水解酶,催化纤维蛋白原变成纤维蛋白,而使血液发生凝固。临床用的凝血酶冻干粉是牛血或猪血中提取的凝血酶原,经激活而得的供口服或局部止血用的凝血酶的无菌冻干制品。用于手术中不易结扎的小血管止血、消化道出血及外伤出血等局部止血:用灭菌氯化钠注射液溶解成 50~200U/ml 的溶液喷雾或用本品干粉喷洒于创面。消化道止血:用生理盐水或温开水(不超过 37℃)溶解成 10~100U/ml 的溶液,口服或局部灌注,也可根据出血部位及程度增减浓度、次数。凝血酶严禁注射,如误入血管可导致血栓形成、局部坏死而危及生命;必须直接与创面接触,才能起止血

作用;应新鲜配制使用。本药物不用于呼吸系统疾病的止血治疗,在此写出是为研究其他止血药物作用机制时提供对照参考。

2. 抗纤溶药物

(1) 氨基己酸:对纤溶酶原的激活因子产生竞争性抑制,使纤溶酶原不能被激活为纤溶酶,从而抑制纤维蛋白的溶解,达到止血目的。常用于外科手术出血、妇产科出血及肝硬化出血等。静脉滴注,初用量为4~6g,用5%~10%葡萄糖注射液或生理盐水100ml稀释,维持量为1g/h,维持时间依病情而定。口服,成人每次2g,1日3~4次,小儿0.1g/kg。使用过量时可形成血栓,有血栓形成倾向或有血栓性血管疾病病史者禁用。肾功能不全者慎用。

(2) 氨甲苯酸:作用是阻止血小板数量减少,止血原理与氨基己酸相同,但效果比之强4~5倍,且排泄慢,毒性较低,不易生成血栓。适用于纤溶过程亢进所致出血,如肺、肝、胰、前列腺、甲状腺、肾上腺等手术时的异常出血,妇产科和产后出血以及肺结核咯血或痰中带血、血尿、前列腺肥大出血、上消化道出血等。对一般慢性渗血效果较显著,但对癌症出血以及创伤出血无止血作用。此外,尚可用于链激酶或尿激酶过量引起的出血。口服:每次0.25~0.5g,1日3次,每日最大剂量2g。小儿>5岁,每次0.1~0.125g,每日2~3次。静脉注射:每次0.1~0.3g,用5%葡萄糖注射液或0.9%氯化钠注射液10~20ml稀释后缓慢注射,1日最大用量为0.6g。

(3) 氨甲环酸:用于急性或慢性、局限性或全身性原发性纤维蛋白溶解亢进所致的各种出血等。弥散性血管内凝血所致的继发性高纤溶状态,在未肝素化前一般不用本品。用于前列腺、尿道、肺、脑、子宫、肾上腺、甲状腺等富有纤溶酶原激活物脏器的外伤或手术出血。用作组织型纤溶酶原激活物(t-PA)、链激酶及尿激酶的拮抗物。用于人工流产、胎盘早期剥落、死胎和羊水栓塞引起的纤溶性出血,以及病理性宫腔内局部纤溶性增高的月经过多症。用于中枢神经病变轻症出血,如蛛网膜下腔出血和颅内动脉瘤出血,应用本品止血优于其他抗纤溶药,但必须注意并发脑水肿或脑梗死的危险性,至于重症有手术指征患者,本品仅可作辅助用药。用于治疗遗传性血管神经性水肿,可减少其发作次数和严重程度。血友病患者发生活动性出血,可联合应用本药;用于防止或减轻因子Ⅷ或因子Ⅸ缺乏的血友病患者拔牙或口腔手术后的出血。静脉注射或滴注:一次0.25~0.5g,一日0.75~2g。静脉注射液以25%葡萄糖注射液稀释,静脉滴注液以5%~10%葡萄糖注射液稀释。治疗原发性纤维蛋白溶解所致出血时,剂量可酌情加大。

3. 直接作用于血管的药物

(1) 安络血(安特诺新):主要通过增强毛细血管对损伤的抵抗力,使断裂的毛细血管回缩,降低毛细血管的通透性和脆性,从而达到止血的目的。临床上主要用于鼻出血、咯血、血尿、视网膜出血、血小板减少性紫癜等。安络血常与维生素C合用以产生协同止血的作用。成人口服安络血每次2.5~5mg,每日3次,儿童减半。肌内注射安络血每次10mg,每日2~3次,儿童减半。

(2) 垂体后叶素:含催产素和加压素。加压素能直接作用于血管平滑肌,使毛细血管、小动脉和小静脉收缩。由于肺小动脉收缩,可减少肺内血流量,降低肺静脉压力,有利于肺血管破裂处的血栓形成而达到止血。本品还可用于门脉压增高的上消化道出血的止血。静脉滴注每次10~20mg,加入生理盐水250~500ml中缓慢滴注。

(3) 硝酸甘油:硝酸甘油无直接止血作用,但可以扩张静脉、降低血压,使肺动脉血管内压力降低,减少血液外渗压力,间接达到辅助止血目的。以5%或10%葡萄糖注射液缓慢静脉滴注或泵入。

三、常用中药及其复方作用及作用机制

（一）治疗支气管扩张的常用中药作用及作用机制

1. 仙鹤草　仙鹤草是蔷薇科植物龙牙草的干燥地上部分,主要用于治疗咯血、吐血、崩漏下血、疟疾、血痢、痈肿疮毒、阴痒带下、脱力劳伤等。化学成分主要有黄酮类、三萜类、酚类、挥发油类、异香豆素类、有机酸类等。仙鹤草可提高血小板黏附性、聚集性,增加血小板数及加速血小板内促凝物质释放;改善微循环,减轻黏膜炎症,消除水肿,加速修复和促进溃疡愈合等。同时,仙鹤草水提物具有抗凝、抗血栓作用。除此之外,仙鹤草还有抗肿瘤、抗氧化、驱虫抗菌、改善胰岛素抵抗和抑制乙酰胆碱酯酶等药理活性。酚类中的仙鹤草酚 C、仙鹤草酚 F、仙鹤草酚 G 对金黄色葡萄球菌、芽孢杆菌和诺卡菌均能显著抑制活性。

2. 茜草　茜草科植物茜草的干燥根及根茎,主要成分有蒽醌、萘醌、环己肽、多糖等,其药理活性有抗氧化、抗炎、止血、抗肿瘤、抗感染、神经保护等。对大鼠急性血瘀模型灌胃给予茜草或茜草炭后,其全血黏度及血浆黏度有所降低,血浆纤维蛋白原的含量升高,而且茜草能够显著延长凝血酶原时间,缩短凝血酶时间和活化部分凝血活酶时间,茜草炭则可以缩短上述 3 种凝血时间,并对由腺苷二磷酸(ADP)诱导的血小板聚集表现出更加明显的促进作用,但对血栓素和 6-酮前列腺素含量的影响弱于茜草。另外,茜草对组织型纤溶酶原激活剂活性的提高作用较茜草炭更为显著。茜草提取物对致病性大肠埃希菌、金黄色葡萄球菌和枯草芽孢杆菌有较高的抑菌率;抑菌途径可能是通过诱导菌体产生降解细胞壁和细胞膜的酶,提高细胞膜的通透性,使细胞内容物泄漏,导致菌体不能正常生长繁殖。

3. 白及　白及为兰科植物白及的干燥块茎。具有收敛止血,消肿生肌的功效,用于治疗咯血,吐血,外伤出血,疮疡肿毒,皮肤皲裂,主要含有联苄类、菲类、黄酮类、苯丙素类、甾体、三萜等成分。联苄类化合物是具有 1,2-二苯乙烷母核或其聚合物的天然产物的总称,又称为芪类化合物,从白及中分离得到联苄类化合物有 31 个,是数量最多的一类化合物,具有抗菌抗炎、抗肿瘤等多种活性。白及的水溶性部位和正丁醇提取部位表现出明显的止血作用,其机制可能是通过升高 ADP 诱导血小板的最大聚集率实现的。白及多糖能显著缩短凝血时间,止血机制可能是通过改善病变的肺胃组织、提升血小板聚集率和调节纤溶系统而起到止血作用。除了白及多糖有止血效果外,白及非多糖部分也可活化血小板和加快血液的凝固。白及多糖有治疗胃溃疡的作用,还表现出一定的量效关系;白及多糖对深 Ⅱ 度烫伤有促进愈合的作用,可能与其能降低脂多糖(LPS)、Toll 样受体 4(TLR4)和相关致炎细胞因子的表达有关。白及多糖可定量进入到炎症细胞中,起到缓解肿胀度以及降低肿瘤坏死因子(TNF-α)水平的效果。白及块茎的甲醇提取物、正己烷和二氯甲烷萃取物对肠杆菌、金黄色葡萄球菌、枯草芽孢杆菌和铜绿假单胞菌均具有较强的抑制作用。

4. 蒲黄　蒲黄为香蒲科香蒲属植物水烛香蒲(又名狭叶香蒲)、东方香蒲或同属植物的干燥花粉,具有止血、化瘀、通淋等功效。化学成分主要包括黄酮、烷烃、有机酸、多糖、挥发油、甾体等。研究证实生蒲黄、蒲黄炭、炒蒲黄中起到止血作用的主要有效部位是总黄酮部位;宽叶香蒲的花粉分离出的异鼠李素-3-O-芸香糖基-7-O-鼠李糖苷具有止血作用。多种黄酮化合物(香蒲新苷、异鼠李素、异鼠李素-3-O-新橙皮糖苷、槲皮素、山柰酚、柚皮素)均可缩短家兔体外血浆凝血酶原时间(PT)和血浆凝血酶时间(TT),其中 4 种黄酮化合物(香蒲新苷、异鼠李素-3-O-新橙皮糖苷、山柰酚、柚皮素)能使家兔体外血浆中的活化部分凝血活酶时间(APTT)延长。黄酮化合物中的主要苷元异鼠李素对抑制凝血无明显作用。蒲黄水提液体外能抑制金黄色葡萄球菌、大肠埃希菌、伤寒杆菌、铜绿假单胞菌、结核分枝杆菌等生长;同时,蒲黄中的槲皮素能抗菌、抗变态反应、解除痉挛等。蒲黄水煎液可以兴奋子宫,保

护并能改善其肾功能。

5. 花蕊石　花蕊石是变质岩类蛇纹大理岩,主要含有钙、镁的碳酸盐,混有少量铁盐、铅盐及锌、铜、钴等元素以及少量的酸不溶物,具有化瘀止血的功效,用于咯血、吐血、外伤出血、跌扑伤痛。花蕊石能缩短凝血时间和出血时间,可以减少出血量,并能增加外周血小板数量。花蕊石中主要成分碳酸钙煅后生成氧化钙,易于被血吸收,可增加血液中钙的含量;钙离子为促凝血剂,钙又可减少血管壁的渗透作用,所以煅后止血作用较原来强。

6. 三七　三七是五加科植物三七的干燥根。三七的化学成分复杂多样,包括黄酮类、皂苷类、多糖类、醇类及炔类等,其中,以皂苷类、氨基酸、蛋白质及三七素为其作用的主要活性成分。现代药理学研究表明,三七素是其发挥止血功效的主要活性成分,具有良好的水溶性,其水溶性成分能够提高血小板数量,刺激其释放出多种凝血物质而发挥止血效应。三七能够诱导血小板释放出多种促凝因子,如花生四烯酸、血小板凝血因子Ⅲ等,从而促进凝血,发挥止血效应。但三七的止血效应对时间、剂量具有一定的依赖性,而用量较大时又具有活血效应。三七粉具有抗血栓作用,其发挥活血抗栓作用的主要成分为三七皂苷,能够抑制白细胞黏附、血小板聚集及过氧化反应等而降低血液黏稠度,抑制血栓形成。此外,三七还可提高血小板中环磷酸腺苷(cAMP)水平,抑制血栓素 A_2(TXA$_2$)的产生,并可抑制钙离子及5-羟色胺(5-HT)等的释放,从而抑制血栓形成。但有动物研究表明,三七的抗血栓作用起效较为缓慢,用药 20 天左右方可出现明显的抗血小板聚集效应。

（二）治疗支气管扩张的常用中药复方作用及作用机制

1. 云南白药

主要组成:国家保密配方。

功能主治:止血,活血化瘀。

药理研究:云南白药能缩短出血时间和凝血时间,可以使凝血酶原时间缩短,增加凝血酶原含量,并能诱导血小板的聚集和释放。

2. 清金化痰汤合千金苇茎汤

主要组成:黄芩、栀子、知母、桑白皮、瓜蒌仁、冬瓜仁、贝母、麦冬、橘红、茯苓、桔梗、甘草、苇茎(可用芦根替代)、薏苡仁、桃仁。

功能主治:清热化痰,宣肺止咳。

药理研究:清金化痰汤可明显改善气道炎症型动物模型的炎症介质水平;对 COPD 气道黏液高分泌模型大鼠黏蛋白 5AC(MUC5AC)分泌量表现出明显的改善作用,且肺泡灌洗液中 TNF-α,白介素-8(IL-8)表达量明显下降,肺组织中 MUC5AC mRNA 及蛋白水平明显下调,表明其作用机制可能是通过抑制 TNF-α 或 IL-8 等炎症因子的产生下调 MUC5AC mRNA,从而抑制 MUC5AC 的生成。清金化痰汤可通过免疫调节的药理作用改善患者临床症状,其作用机制主要与调节 IgA、IgM、IgG、Th17、白细胞及 C 反应蛋白水平有关。千金苇茎汤对痰热壅肺型支气管扩张疗效良好。

3. 百合固金汤

主要组成:生地黄、熟地黄、当归、炒白芍、甘草、百合、贝母、麦冬、桔梗、玄参。

功能主治:滋阴养肺,化痰止咳。

药理研究:百合固金汤联合西药化疗治疗耐多药肺结核患者可明显减轻临床症状,提高痰菌阴转率,促进影像学病灶吸收;可提高老年初治肺结核肺肾阴虚证患者机体免疫力及临床疗效。

4. 黛蛤散合泻白散

主要组成:青黛、蛤壳、桑白皮、地骨皮、粳米、甘草。

功能主治:清肝泻火,凉血止血。

药理研究:青黛口服给药对急性炎症作用明显;泻白散同样有显著的抗炎作用。青黛口服后,碳酸钙载体在酸性胃液中转变为微溶状态,释放少量有机物,当青黛进入与胆汁混合的肠液时,载体大量溶解,靛蓝、靛玉红等有机物大量溶出,从而吸收入血并发挥疗效;对于胆汁分泌不足的患者(如胆管切除),口服青黛可能疗效不佳。

(三)应避免联合使用的中西药物及作用机制

1. 酚磺乙胺与仙鹤草、白及 酚磺乙胺与仙鹤草、白及都是通过增加血小板数和动员血小板功能增强止血功能。血小板即时再生的量和功能是有极限的,潜力超过了极限时,联用相同作用机制的止血药,既没有效果还会增加副作用。

2. 注射用血凝酶与仙鹤草、白及 注射用血凝酶有凝血作用,仙鹤草、白及可以促进血小板聚集,联用会增加血栓形成的风险,尤其是增加老年患者血栓形成的风险。

四、中西药联用能增效减毒的相关药物及作用机制

1. 西医抗感染治疗与中医辨证治疗 支气管扩张的发病机制与感染、炎症、支气管损伤等因素密切相关,患者体内形成了细菌繁殖、炎症加重、局部瘀滞的病理状态,从而使支气管扩张患者迁延不愈,反复发作急性感染。西医抗感染治疗可以抑制急性发作期的致病微生物,中医辨证治疗可以纠正微生物容易滋生的内环境和病理状态,二者联合可以提高短期和长期疗效。

2. 西医祛痰药与中医辨证治疗 合理使用西医祛痰药,可以针对性祛除痰液。中医辨证治疗可以改善生痰的体质和内环境,二者联合可以提高长期疗效。

3. 西医的咯血治疗与中医的血症治疗 出现较大咯血量时,用西药治疗可以及时针对性止住咯血以控制病情和缓解紧张情绪;中医的"止血、消瘀、宁血、补血"的治疗血证思维可以祛除咯血发生的基础病因,二者联用可以提高远期疗效,减少咯血发生频次与降低咯血的严重程度。

第七节 肺 纤 维 化

一、概述

(一)疾病介绍

肺纤维化是成纤维细胞增殖,大量细胞外基质聚集,并伴炎症损伤、组织结构破坏为特征的一种肺部疾病,也就是正常的肺泡组织被损坏后修复过程非"原样",而是一种异常修复,导致结构异常。很多慢性肺疾病终末期都会呈此改变,但以间质性肺炎发展而来的为多。病因不明的间质性肺炎称为特发性间质性肺炎,是间质性肺病中的一大类,病理进程及结局就是特发性肺纤维化。肺纤维化早期临床症状主要是咳嗽,以干咳少痰为多见;后期出现气喘,劳力性加重,呼吸困难进行性加重。

肺痹始见于《黄帝内经》:"今风寒客于人,使人毫毛毕直,皮肤闭而为热……病入舍于肺,名曰肺痹,发咳上气。"肺痿始见于《金匮要略·肺痿肺痈咳嗽上气病脉证治》:"寸口脉数,其人咳,口中反有浊唾涎沫者何? 师曰:为肺痿之病……息张口短气者,肺痿唾沫。"根据肺纤维化的咳嗽、咳痰、胸痛、呕吐、口干、咽燥、气短、乏力、进行性呼吸困难等主要表现症状,中医应将其归入"肺痹"或"肺痿"范畴。早期以邪气侵肺为主要表现,更接近肺痹,晚期

以肺痿废不用的正虚状态为主要表现,更接近肺痿。但肺痹和肺痿包含的疾病不仅仅是肺纤维化。

（二）中西药物治疗情况

1. 西药治疗　分为3部分,一是针对促进间质性肺炎及纤维化发生或加重基础病因的治疗,包括抗感染、抗过敏、清洁内环境等;二是辅助或改善呼吸功能的治疗,包括吸氧、辅助通气、抑制炎症及扩管治疗;三是针对间质性肺炎及纤维化的防治,西药目前的治疗抑制炎症、控制纤维化进一步发展,对已经形成的纤维化暂无治疗方法及药物。

2. 中药治疗　中医是辨证论治,除了可以祛除诱发和促进肺纤维化发生与发展的寒热、痰湿、虚、瘀等病理因素,理论上也可以通过软坚散结治疗纤维化,但实际效果需要临床和研究检验。

二、常用西药药物作用及作用机制

1. 糖皮质激素　对已经形成的肺纤维化无治疗作用,但对炎症状态有抑制作用。间质性肺炎急性发作或加重,可以使用冲击量,如甲泼尼龙琥珀酸钠,500~1 000mg 静脉注射,连续3天。常规治疗起始量可以 0.5mg/kg,随后每个月减半,直至 0.125mg/kg 维持量或更少维持量。服用激素期间注意检测血糖变化,如果血糖升高要减少用量或停用。

2. N-乙酰半胱氨酸　N-乙酰半胱氨酸分子结构中的巯基基团使黏蛋白分子复合物间的双硫键断裂,降低痰液黏度,使痰容易咳出,帮助清洁呼吸道。N-乙酰半胱氨酸与硝酸甘油合用会导致明显的低血压并增强颞动脉扩张。如果本品必须与硝酸甘油合用,应监控患者是否有低血压现象。与镇咳药不应同时服用,因为镇咳药对咳嗽反射的抑制作用可能会导致支气管分泌物的积聚;可降低青霉素、头孢菌素、四环素等的药效,不宜混合或合用,必要时可间隔4小时交替使用。用于治疗肺纤维化时多以泡腾片形式泡服。

3. 吡非尼酮　是一种口服生物可利用的人工合成分子,对转化生长因子 β(TGF-β)和 TNF-α 的活性有调节作用,在肺纤维化动物模型,它能抑制成纤维细胞增殖和胶原合成,减少细胞和组织的纤维化标记物,但对已经增殖的成纤维细胞和合成的胶原没有影响,即对已经形成的纤维化无治疗作用。环丙沙星、胺碘酮、普罗帕酮可增加吡非尼酮的不良反应,奥美拉唑、利福平可以降低吡非尼酮疗效。吡非尼酮可被多种 CYP 酶(CYP1A2、2C9、2C19、2D6、2E1)所代谢,故与其他药物合用时,较易受其他药物所引发的 CYP 酶活性抑制或诱导的影响。吡非尼酮与 CYP1A2 强抑制剂氟伏沙明合用时,清除率可显著降低。因此,吡非尼酮不应与 CYP1A2 中效或强效抑制剂联合使用。吡非尼酮可能出现严重的副作用,常见腹泻、恶心。

4. 尼达尼布　用于治疗特发性肺纤维化(IPF),是一种小分子多受体酪氨酸激酶(RTKs)和非受体酪氨酸激酶(nRTKs)抑制剂。尼达尼布可以抑制的 RTKs 包括血小板衍生生长因子受体(PDGFR-α 和 PDGFR-β),成纤维细胞生长因子受体 1-3(FGFR 1-3),血管内皮细胞生长因子受体 1-3(VEGFR 1-3),Fms 样酪氨酸激酶-3(FLT3);其中,FGFR,PDGFR 和 VEGFR 与 IPF 发病机制有关。尼达尼布竞争性地与这些受体的腺苷三磷酸(ATP)结合,阻断细胞内纤维细胞(代表 IPF 重要发病机制)的增殖、迁移和转运信号的传导。另外,尼达尼布抑制以下 nRTKs:Lck,Lyn 和 Src 激酶。尚不清楚 FLT3 和 nRTK 抑制作用对 IPF 治疗的影响。推荐剂量150mg/次,每天2次,间隔约12小时与食物服用。出现不良反应时,考虑暂时剂量减低至 100mg/次或停止服用。尼达尼布可能出现严重的副作用,包括肝损害、胃肠道刺激症状,可出现腹泻、恶心。服药之前及服药期间要监测肝功能。

笔记栏

三、常用中药及其复方作用及作用机制

（一）治疗肺纤维化的常用中药作用及作用机制

1. 黄芪　有效成分包含黄芪糖蛋白（HQGP）、黄芪甲苷、黄芪皂苷等。HQGP 能够减轻博来霉素（BLM）诱导肺纤维化小鼠的肺泡炎症、肺纤维化程度，且小鼠肺组织 α-平滑肌肌动蛋白（α-SMA）表达显著降低。黄芪甲苷可以减轻黄芪甲苷组小鼠的肺泡炎症及肺纤维化程度，其肺组织的血管内皮生长因子（VEGF）、血管内皮细胞生长因子受体 2（VEGFR2）mRNA 表达下降。黄芪总皂苷能通过下调转化生长因子-β_1（TGF-β_1），影响上皮间质转化（EMT），增强 EMT 中标志性蛋白钙黏蛋白（E-cadherin）的表达，下调标志性蛋白 α-SMA 的增殖，延缓肺纤维化（PF）的发生发展。黄芪注射液能降低 BLM 诱导肺纤维化小鼠肺组织中胶原沉积含量、羟脯氨酸（Hyp）含量、α-SMA 蛋白表达量、血清中 TNF-α 和 TGF-β_1 的水平，发挥抗纤维化作用。

2. 甘草　有效成分甘草酸（GA）能有效降低 PF 肺组织中 TGF-β_1 mRNA 水平和 Hyp 含量，作用机制可能与调节和控制肺组织单核吞噬细胞动态变化及 TGF-β_1 下调有关。甘草查耳酮可以改善肺损伤、纤维化程度，明显降低肺组织 Hyp 含量、α-SMA、Ⅰ 型胶原蛋白、Smad2/3 蛋白磷酸化水平，可能是通过抑制 TGF-β_1/Smad 信号通路阻止成纤维细胞活化，发挥治疗 PF 小鼠作用的。

3. 三七　三七醇提取物对 BLM 所致肺纤维化小鼠有抑制作用，作用机制可能与降低 TNF-α、TGF-β、白介素-1β（IL-1β）和 IL-6 的水平有关。三七总皂苷通过抑制 NF-κB 信号通路，降低家兔血清谷草转氨酶（AST）、乳酸脱氢酶（LDH）、肌酸激酶（CK）、IL-6、IL-8 的水平，延缓家兔 PF 的进程。

4. 红花　羟基红花黄色素 A 可以减少肺纤维化小鼠肺实变区和胶原沉积，作用机制可能与抑制 TGF-β_1、结缔组织生长因子、α-SMA 和 Ⅰ 型胶原 mRNA 表达 Smad3 磷酸化相关。

5. 当归　可通过降低肺组织 Hyp 含量、调节体内自由基水平，下调血清 TGF-β_1 水平，减少 TGF-β_1 mRNA 的表达，从而抑制细胞外基质重塑，修复受损肺泡结构等机制来防治肺纤维化。

6. 桑白皮　桑白皮提取物桦木酸可以呈剂量依赖性地抑制细胞内 miR-200b-5p、miR-200c-5p 表达，同时下调细胞内 Ⅰ 型胶原、α-SMA mRNA 表达，上调 E-cadherin mRNA 表达，降低细胞内 Hyp 含量，达到抑制 TGF-β_1 对人肺泡上皮细胞增殖的促进作用。

7. 百部　新对叶百部碱能显著改善模型小鼠的肺组织炎症和损伤，降低 Hyp 含量和胶原沉积，可能是通过抑制 TGF-β_1 诱导的肺成纤维细胞中 α-SMA 的升高而发挥保护作用的。

8. 大黄　大黄素能够保护大鼠肺纤维化，可能与 TGF-β_1/ADAMTS-1 信号通路失活相关。大黄酸对大鼠实验性肺泡炎、肺纤维化均有明显抑制作用，其作用机制可能是通过调节 TGF-β_1/Smad 信号通路，减少细胞外基质（ECM）沉积发挥作用的。

9. 茯苓、薏苡仁　茯苓、薏苡仁颗粒剂能够减轻 BLM 诱导的肺纤维化，可能与 TGF-β_1 及 TNF-α 浓度降低有关。

10. 连翘、麦冬　灌服连翘、麦冬煎液可以降低 BLM 诱导大鼠肺组织中 MMP-9、TIMP-1 的合成和分泌及调节两者比值，从而发挥抗纤维化作用。

11. 丹参、川芎嗪　丹参联合川芎嗪对肺纤维化大鼠的肺部组织有着一定的保护作用，其主要机制可能为丹参联合川芎嗪可在一定程度上抑制肺组织中 TGF-β_1、TNF-α、ColⅠmRNA 及 Col Ⅲ mRNA 等细胞因子的表达有关。

（二）治疗肺纤维化的常用中药复方作用及作用机制

1. 肺痹汤

主要组成：生黄芪、金银花、当归、浙贝母、生甘草、穿山龙、石韦、瓜蒌皮。

功能主治:益气解毒活血,清热化痰通络。

药理研究:肺痹汤可能是通过抑制 p38 分裂原激活蛋白酶(MAPK)及 TGF-β_1 的表达来发挥抗纤维化作用的;能够明显降低肺纤维化大鼠血清中透明质酸(HA)及 Ⅲ 型胶原含量,作用机制可能是通过影响 ECM 的合成而发挥作用的。

2. 参七虫草胶囊

主要组成:西洋参、三七、冬虫夏草。

功能主治:益气养阴活血。

药理研究:参七虫草胶囊可显著改善肺纤维化模型组大鼠血清及肺组织磷脂酰肌醇-3-激酶(PI3K)、Akt 激酶的水平,减轻肺纤维化炎症反应。

3. 肺痿冲剂方

主要组成:西洋参、三七、山茱萸、五味子、紫菀、麦冬、白果、炙甘草。

功能主治:益气养阴活血,止咳化痰平喘。

药理研究:肺痿冲剂方能有效抑制 TGF-β_1 诱导的上皮-间质转化(EMT)过程,作用机制可能是通过抑制间质细胞基因表达发挥作用的。

4. 益肺化纤方

主要组成:三七、西洋参、山茱萸、五味子、麦冬、紫菀、白果、炙甘草。

功能主治:益气养阴活血,止咳化痰平喘。

药理研究:益肺化纤方可能是通过延缓 TGF-β_1 的生成,减少肺组织及血清中 Hyp 的含量,减少胶原蛋白合成和沉积发挥作用的。

5. 柴胡渗湿汤

主要组成:柴胡、半夏、黄芩、人参、甘草、生姜、大枣、茯苓、薏苡仁、车前草、石韦等。

功能主治:和解渗湿。

药理研究:柴胡渗湿汤可以降低 BLM 诱导肺纤维化大鼠中基质金属蛋白酶-9(MMP-9)、基质金属蛋白酶抑制剂-1(TIMP-1)的表达,调节二者比例平衡,发挥抗纤维化作用;通过抑制 PF 大鼠肺组织中 TGF-β_1 及 NF-κB 的表达,延缓大鼠肺纤维化的进程。

6. 益气活血化痰方

主要组成:丹参、黄芪、栝楼、法半夏、大贝母、党参、川芎、桃仁、红花等。

功能主治:活血祛痰,益气养阴。

药理研究:益气活血化痰方可以降低 BLM 诱导肺纤维化大鼠中巨噬细胞趋化蛋白-1(MCP-1)、TNF-α、TGF-β_1 等细胞因子的表达,抑制肺指数升高来减轻肺纤维化的进程。

7. 养清抗纤方

主要组成:麦冬、南沙参、西洋参、瓜蒌、浙贝母、赤芍。

功能主治:补气养阴,活血化瘀,清热化痰。

药理研究:养清抗纤方具有抗炎、抗纤维化作用,能够提高用力肺活量(FVC),减轻肺损伤,作用机制可能与下调 NF-κB、TNF-α 的水平相关。

8. 麦门冬汤

主要组成:麦冬、半夏、人参、甘草、粳米、大枣。

功能主治:滋养肺胃,降逆和中。

药理研究:麦门冬汤有抑制模型大鼠肺及血清中超氧化物歧化酶(SOD)活性下降及丙二醛(MDA)含量增高的作用。麦门冬汤能减少模型大鼠肺及海马中的多巴胺(DA)、去甲肾上腺素(NA)、5-HT 含量,对肺纤维化形成阶段进行干预。麦门冬汤能抑制肺 INF-α、TGF-β_1、血小板源性生长因子(PDGF)、结缔组织生长因子(CTGF)过度表达与 IL-10 表达的降低,这可能是麦门冬汤减轻肺纤维化病变的部分机制。

9. 鳖甲煎丸

主要组成:鳖甲胶、阿胶、蜂房(炒)、鼠妇虫、土鳖虫(炒)、蜣螂、硝石(精制)、柴胡、黄芩、半夏(制)、党参、干姜、厚朴(姜制)、桂枝、白芍(炒)、射干、桃仁、牡丹皮、大黄、凌霄花、葶苈子、石韦、瞿麦。

功能主治:行气化瘀,软坚消癥。

药理研究:鳖甲煎丸可以抑制炎症细胞浸润,减轻肺组织损伤,通过对 TGF-β_1 及其介导的 Smad3/7 信号通路的影响,下调 CTGF、TNF-α 和 IL-1β 等因子的表达,抑制 MMP 的活性及降低肺组织 Hyp 水平等综合因素,缓解博来霉素致大鼠肺纤维化程度,对缓解百草枯药液致大鼠肺纤维化同样有效,提高大鼠存活率,中、高剂量组抗肺纤维化效果更加显著。

四、应避免联合使用的中西药物及作用机制

1. 甘草与糖皮质激素　甘草和糖皮质激素都可以引起水钠潴留,二者联用会加重症状,但有祛湿利水作用的复方中配伍少量甘草,可以与糖皮质激素联用。

2. 五味子与糖皮质激素　五味子性敛涩,有敛湿之嫌,糖皮质激素加重水钠潴留,肺间质纤维化多有湿邪,二者同用会增加敛湿之弊,加重病情。

3. 矮地茶与吡非尼酮、尼达尼布　有患者服用矮地茶产生肠麻痹出现腹泻,与吡非尼酮、尼达尼布联用,会出现腹泻等胃肠刺激症状。

4. 白果与吡非尼酮、尼达尼布　未经炮制的白果核仁中还含有银杏酸、苦杏仁苷等有毒成分,过量服用易导致腹胀,严重者会出现肝中毒,与吡非尼酮、尼达尼布同用增加肝损害发生概率。

5. 何首乌与吡非尼酮、尼达尼布　少部分人服用何首乌会出现肝损害,何首乌与吡非尼酮、尼达尼布同用可能会增加肝损害发生概率。

6. 大黄与吡非尼酮、尼达尼布　大黄有苦寒败胃的可能,过量使用也会伤肝,与吡非尼酮、尼达尼布同用或久用会增加肝损害发生概率。

7. 万年青与吡非尼酮、尼达尼布　万年青可发诱发过敏性肺炎,与吡非尼酮、尼达尼布同用可能会增加副作用。

8. 柴胡、麻黄与吡非尼酮、尼达尼布　柴胡、麻黄常用量或用量过大会导致肝损害,与吡非尼酮、尼达尼布同用会增加肝损害。

9. 小柴胡汤与糖皮质激素、吡非尼酮及尼达尼布　临床发现小柴胡汤容易引起肺间质性炎症,肺纤维化不属于半表半里证,辨证不精当而使用小柴胡汤会增加肺损伤发生概率,与上述 3 种西药联用加重病情、出现肝损害概率大增。另外,应用含柴胡汤剂,如柴苓汤、柴朴汤、大柴胡汤、清肺汤、半夏泻心汤、柴胡桂枝干姜汤、辛夷清肺汤、黄连解毒汤、乙字汤、柴胡加龙骨牡蛎汤、清心莲子饮、麦门冬汤、柴胡桂枝汤、防风通圣散、六君子汤、大建中汤、牛车肾气丸、防己黄芪汤、三物黄芩汤、味逍遥散、片仔癀、补中益气汤时,也应认真考虑辨证是否准确,权衡是否会出现中西药联用的相关副作用。

五、中西药联用能增效减毒的相关药物及作用机制

1. 辨证论治复方与糖皮质激素、吡非尼酮、尼达尼布　正确的中医辨证治疗可以祛除肺纤维化的病因,是祛除疾病发生及加重的基础因素与宏观病理因素,与西药联用可以形成态-靶同治以提高疗效。这也是中医药物联用普遍状态和最有发展前景的范式。

2. 芦根与糖皮质激素、吡非尼酮、尼达尼布　芦根养阴不敛湿,利尿、保护肝肾,在符合辨证治疗原则下与治疗肺纤维化的 3 种西药联用可以增效减毒。

（柴欣楼　梁启军）

复习思考题

1. 举例说明在急性上呼吸道感染治疗中,哪些中西药不宜配伍。
2. 举例说明在肺源性心脏病治疗中,哪些中西药不宜配伍。
3. 试述肺纤维化的中、西医发病机制。

◇◇◇ 第二章 ◇◇◇

心血管系统疾病的中西药物配伍与合理应用

✎ 学习目标

1. 掌握心血管系统疾病中西药配伍与合理应用。
2. 熟悉心血管系统疾病的中西药配伍机制。
3. 了解心血管系统疾病常用中西药物的药理作用。

第一节 高 血 压

一、概述

（一）疾病介绍

高血压是指在未服用抗高血压药物的情况下，收缩压 ≥ 140mmHg 和/或舒张压 ≥90mmHg，它是一组以动脉血压持续升高为特征的心血管综合征，是由于各种原因综合作用导致血管内压力增高所致的心脑血管疾病之一。

高血压的分类：

在西医中按病因可将其分为原发性和继发性两大类，高血压发病机制如下：

1. 原发性高血压 绝大多数高血压患者的发病原因不明，称为原发性高血压，占总高血压患者的95%以上。一般认为，原发性高血压是在遗传基础上，受多种外界因素结合作用，使得正常血压调节机制失代偿所致，可分为遗传和环境因素两方面，在比例上，遗传因素约占40%，环境因素约占60%。

2. 继发性高血压 由某些确定的疾病或病因引起的血压升高，称为继发性高血压。继发性高血压尽管所占比例不高，但绝对人数仍然很多，而且不少继发性高血压，如由肾动脉狭窄、嗜铬细胞瘤、库欣综合征等引发的高血压可通过手术得到根治或改善。因此，及早明确诊断能明显提高治愈率。

在中医治疗中，对高血压病因病机的认识与历代"眩晕""头痛"等病症的论述基本一致。

对于高血压的治疗不可求之过急，因本病多为陈年累积之疾，病势缠绵，须逐步认识后连续观察、深入治疗，在治疗中守法守方、持续服药方可见效。如遇停药出现血压"反跳"现象，仍需持续给予辨证治疗，深入观察，辨证求因进行治疗，才能渐渐地稳定血压。

（二）中西药物治疗情况

1. 西药治疗 西药治疗高血压具有降压速度快的绝对优势，在高血压防治中起到了不可替代的作用。但是，由于其治疗机制都是针对增高的血压起对抗作用，治标不治本，不能停药。一旦停药,血压反弹可能更强劲。另外,由于西药不可避免的毒性,长期服药会产生耐药性而降低降压效果,增加不良反应的产生。尽管现在许多长效药物和复合药物问世,力图增效减副,但收效并不理想。这种西药的局限性,迫使医务人员从天然药物中寻找新的治疗方法和有效、安全的药物,这是高血压防治临床工作中亟待解决的重要问题。

2. 中药治疗 中医根据高血压患者的不同症状,采用清肝泻火、清利湿热、健脾和胃、养阴填精、通窍活络等治法,具有一定疗效。

二、常用西药药物作用及作用机制

药物治疗的目标是通过降低血压,达到有效预防和减少脑卒中、心肌梗死、心力衰竭和肾功能不全等严重并发症的目的。目前为止,高血压的西药治疗药物主要有以下几类。

1. 钙通道阻滞剂 主要通过阻滞血管平滑肌细胞上的钙离子通道,发挥扩张血管、降低血压的作用。包括二氢吡啶类和非二氢吡啶类。前者如硝苯地平、氨氯地平、尼群地平等,已经证实有显著降低血压、预防脑卒中发生的作用,尤其老年高血压合并冠心病心绞痛的患者可能更好。不良反应是心跳加快、面色潮红、脚踝部水肿和牙龈增生。非二氢吡啶类主要有维拉帕米和地尔硫䓬,也有一定的降压作用,但主要不良反应是引起心脏收缩功能降低和心脏传导功能减退,对于合并心功能不全和传导阻滞的患者并不适合。

2. 血管紧张素转换酶抑制剂(ACEI) 主要通过抑制血管紧张素转换酶,阻断肾素-血管紧张素系统,达到降压目的。如卡托普利、依那普利、贝那普利、雷米普利等。这类药物降低血压作用明确,而且还有逆转心室重构、改善心脏功能、预防高血压心血管事件的作用,对糖、脂肪代谢影响也比较小。主要不良反应是持续性干咳。禁用于双肾动脉狭窄、高钾血症和妊娠高血压患者。

3. 血管紧张素Ⅱ受体阻滞剂(ARB) 主要通过直接阻断血管紧张素Ⅱ受体达到降压作用。包括氯沙坦、缬沙坦、厄贝沙坦等。通过大量研究证实,这类药物能够降低高血压患者心、脑血管疾病风险,降低糖尿病或肾病患者的蛋白尿和微量蛋白尿。尤其适合高血压合并心室肥厚、慢性心力衰竭、糖尿病、慢性肾功能不全、微量蛋白尿或者蛋白尿患者。主要不良反应是长期应用会引起高钾血症和血肌酐升高,禁用于合并高钾血症、双侧肾动脉狭窄和妊娠高血压患者。

4. 利尿药 主要通过排钠利水,减少血容量,降低心脏负荷达到降压目的,主要包括噻嗪类利尿药、袢利尿药、保钾利尿药和醛固酮拮抗剂,如氢氯噻嗪、吲达帕胺、螺内酯等。这类药物降压作用显著,尤其对老年高血压、单纯收缩期性高血压和合并心功能不全的高血压患者更为合适,对于一些难治性高血压也有较好的效果。主要不良反应是长期使用可引起低钾血症和诱发痛风,使用时可适当补钾以避免不良反应发生。现在多与其他药物小剂量联合使用,或者制成复方制剂,可加强疗效,减少不良反应发生。

5. β受体阻滞剂 主要通过抑制过度激活的交感神经系统活性、抑制心肌收缩力、减慢心率达到降压作用,如美托洛尔、比索洛尔、阿替洛尔等。这类药物还对心脏靶器官有明显的保护作用,尤其适合高血压合并快速型心律失常、冠心病、慢性心功能不全、焦虑、心悸等患者。最常见的不良反应是心动过缓,慢性阻塞性肺疾病患者及运动员慎用,高度房室传导阻滞、病态窦房结综合征和过敏性哮喘患者慎用。

6. 肾上腺素能神经元阻断药 主要通过耗竭周围交感神经末梢的肾上腺素,心、脑及其他组织中的儿茶酚胺和5-HT,达到抗高血压、减慢心率和抑制中枢神经系统的作用。其降压作用主要通过减少心输出量和降低外周阻力、部分抑制心血管反射实现。其减慢心率的作用对正常心率者不明显,但对于窦性心动过速者则明显。该类药物可作用于下丘脑部位产生镇静作用,但无致嗜睡和麻醉作用,不改变睡眠时脑电图,可缓解高血压患者的焦虑、紧张和头痛。

三、常用中药及其复方作用及作用机制

(一)治疗高血压的常用中药作用及作用机制

对于高血压的临床治疗,应在辨证论治的基础下,利用中药性味的偏性来纠正体内阴阳的偏盛偏衰,故对于中药的使用并无明确规定。现将主要使用的部分药物列举如下:

1. 防己 防己为防己科植物粉防己的干燥根,粉防己中含有多种双苄基异喹啉类生物碱,其中降压作用最强的是粉防己碱。降压机制:可直接扩张血管,抑制血管运动中枢或交感神经系统作用。

目前研究表明粉防己碱是一种钙通道阻滞剂。粉防己碱能够缩短心肌细胞动作电位两相平值,缩短动作电位时程,并使静息电位、动作电位及振幅、零相去极化最大上升速度不受影响,这表明粉防己碱能够引起心肌的兴奋-收缩脱偶联。另外,粉防己碱还能够抑制高 K^+ 去极化时 Ca^{2+} 内流所引起的慢反应电活动,提高细胞外 Ca^{2+} 浓度拮抗,且对去甲肾上腺素引起的依赖细胞外 Ca^{2+} 浓度的动脉收缩无抑制作用,与经典的钙通道阻滞剂相似,故说明粉防己碱是一种中药钙通道阻滞剂。

2. 黄芩 黄芩为唇形科植物黄芩的干燥根,主要含苷类、多糖、黄酮、氨基酸、微量元素等化学成分。降压机制:主要通过抑制血管运动中枢而使血压下降,且直接扩张血管作用也与降压有关,还可作用于血管感受器,反射性地引起血压下降。此外,黄芩对实验动物表现的明显镇静作用,也可作为高血压患者服用黄芩制剂后自觉症状显著好转的原因之一。

3. 钩藤 钩藤为茜草科植物钩藤、大叶钩藤、毛钩藤、华钩藤或无柄果钩藤的干燥带钩茎枝,具有降血压作用的药理活性成分主要有钩藤碱、异钩藤碱、柯诺辛因碱、异柯诺辛因碱等。降压机制:主要是通过抑制心血管运动中枢,阻滞交感神经及其神经节等方面达到降压作用。钩藤碱类生物碱能够抑制细胞外 Ca^{2+} 经电位依赖性 Ca^{2+} 通道(PDC)的内流,抑制细胞内 Ca^{2+} 释放。

4. 野菊花 野菊花为菊科植物野菊的干燥头状花序,主要含有挥发油、黄酮类以及多种维生素和微量元素等,但起降压作用的主要成分是黄酮类化合物。降压机制:降低外周血管阻力;抑制交感神经中枢及血管运动中枢,具有抗肾上腺素作用。

5. 葛根 葛根为豆科植物野葛的干燥根,主要成分为葛根素,具有降低血压、降脂、改善心脑血管循环等功效。降压机制:经动物实验表明,葛根水煎剂和酒浸剂具有温和的降压作用及降低去甲肾上腺素升压反应和乙酰胆碱降压反应的作用,总黄酮能扩张脑和外周血管。静脉注射葛根素能使自发性高血压大鼠血压降低,心率减慢,还可使其血浆肾素活性降低。这些作用主要是通过对 β 受体的阻滞作用而完成。高血压患者静脉注射葛根素后,血浆中儿茶酚胺含量明显降低。

6. 罗布麻叶 罗布麻叶为夹竹桃科植物罗布麻的干燥叶,主要含有两种黄酮类降压成分:金丝桃苷和异槲皮素。降压机制:引起某些组织释放组胺或直接作用于组胺受体,使血管扩张,血压下降。近年对于罗布麻叶的药理作用研究表明,将罗布麻叶水浸膏及其乙醇提取物口服,能使大鼠血压缓慢且持续降低;若静脉注射,能使猫的收缩压和舒张压明显下降;可使肾性高血压大鼠亦呈明显而持久的降压作用;降低血清甘油三酯,改善心功能,抑制血小板聚集,有抗衰老作用,适合老年高血压患者。

(二)治疗高血压的常用中药复方作用及作用机制

目前,临床常用的具有明确高血压适应证的中药复方种类繁多。现将具有代表性的中药复方介绍如下:

1. 牛黄降压丸

主要组成:人工牛黄、羚羊角、珍珠、冰片、郁金、黄芪、白芍、水牛角浓缩粉、雄黄、决明子、党参等。

功能主治:清心化痰,镇静降压。主要用于肝火旺盛所致头目眩晕,烦躁不安,痰火壅盛及阴虚阳亢型高血压。

药理研究:牛黄降压丸能扩张血管,降低外周阻力,调整心肌顺应性,并通过降低血管紧张素、醛固酮,起到镇静、利尿作用。

2. 天麻钩藤颗粒

主要组成:天麻、钩藤、石决明、栀子、黄芩、牛膝、杜仲、益母草、桑寄生、首乌藤、茯苓。

功能主治:平肝息风,清热安神。用于肝阳上亢所引起的头痛、眩晕、耳鸣、眼花、震颤、失眠;高血压见上述证候者。

药理研究:天麻钩藤颗粒具有降压、抗血小板聚集、镇痛等作用,有助于高血压患者改善临床症状,对肾性、原发性、神经源性高血压均有明显的降压作用。

3. 清脑降压胶囊

主要组成:黄芩、煅磁石、地黄、钩藤、珍珠母、夏枯草、牛膝、丹参、决明子、槐米、当归、水蛭、地龙。

功能主治:清肝泻热,息风潜阳,化瘀生新。用于肝阳上亢,头痛头晕,失眠健忘的高血压患者。

药理研究:清脑降压胶囊具有调节血压、调节血脂的双重功效,能激活血管自我修复功能,软化血管,恢复血管弹性,增加冠状动脉流量,从而达到有效降低血压的功效。

4. 银杏叶片

主要组成:银杏叶提取物。

功能主治:活血化瘀通络。主治瘀血阻络所致的胸痹心痛,中风,半身不遂,舌强语謇;冠心病稳定型心绞痛、脑梗死见上述证候者。

药理研究:银杏叶提取物的主要成分银杏总黄酮苷和银杏内酯具有增强心功能、改善微循环、降低血液黏稠度、血小板活化因子、清除体内自由基及明显的纤维蛋白原溶解作用。

5. 六味地黄丸

主要组成:熟地黄、酒萸肉、山药、茯苓、牡丹皮、泽泻。

功能主治:滋补肝肾。对于肝肾阴虚型的高血压患者改善症状有一定疗效。

药理研究:六味地黄丸具有微弱的降压作用,可能是通过扩张外周血管,降低外周阻力来实现。

四、应避免联合使用的中西药物及作用机制

1. 单胺氧化酶抑制剂与麻黄　中药麻黄及其中成药一般不宜与降压西药帕吉林及苯乙肼、苯环丙胺等单胺氧化酶抑制剂联用,因这些单胺氧化酶抑制剂能抑制人体内的单胺氧化酶,使去甲肾上腺素、肾上腺素等交感神经递质大量蓄积,储存于神经末梢中,如同时使用麻黄,则麻黄碱可能促进这些交感神经递质的大量释放,反可使血压上升,出现头痛、恶心、呕吐、腹痛、呼吸困难等症状,严重者可能出现高血压危象及脑出血,故两者一般不宜联用。

2. 单胺氧化酶抑制剂与中药药酒　中药药酒类如虎骨酒、国公酒、人参酒等不宜与上述单胺氧化酶抑制剂联用。两者长期大量联用,既可能使乙醇氧化不全,产生乙醛,甚至导致高乙醛血症毒性反应,又可能使组织内的去甲肾上腺素等单胺类神经递质不被氧化,增加机体对药中乙醇的敏感性,严重者有可能产生恶心、腹痛、头晕、呼吸困难等中毒反应。

3. 单胺氧化酶抑制剂与中成药羊肝丸、鸡肝散 中成药羊肝丸、鸡肝散等不宜与上述单胺氧化酶抑制剂联用,因动物肝中含丰富的酪胺,可能抑制单胺氧化酶,促进去甲肾上腺素在神经末梢的储存与释放,引起高血压反应。

4. 氢氯噻嗪与甘草、鹿茸 甘草、鹿茸及其中成药如六一散、鹿茸片、参茸片、参桂鹿茸丸等一般不宜与排钾利尿药氢氯噻嗪、依他尼酸、呋塞米、氯噻酮、乙酰唑胺等联用。因甘草及鹿茸制剂有肾上腺皮质激素样作用,长期使用可引起高血压、低钾血症及水肿,降低上述西药的利尿、降压效果。

5. 降压西药与中药药酒 中药药酒一般不宜与具有血管扩张作用的降压西药如胍乙啶、苯甲胍、复方降压片及噻嗪类联用,因药酒中的乙醇可扩张血管,两者作用协同,可能加重直立性低血压。

6. 降压西药与降压中药 具有降压作用的中药及中成药与降压西药合用时,虽有协同作用,但如用量过大,则可能引起血压下降过速或直立性低血压反应,因而两者联用时,应注意减少两者的用量。

7. 血管紧张素转换酶抑制剂与含钾高的中药 含钾高的中药与具有保钾作用的卡托普利等血管紧张素转换酶抑制剂联用时应监测血钾浓度,以免引起高钾血症。

8. 降压西药与藜芦 藜芦与抗高血压药合用可加剧血压变化,增加不良反应。

9. 降压西药与雄黄 中药雄黄与其中成药如牛黄解毒丸、牛黄镇惊丸、牛黄消炎丸、六神丸、红灵散等不宜与硫酸胍生、硫酸胍乙啶、硫酸胍氯酚、硫酸苯甲胍等降压西药联用,因后者在胃肠道分解产生少量硫酸,使雄黄中的硫化砷氧化,长期大量服用可能引起砷中毒。

10. 利血平与中药

(1)利血平与含鞣质的中药:含鞣质较多的中药及其中成药不宜与含生物碱的降压西药利血平及其复方制剂如复方降压片联用。因鞣质是生物碱的沉淀剂,两者综合可生成难溶性鞣质酸盐沉淀,不易被吸收而降低疗效。

(2)利血平与含有机酸的中药:含有机酸较多的中药及其中成药不宜与弱碱性的降压西药利血平及其复方制剂联用,因有机酸使尿液酸化,导致肾小管对利血平的重吸收减少,排泄增多,有效血药浓度减低而降低疗效。

(3)利血平与煅炭类中药:煅炭类中药一般应少与含生物碱的降压西药利血平及其复方制剂联用,因煅炭类中药有强大的吸附作用,可吸附生物碱,减少吸收,降低疗效。

(4)利血平与甘草:甘草含甘草次酸,一般应少与多元环生物碱利血平联用,因两者易结合产生沉淀,影响吸收与疗效。

11. 芦丁与含金属离子的中药 含钙、镁、铝、铁的中药(如石类、壳贝类、骨类、矾类),其钙、镁等金属离子可与芦丁结合形成螯合物,改变芦丁的性质,影响其吸收,从而降低疗效。故凡是含钙、镁、铝、铁的中药及其制剂,均不宜与芦丁同时服用。

12. 降压西药与麻黄 中药麻黄及其中成药如麻杏石甘糖浆、定喘丸、哮喘片、止咳定喘丸、人参再造丸、大活络丹、通宣理肺丸等不宜与利血平、降压灵、胍乙啶、复方降压片等降压西药联用。因麻黄的活性成分为麻黄碱,属拟肾上腺素药,能竞争性地阻断某些降压西药在组织内的储存,又能刺激去甲肾上腺素的释放,提高组织内去甲肾上腺素神经递质的浓度,使收缩压及舒张压均上升。因此两者联用,可能因药理作用拮抗而减弱降压西药的作用。

13. 利血平、胍乙啶、帕吉林等与含抗组胺类药物的中成药 含抗组胺类药物的中成药如感冒清、抗感冒片、克感敏(酚氨咖敏颗粒)等一般应少与去甲肾上腺素能神经阻断剂利血平、胍乙啶、帕吉林等同用,因前者可能拮抗后者的作用,使疗效下降。

14. 含利血平的中西药复方制剂与帕吉林 含利血平的中西药复方制剂如罗利降压

片、红虎降压片等不宜与帕吉林联用,因两者降压机制拮抗。如两者联用,不仅不能降压,还可能使血压升高。同理,含帕吉林的中西药复方制剂如舒络与利血平联用,亦可能产生相反作用。

五、中西药联用能增效减毒的相关药物及作用机制

1. 复方罗布麻片 I 复方罗布麻片 I 由罗布麻叶、野菊花、汉防己、硫酸胍生、肼屈嗪、氯氮草、维生素 B$_1$ 组成。本品由中药降压药罗布麻叶与西药扩血管药肼屈嗪联合应用,动物实验证明本品对肾性高血压有明显降压作用,作用机制可能与影响钙离子内流有关。

2. 降压西药与降压中药 临床及药理研究发现,许多单味中药有降压作用,如萝芙木、钩藤、地龙、天麻、防己、杜仲、桑寄生、罗布麻叶、野菊花、葛根、青木香、淫羊藿、臭梧桐、夏枯草、猪毛菜、莱菔子、鹿蹄草、甜菊、鬼针草等。用于治疗高血压的中成药如牛黄降压丸、牛黄清脑片、牛黄清心片、复方羚羊降压片、舒心降压片、杞菊地黄丸、愈风宁心丸等也都有良好的降压作用。以上有降压作用的单味中药及中成药与降压西药联用时,一般可产生协同作用,增强药物的治疗作用。

3. 复方降压片与酸枣仁丸 原发性高血压患者常有烦躁不安、失眠等症状,临床常将复方降压片配伍地西泮,但白天的嗜睡、头晕不良反应严重,如停用地西泮,改服酸枣仁汤或酸枣仁丸(由酸枣仁、茯苓、川芎、当归、知母组成),结果患者血压控制,情绪稳定,睡眠好转,无头晕、嗜睡现象。

第二节 心 肌 病

一、概述

(一)疾病介绍

心肌病是指除心脏瓣膜病、冠状动脉粥样硬化性心脏病、高血压心脏病、肺源性心脏病、先天性心血管病和甲状腺功能亢进性心脏病等以外的以心肌病变为主要表现的一组疾病。

心肌病以主要的病理生理学或病因学发病机制为基础进行分类。

1. 特发性心肌病 特发性心肌病是指伴有心肌功能障碍的心肌疾病。可分为扩张型心肌病、肥厚型心肌病、限制型心肌病和致心律失常型右心室心肌病。

(1)扩张型心肌病:左心室或双侧心室扩张及收缩功能障碍,可以是特发性、家族性、病毒性、酒精性等,以及并发于已知的心血管疾病,但其心功能损伤程度不能以异常负荷或缺血损伤的范围来解释。组织学改变是非特异性的。临床表现通常伴有心力衰竭,且呈进行性,常有心律失常、血栓栓塞及猝死,并可发生在病程中的任何一期内。

(2)肥厚型心肌病:特点为左心室或右心室肥厚,通常是非对称性,并侵及室间隔。典型者左心室容量正常或减低,常有收缩期压力阶差。家族性通常为常染色体显性遗传,本病由肌质网收缩蛋白基因突变所致。典型形态学改变为心肌细胞肥大和排列紊乱,周围疏松结缔组织增多。常发生心律失常及早年猝死。

(3)限制型心肌病:以单侧或双侧心室充盈受限和舒张容量下降为特征,其收缩功能正常或接近正常,心室壁增厚,可能伴增生的间质纤维化,可以是特发性的或伴发于其他疾病(如淀粉样变性,伴或不伴嗜酸性粒细胞增多症的心内膜心肌病)。

(4)致心律失常型右心室心肌病:指右心室心肌进行性被纤维脂肪组织所代替,初始为

局限性,渐渐发展为全右心受累,有时左心室也受累,而室间隔相对不受侵犯。多为家族性,属常染色体显性遗传及不完全性外显,有时为隐性型。表现为心律失常,常可猝死,尤其是年轻患者。

（5）未分类心肌病:包括不能分入任何组的少数患者（如弹力纤维增生症,未侵及心肌,收缩功能有障碍,只能轻度扩张,线粒体受波及）。有些疾病可表现为一型以上的心肌病（如淀粉样变性、高血压）。心律失常和传导系统疾病可以为原发性心肌异常,现尚未归入心肌病内。

2. 特异性心肌病　特异性心肌病指伴有特异性心脏病或特异性系统性疾病的心肌疾病。过去被定义为特异性心肌疾病。

（1）缺血性心肌病:表现为扩张型心肌病伴收缩功能损伤,而不能以冠状动脉病变或缺血损伤的范围来解释。

（2）瓣膜性心肌病:瓣膜性心肌病的临床征象来自瓣膜的狭窄和/或关闭不全,这些机械性病变使邻近腔室承受压力或容积超负荷。瓣膜性心肌病中最常受累的心腔是左心室,因代偿压力或容积长期负荷过重而扩张、肥厚。心肌的需氧量即与心肌的机械做功和肥厚有关。瓣膜性心肌病晚期,心肌失代偿,心排血量减少,尽管心肌对氧的需要量仍高,但冠状动脉灌注可能已影响到氧的输送。

（3）高血压性心肌病:表现为左心室肥大伴扩张型或限制型心肌病,并有心力衰竭的特点。

（4）炎症性心肌病:伴有心肌功能不全的心肌炎。心肌炎是心肌的炎症性疾病,由已建立的组织学、免疫学及免疫组织化学的标准来诊断。已知的炎症性心肌病有特异性、自身免疫性及感染性。炎症性心肌疾病已涉及扩张型心肌病和其他一些心肌病的发病机制（如美洲锥虫病、人类免疫缺陷病毒、肠病毒、腺病毒和巨细胞病毒所致的心肌病）。

（5）代谢性心肌病

1）内分泌性:如甲状腺功能亢进、减退,肾上腺皮质功能不全,嗜铬细胞瘤,肢端肥大症和糖尿病。

2）家族性累积性和浸润性疾病:如血色病、糖原贮积病等。

3）缺乏性疾病:如钾代谢紊乱,镁缺乏症,营养障碍（如恶性营养不良、贫血、维生素 B_1 缺乏症及硒缺乏症）。

4）淀粉样变性:如原发性、继发性、家族性及遗传性心脏淀粉样变,家族性地中海热及老年性淀粉样变。

（6）全身系统疾病:包括结缔组织病,如系统性红斑狼疮、结节性多动脉炎、风湿性关节炎、硬皮病和皮肌炎;浸润和肉芽肿,如结节病及白血病。

（7）肌营养不良:包括进行性假肥大性肌营养不良、贝克肌营养不良、强直性肌营养不良。

（8）神经肌肉病变:包括遗传性共济失调、努南综合征（Noonan 综合征）及着色斑病。

（9）过敏及中毒反应:包括对乙醇、儿茶酚胺、蒽环类药物、放射线等损害的反应。酒精性心肌病有可能为过量饮酒,现今尚不能确定乙醇是致病性还是条件性作用,也尚无确切的诊断标准。

（10）围生期心肌病:可首次在围生期发病,可能为一组不同的疾病。

（二）中西药物治疗情况

1. 西药治疗　心肌疾病的预防和治疗与普通心脏疾病无异,治疗大致包括以下几方面:

（1）病因治疗:对于任何心肌疾病,消除病因是最主要而有效的手段之一。

（2）预防与控制感染：感染是许多疾病的始动因素，启动多种病理过程，所以尽可能地预防与控制感染，有助于心肌疾病的预防和控制。

（3）保护心肌：主要是为心肌的能量代谢提供产能代谢物质或直接提供能量。

（4）调节免疫功能。

（5）对症治疗：主要针对心肌疾病的症状与病理生理进行治疗。

（6）手术治疗：广泛用于肥厚型心肌病。

2. 中药治疗　中医主要以辨证论治为治疗依据，现将心肌病在临床上常见的中医证候及治疗概述例举如下：

（1）心气不足

主证：心悸，气短，头晕，目眩，自汗，动则益甚，舌淡胖，苔薄白，脉弱。

治法：补益心气，养心安神。

方药：补心汤、柏子养心丸。

（2）心阳虚衰

主证：在心气虚的基础上伴有畏寒，肢冷，咳嗽气促，舌淡紫，脉弱无力或代脉。

治法：益气温阳。

方药：桂枝甘草龙骨牡蛎汤、苓桂术甘汤。

（3）心脾两虚，水湿泛滥

主证：心悸怔忡，咳嗽气促，纳呆腹胀，便溏，面色萎黄，面浮肢肿，舌体淡胖有齿痕，苔白，脉濡细弱。

治法：益气温阳，化气利水。

方药：防己黄芪汤合五苓散。

（4）心肾阳虚，水气上逆

主证：咳嗽气促，喘动不宁，不能平卧，腰酸腰寒，全身浮肿，下肢尤甚，便溏腹胀。舌胖或紫，苔白，脉沉细弱或脉急而弱。

治法：益气温阳，潜镇纳气。

方药：真武汤合参蛤散，如有脱象者宜独参汤送服黑锡丹。

（5）瘀阻络脉

主证：心悸，胁下疼痛，纳呆，面暗，身见赤缕隐隐，颈脉青紫，脉细涩。或胸痛，痛有定处，舌质紫暗，脉细涩。

治法：活血通络。

方药：膈以上瘀血者用血府逐瘀汤，膈以下瘀血者用膈下逐瘀汤。久病成瘀者多兼气虚，宜用补阳还五汤。

二、常用西药药物作用及作用机制

心肌病被定义为原因不明的心肌疾病，且临床以心力衰竭为主要症状，故药物均以治疗心力衰竭为目的。

1. 利尿药　主要通过抑制肾小管特定部位对钠或氯的重吸收而遏制心力衰竭时的钠潴留，减少静脉回流而减轻肺淤血，降低前负荷而改善心功能。能够快速缓解心力衰竭症状，使肺水肿和外周水肿在数小时或数天内消退，并充分控制心力衰竭液体潴留的药物。

袢利尿药在增加尿钠排泄时可达钠滤过负荷的 20%～25%，且能加强游离水的清除，除肾功能严重受损者外，一般均能保持其利尿效果，故袢利尿药是治疗心力衰竭的首选药物。

2. 血管紧张素转换酶抑制剂（ACEI）　能够使血管紧张素Ⅱ从血管紧张素Ⅰ的生成明

显减少,从而达到全身血管阻力降低、血压下降、后负荷减低的治疗目的,且不伴随心率加快。能减少神经末梢去甲肾上腺素的释放,减少内皮细胞形成内皮素;增加缓激肽和扩血管性前列腺素的形成;使醛固酮分泌减少和/或肾血流量增加,以减少钠潴留。

液体潴留可减弱 ACEI 的疗效,而容量不足又可加剧 ACEI 的不良反应,故 ACEI 应用的基本原则是从很小剂量开始,逐渐递增,直至达到目标剂量。

3. β 受体阻滞剂 可对抗交感神经的过度活动对心力衰竭的不良影响,使心肌 β 受体上调,减轻心肌损害及水钠潴留,降低心率,从而减少室性心律失常发生,使心力衰竭改善,延长心力衰竭自然病程。因其具有较明显的负性肌力作用,故应在合理应用其他抗心力衰竭治疗如利尿、强心、血管活性药物的基础上使用。

常用选择性 $β_1$ 受体拮抗剂如美托洛尔,从小剂量(12.5mg,每日 2 次)用起,视病情变化可于数周内逐渐增至一般用量。使用时须同时用强心剂和利尿药,并注意观察心功能改变,一旦心力衰竭加重需及时减量或停药,疗效常在治疗 3 个月后出现。

4. 洋地黄类药物 通过抑制心力衰竭时心肌细胞膜 Na^+-K^+-ATP 酶,使细胞内钠水平升高,促进钠钙交换,细胞内钙水平提高,从而发挥正性肌力作用。但其作用部分与非心肌组织 Na^+-K^+-ATP 酶的抑制有关。副交感传入神经的 Na^+-K^+-ATP 酶受抑制,提高了位于左心室、左心房和右心房入口处、主动脉弓和颈动脉窦的压力感受器的敏感性,抑制性传入冲动的数量增加,进而使中枢神经系统下的交感兴奋性减弱。

此外,肾脏的 Na^+-K^+-ATP 酶受抑制,使肾小管对钠的重吸收减少,增加钠向远曲小管的转移,以致肾脏分泌肾素减少。即洋地黄对于心力衰竭并非作为正性肌力作用药物,而是主要通过降低神经内分泌系统的活性起到治疗作用。

5. 钙通道阻滞剂 其作用机制为:①改善症状,可使梗阻性和非梗阻性患者劳力性呼吸困难、胸痛症状缓解,提高运动能力,降低运动时胸痛的发生率;②提高运动耐量,改善患者运动时血流动力学变化和心脏效能;③降低左心室流出道压力阶差;④改善舒张功能,使左心室舒张末容积显著增大,左心室顺应性改善,舒张期充盈改善。通过该药选择性抑制心肌细胞的钙内流,减轻细胞内钙的过度负荷,干扰心肌的兴奋-收缩偶联,减弱左心室的高动力型收缩,缓解左心室流出道阻力型梗阻,减轻左室壁心肌的僵硬性,使左心室舒张期顺应性得到改善。

广泛应用的药物以维拉帕米为主,但通常是在 β 受体阻滞剂无效而无钙通道阻滞剂禁忌证时应用。用量根据个体反应而定,一般从小剂量开始,逐渐增加至有效量。

三、常用中药及其复方作用及作用机制

（一）治疗心肌病的常用中药作用及作用机制

1. 香藤根 香藤根为五味子科植物长梗南五味子的干燥根或根皮,具有减慢心率、降低心肌收缩幅度和短暂的降压作用。其生物碱可以对抗儿茶酚胺类药物所致的心率加快和增强心肌收缩力。

2. 浮萍 浮萍为浮萍科植物紫萍的干燥全草,含有大量醋酸钾、氯化钾,能强心、利尿,与北五加皮合用时,可减轻强心苷的毒性,并减少其体内蓄积量。

（二）治疗心肌病常用中药复方的作用及作用机制

1. 补心气口服液

主要组成:黄芪、人参、石菖蒲、薤白。

功能主治:补益心气,理气止痛。用于气短、心悸、乏力、头晕等心气虚损型胸痹心痛。

药理研究:动物实验表明,本品具有扩张痉挛冠状动脉,增加血流量、改善心肌缺血,保

护心肌损伤、降低心肌耗氧量及镇痛作用。

2. 天保宁胶囊

主要组成:银杏叶提取物。

功能主治:活血化瘀,通脉舒络。本品用于瘀血阻络引起的胸痹、心痛、中风、半身不遂、舌强语謇;冠心病稳定型心绞痛、脑梗死见上述证候者。

药理研究:本品能扩张冠状动脉,抗心肌缺血,降低心肌耗氧量,促进内源性松弛因子释放,解除血管痉挛,清除氧自由基,可拮抗血小板活化因子引起的血小板聚集和血栓形成,降低血液黏度等。

3. 参麦注射液

主要组成:红参、麦冬。

功能主治:益气固脱,养阴生津,生脉。用于治疗气阴两虚型之休克、冠心病、病毒性心肌炎、慢性肺源性心脏病、粒细胞减少症。

药理研究:实验证明本品有强心作用。其通过抑制心肌细胞膜 Na^+-K^+-ATP 酶活性,从而影响 Na^+-K^+ 和 Na^+-Ca^{2+} 交换,使 Ca^{2+} 内流增多,促进 Ca^{2+} 收缩蛋白接触浓度增加,增强心肌收缩力;并有抗心律失常作用。人参能提高心肌耐缺氧能力,促进培养心肌细胞 DNA 合成。改善心肌组织血流量,并对损伤心肌超微结构有保护作用。麦冬可稳定心肌细胞膜,减少胞浆酶 LPH 外漏,同时有正性肌力作用。

4. 复方丹参注射液

主要组成:丹参、降香。

功能主治:祛瘀通络,行气活血,止痛。主要用于冠心病、心肌梗死、脑血管意外、心肌病、慢性肝炎、流行性出血热、肾脏疾病等的治疗。

药理研究:本品有增加冠脉流量,改善心脏功能,清除自由基,改善血液流变性的作用。

四、应避免联合使用的中西药物及作用机制

强心苷是一类选择性作用于心脏、加强心肌收缩力、用于治疗各种原因引起的心肌疾病最有效的药物。但其治疗安全范围小,患者个体差异大,易出现中毒症状甚至死亡,故与中药或中成药联合应用时,应注意药物间的相互作用与配伍禁忌。

(一)影响强心苷在胃肠道转化或吸收的中药

1. 强心苷与含有颠茄类及莨菪类生物碱的中药 曼陀罗、洋金花、莨菪、天仙子、颠茄、藏茄、华山参及其制剂、胃痛散等含有多种莨菪类生物碱,包括莨菪碱、山莨菪碱、东莨菪碱、颠茄碱、樟柳碱及阿托品等,它们不宜与强心苷类药物合用。因为此类生物碱可松弛内脏平滑肌,抑制胃肠蠕动,延缓胃排空,增加强心苷类自胃肠道的吸收和体内蓄积,从而增加其毒性,长期合用易致强心苷中毒。故上述中药及其制剂不宜与强心苷合用。

2. 强心苷与泻下药 泻下药或其他能增加胃肠蠕动的药物如大黄、巴豆、番泻叶、虎杖、瓜蒌、何首乌、黄连等,能减少地高辛等强心苷的吸收,降低其生物利用度。

3. 强心苷与酸性中药 酸性中药能够影响强心苷的胃肠道转化和吸收速率,故不宜伍用。但山楂可增加强心苷的强心作用,减轻其毒性反应。

4. 强心苷与鞣质 鞣质可与苷类结合产生沉淀。含鞣质类中药如地榆、虎杖、大黄、萹蓄、四季青、石榴皮、老鹳草、五倍子,以及含有以上中药成分的中成药如牛黄消炎丸、感冒宁、黄连上清丸等,这些药品与强心苷合用时可生成难溶性结合物,不被胃肠道吸收,故不宜同用。如需合用时,应间隔 2 小时分别服用。

5. 强心苷与煅炭中药 煅炭中药如煅龙骨、煅牡蛎、煅蛤壳、血余炭、蒲黄炭、侧柏炭、

荷叶炭、艾叶炭及其制剂十灰散等,在胃肠道中能吸附地高辛等,妨碍其吸收,降低其血药浓度,影响药物疗效,所以煅炭中药及其制剂不宜与地高辛等同服。

6. 强心苷与催吐中药　中药石蒜、常山、苦丁茶、半边莲等可致呕吐。呕吐既可减少强心苷的吸收,又可使胃液中大量氯离子丢失,可引起碱中毒而致低钾血症,并可能诱发强心苷中毒。上述中药及其制剂与强心苷合用时,强心苷用量不易掌握,故宜慎重。

7. 强心苷与含金属离子的中药　滑石含镁离子,明矾含铝离子,磁石含铁离子等,此类多价金属离子可影响地高辛的吸收而使其达不到有效血药浓度,从而降低地高辛的疗效。故含有上述金属离子的中药及其制剂六一散、紫雪丹、白金丸、磁朱丸等,不宜与地高辛同服。

8. 强心苷与含生物碱类的中药　含生物碱的中药及其制剂,如黄连、黄芩、黄柏、附子、乌头、麻黄、延胡索、三颗针、苦参、黄连上清丸、清胃黄连丸、葛根芩连片、牛黄清心丸、香连丸等,在胃肠道中具有较强的抑菌作用,使肠道内菌群改变,部分洋地黄类强心苷被细菌的代谢减少,血中强心苷浓度增高,故易发生中毒反应。

(二)改变电解质平衡、诱发强心苷中毒的中药

1. 强心苷与含钙的中药　含有钙离子的中药如石膏、龙骨、瓦楞子等及其中成药如防风通圣丸、牛黄上清丸、白虎汤、竹叶石膏汤、胃痛宁、珍珠片等不宜与强心苷类药物合用,因为含钙中药在体内可引起高钙血症,钙离子能加强心肌收缩,抑制 Na^+-K^+-ATP 酶,与强心苷有协同作用,增加强心苷类的毒性,应禁忌合用。

2. 强心苷与金钱草、泽泻等排钾利尿中药　金钱草、泽泻等为排钾利尿中药,能引起低钾血症,使心肌对强心苷的毒性作用特别敏感而发生中毒,引起心律失常。

3. 强心苷与甘草　甘草有水钠潴留和排钾作用,长期或大量应用,可引起水肿、高血压及低钾血症,故甘草及其制剂麻杏石甘汤等可降低强心苷的疗效,加剧强心苷的毒性反应。

4. 强心苷与木通　木通具有利尿、强心作用,并可潴钾,可增强洋地黄的强心作用,对于心源性水肿疗效优好,两者合用不可另行补钾。

5. 强心苷与人参、地黄及鹿茸　人参能兴奋垂体-肾上腺系统,地黄含有促皮质激素样物质,鹿茸含有糖皮质激素样物质,因而都具有皮质激素样保钠排钾作用,长期服用有可能导致药源性低钾血症,而低钾血症容易诱发强心苷中毒。

6. 强心苷与阿胶　阿胶所含的甘氨酸能促进钙的吸收,引起血钙升高,易诱发强心苷中毒,故阿胶及其制剂月华丸、驻车丸、炙甘草汤、大定风珠等不宜与强心苷伍用。

(三)含有强心苷成分、同用时增加强心苷毒性的中药

1. 强心苷与铃兰　铃兰为百合科铃兰属植物,带花全草供药用,有强心利尿之效。铃兰含总强心苷约 0.2%,其中铃兰毒苷强心作用极强,约为洋地黄毒苷效价的 3.53 倍,作用迅速,但因其毒性较大,故和西药强心苷合用时要慎防中毒。

2. 强心苷与万年青　万年青为百合科万年青属植物,其叶、根和种子含有强心苷,能增强心肌收缩力,强心作用约为洋地黄毒苷的 3 倍,蓄积作用较强,易引起中毒。与西药强心苷合用时慎防中毒。

3. 强心苷与羊角拗　夹竹桃科植物羊角拗为我国已发现属于羊角拗属内的唯一品种,其种子含有强心苷,和西药强心苷合用时要慎防中毒。

4. 强心苷与侧金盏花　毛茛科植物侧金盏花全草含有强心苷成分,与西药强心苷合用时要慎防中毒。

5. 强心苷与黄花夹竹桃、罗布麻、香加皮、福寿草等　中药黄花夹竹桃、香加皮、福寿草等都含有强心苷,因而具有洋地黄样强心作用。此类药物如与西药强心苷伍用,易致强心

过量中毒。故一般不宜与强心苷类配伍,必要时只能减量合用,同时应加强临床观察,以免引起强心苷中毒。罗布麻根的浸膏和煎剂含有罗布麻苷、毒毛花苷 K 等 4 种强心苷成分,均有明显的强心作用。其特点是属于速效强心苷,类似于毒毛花苷 K,减慢心率亦具有强心苷样特点,毒性作用亦与强心苷相似。因此罗布麻及其制剂(如复方罗布麻片等)也不宜与强心苷类合用,以免增强毒性或产生不良反应。

（四）拮抗强心苷作用或增强其毒性的中药

1. 强心苷与防己　防己含有多种生物碱,其中粉防己碱与毒毛花苷之间存在竞争性拮抗作用,但粉防己碱可对抗强心苷的毒性,延迟诱发室性期前收缩时间,提高强心苷的致颤阈和致死剂量。

2. 强心苷和蟾酥　蟾酥为复杂的固醇混合物,含有强心成分,此强心成分不属于苷类,为蟾毒配基的脂肪酸类。其中毒表现类似强心苷中毒,出现心动过速、心律失常及类似的心电图改变。故蟾酥及其制剂六神丸、牛黄解毒丸、金蟾丸等禁与强心苷类药物合用,以免加剧毒性反应。

3. 强心苷与萝芙木　萝芙木中含有利血平和利血胺,与强心苷合用有相互协同作用,增加对心脏的变时性效应和提高迷走神经活性而减慢心率及传导,引起严重的心动过缓及传导阻滞,甚至诱发异位节律,因此应避免合用。

4. 强心苷与北五加皮　应用强心苷者不可合用北五加皮,应用北五加皮时欲加用强心苷,应先予以小剂量,并注意观察临床反应。

5. 强心苷与川乌、草乌、附子、雪上一枝蒿　毛茛科乌头属植物川乌、草乌、附子及雪上一枝蒿的主要有效成分乌头碱有强心作用,且能增加强心苷的毒性作用而易致心律失常。附子尚含去甲乌头碱,能兴奋 β 受体而显示强心作用。故上述中药及其制剂如小活络丹等不宜与强心苷合用。

6. 强心苷与升麻　升麻的药理作用与强心苷相反,对心脏有抑制作用,故升麻及其制剂如清胃散、补中益气丸等不宜与强心苷合用。

（五）对心肌产生协同作用、但使强心苷毒性增加的中药

1. 强心苷与麻黄　麻黄及麻黄根中含有麻黄碱,其化学结构与肾上腺素相似,产生拟肾上腺素作用。小剂量麻黄碱可拮抗强心苷的迷走神经兴奋作用,大剂量合用则易导致室性心律失常。在应用强心苷期间或停用后 1 周内禁用麻黄及其制剂如百喘朋(麻黄碱苯海拉明片)、复方川贝精片、止咳定喘丸、通宣理肺丸、气管炎丸、气管炎糖浆、半夏露、保金丸、大活络丹、人参再造丸等,避免强心苷中毒。

2. 强心苷与枳实　枳实含有辛弗林及 N-甲基酪胺,可兴奋 α 及 β 受体,使心肌收缩力加强,心排血量增加,但该药可使血管收缩,提高总外周阻力,从而加重心脏后负荷,对心力衰竭患者不利。因此枳实及其制剂不宜与强心苷合用于心力衰竭患者。

五、中西药联用治疗心肌病能增效减毒的相关药物及作用机制

1. 毛花苷 C 与槲寄生　槲寄生能减慢心率,增强心肌收缩力,并可治疗毛花苷 C 诱发的快速型室性心律失常。

2. 毛花苷 C 与丹参注射液、灵芝　丹参注射液可防治毛花苷 C 所致的心律失常,灵芝也可拮抗毛花苷 C 所诱发的心律失常。

3. 地高辛与当归流浸膏　当归流浸膏有奎尼丁样作用,可对抗地高辛所致的实验性心律失常,并可缓解垂体后叶素诱发的心肌缺血。

4. 强心苷与五味子　五味子(含五味子乙素)对强心苷有解毒作用,可加速药物代谢和

增加排泄。

5. 强心苷与连翘 连翘可以拮抗强心苷类药物的致呕吐作用,使呕吐次数减少,其果皮中含有的齐墩果酸具有强心、利尿作用,故与强心苷合用可加强疗效。

6. 强心苷与生脉散 生脉散有使强心苷中毒时的心肌收缩力抑制得到恢复的作用。

7. 强心苷与附子 强心苷与附子有协同作用,对于心力衰竭伴有房室传导阻滞及心率较慢者合用有明显疗效。

8. 强心苷与黄芪 黄芪具有非强心苷性强心作用,并有中等强度的利尿作用,故与强心苷类药物合用可能提高疗效。

9. 强心苷与刺五加 刺五加可降低心血管系统的总外周阻力,增加心排血量,增加冠脉血流量,并有清除氧自由基的作用,也可减轻乌苯苷中毒反应,缩短乌苯苷中毒时间。临床应用地高辛时同时给予刺五加,则有助于减轻地高辛的毒性反应。

10. 强心苷与浮萍、马齿苋 浮萍和马齿苋中含有大量钾盐,合用可减轻强心苷的毒性作用,并促进排泄、减少强心苷在体内的蓄积。

11. 强心苷与山楂 山楂可增加强心苷的强心作用,减轻毒性反应。

12. 地高辛与天保宁 天保宁为银杏叶提取制剂,可拮抗血小板活化因子诱发的血小板聚集和血栓形成,保护心肌及脑组织免受缺血缺氧的损害等功能,目前已广泛用于治疗心、脑血管疾病。临床研究表明:长期服用地高辛的患者,加服天保宁 2 周后,地高辛的稳态血药浓度无明显变化,静息缺血性心电图稍有改善,对地高辛不能控制的胸痛、胸闷症状有所改善,且无不良反应出现。

第三节 心 律 失 常

一、概述

(一)疾病介绍

心律失常是指心脏冲动的频率、节律、起源部位、传导速度或激动次序的异常,由于窦房结激动异常或激动产生于窦房结以外,激动的传导缓慢、阻滞或经异常通道传导。可单独发病,亦可与心血管病伴发,是心血管疾病中重要的一组疾病。可突然发作而致猝死,亦可持续累及心脏而致其衰竭。

心律失常可见于各种器质性心脏病,其中以冠状动脉粥样硬化性心脏病(简称冠心病)、心肌病、心肌炎和风湿性心脏病为多见,尤其在发生心力衰竭或急性心肌梗死时,发生在基本健康者或自主神经功能失调患者中的心律失常也不少见,其他病因尚有电解质或内分泌失调、麻醉、低温、胸腔或心脏手术,药物作用和中枢神经系统疾病等,部分病因不明。

心律失常按其发生原理,分为冲动形成异常和冲动传导异常两大类。

1. 冲动形成异常

(1) 窦性心律失常:①窦性心动过速;②窦性心动过缓;③窦性心律不齐;④窦性停搏。

(2) 异位心律

1) 被动性异位心律:①逸搏(房性、房室交界区性、室性);②逸搏心律(房性、房室交界区性、室性)。

2) 主动性异位心律:①期前收缩(房性、房室交界区性、室性);②阵发性心动过速(房性、房室交界区性、房室折返性、室性);③心房扑动、心房颤动;④心室扑动、心室颤动。

笔记栏

2. 冲动传导异常

（1）生理性干扰及房室分离

（2）病理性：①窦房传导阻滞；②房内传导阻滞；③房室传导阻滞；④束支或分支阻滞（左、右束支及左束支分支传导阻滞）或室内阻滞。

（3）房室间传导途径异常预激综合征：按照心律失常发生时心率的快慢，可将其分为快速型心律失常与缓慢型心律失常两大类。

（二）中西药物治疗情况

1. 西药治疗　抗心律失常药物研究进展较快，临床应用的药物已近 20 个品种。奎尼丁于 1918 年开始用于临床，是广谱抗心律失常药物，被作为这一类药物中的标准制剂。应用较早的还有普鲁卡因胺、利多卡因等，由于不良反应的影响，目前用量渐少。进入 20 世纪 80 年代后，普罗帕酮、氟卡尼、恩卡尼相继应用，该类药物可直接作用于细胞膜而发挥作用，是具有较强活性的钠通道阻滞剂。抗心律失常药物均有不同程度的致心律失常作用，服用治疗量或亚治疗量抗心律失常药物可引起用药前没有的心律失常或使原有的心律失常恶化。

2. 中药治疗　心律失常是临床最常见的心血管疾病表现之一，临床表现为心慌、胸闷、憋喘、头晕、脉率过快、过缓或不齐等。中医学虽无心律失常病名的记载，中医对其症状和治疗的描述散见于"心悸""怔忡""眩晕""疾脱脉""厥证""脱证""胸痹"等证中。中医学认为心脏病是由于脏腑功能虚损或阴阳气血失调引起气阴虚乏，心脉瘀滞，气血循行不通，不通则痛。治疗原则宜益气补肾，活血化瘀，行气活血，清热泻火，宁心安神。

二、常用西药作用及作用机制

该类药物通常采用 Vaughan Williams 分类方法，按其电生理作用不同，分为 4 大类。

1. Ⅰ类　为钠通道阻滞剂（膜稳定剂），分 3 个亚类。

（1）Ⅰa 组：适度阻滞钠通道，抑制钠内流，也抑制钾外流，降低心肌细胞的自律性，减慢传导速度，抑制快速除极，延长动作电位时间。属此类的有奎尼丁等药。

奎尼丁为膜抑制性抗心律失常药，能直接作用于心肌细胞膜，可显著延长心肌不应期，降低自律性、传导性及心肌收缩力，特别对非窦性的异位节律性作用较强，对窦房结细胞的动作电位时间不变或延长，降低传导速度，延长有效不应期，降低兴奋性，对心房不应期的延长较心室明显，缩短房室交界不应期。

（2）Ⅰb 组：轻度阻滞钠通道，轻度减慢除极，缩短动作电位时间。属此类的有利多卡因等药。

利多卡因为医用临床常用的局部麻药。血液吸收后或静脉给药，对中枢神经系统有明显的兴奋和抑制双相作用，且可无先驱的兴奋，血药浓度较低时，出现镇痛和嗜睡、痛阈提高；随着剂量加大，作用或毒性增强。本品在低剂量时可促进心肌细胞内 K^+ 外流，降低心肌的自律性，而具有抗室性心律失常作用；在治疗剂量时，对心肌细胞的电活动、房室传导和心肌的收缩无明显影响；血药浓度进一步升高，可引起心脏传导速度减慢，房室传导阻滞，抑制心肌收缩力和使心排血量下降。适用于因急性心肌梗死、外科手术、洋地黄中毒及心脏导管等所致急性室性心律失常，包括室性期前收缩、室性心动过速及室颤；其次也用于癫痫持续状态用其他抗惊厥药无效者及局部或椎管内麻醉；还可以缓解耳鸣。

（3）Ⅰc 组：明显阻滞钠通道，明显抑制钠内流，对钾无影响，降低自律性，减慢传导速度。属此类的有氟卡尼等药。

氟卡尼具高效、强效、广谱的特点。对心肌电生理的作用为降低零相上升速率和幅度；抑制心脏的传导系统和心室肌的传导，对希氏-浦肯野系统（Purkinje fibers）作用最明显，而对房室结影响较小;能减慢心房和心室的自律性;对房室结双通道或房室旁道患者能延长前向或逆向传导的不应期。对心率影响不明显,有负性肌力作用。对心功能代偿不全的患者,可使收缩压降低,肺动脉楔压明显升高,外周阻力变化不大。还可使左心室每搏指数和射血分数、心排血量均降低。适用于室上性心动过速,房室结或房室折返心动过速,心房颤动,儿童顽固性交界性心动过速及伴有应激综合征者。对其他抗心律失常药无效的病例,氟卡尼常有效。

2. Ⅱ类　为 β 受体阻滞剂,通过抑制 β 受体间接影响膜离子流。对慢反应细胞可抑制钙内流,从而降低传导和自律性。新近发布的美国成年患者房颤临床指南,进一步阐明了该类药物控制心律的重要性,称其为治疗心房颤动的常用药物。代表性药物为普罗帕酮、美托洛尔、普萘洛尔等。

普罗帕酮对预激综合征并发的各种心律失常均有效。用于心肌梗死后室性心律失常的患者是否增加病死率尚不清楚。主要用于预防或治疗室性或室上性期前收缩,室性或室上性心动过速,预激综合征及其伴发的室上性心动过速、心房扑动、心房颤动等。对冠心病、高血压所引起的心律失常也有较好的疗效。

普萘洛尔拮抗心肌 β 受体,减慢心率,抑制心脏收缩力与房室传导,使循环血流量减少,心肌耗氧量降低。它可抑制肾素释放,使血浆肾素的浓度下降。用于治疗多种原因所致的心律失常,如房性及室性期前收缩、窦性及室上性心动过速、心房颤动等,但室性心动过速者宜慎用。锑剂中毒引起的心律失常,当其他药物无效时,可试用本品。

3. Ⅲ类　为延长动作电位时程和有效不应期的药物。属此类的有胺碘酮。

胺碘酮具有轻度非竞争性的 α 及 β 肾上腺素受体拮抗剂,且具轻度 Ⅰ 及 Ⅳ 类抗心律失常药性质。目前被认为是最安全有效的药物,与其他 Ⅰ 类或纯 Ⅲ 类抗心律失常药不同,主要电生理效应是延长各部心肌组织的动作电位及有效不应期,有利于消除折返激动。抑制心房及心肌传导纤维的快钠离子内流,减慢传导速度。减低窦房结自律性。对静息膜电位及动作电位高度无影响。对房室旁路前向传导的抑制大于逆向。由于复极过度延长,心电图有 Q-T 间期延长及 T 波改变。另外,胺碘酮可通过增加血液中普鲁卡因胺、奎尼丁及苯妥英钠的浓度起到扩张血管、抗心肌缺血的作用,还可降低窦房结自律性,减慢心率,降低心肌耗氧量及心律失常、心绞痛的发生率。

4. Ⅳ类　为钙通道阻滞剂,阻滞钙通道而抑制 Ca^{2+} 内流,抑制慢反应细胞的除极和自律性,抑制触发活动,减轻心肌细胞内钙超负荷。代表性药有维拉帕米。

维拉帕米又名异搏定、戊脉安,是一种罂粟碱的衍生物,属Ⅳ类抗心律失常药,为一种钙离子内流的抑制剂(慢通道阻滞剂),即钙通道阻滞剂。由于抑制钙内流可降低心脏舒张期自动去极化速率,而使窦房结的发放冲动减慢,也可减慢传导。可减慢前向传导,因而可以消除房室结折返。对外周血管有扩张作用,使血压下降,但较弱,一般可引起心率减慢,但也可因血压下降而反射性心率加快。对冠状动脉有舒张作用,可增加冠脉流量,改善心肌供氧,此外,它尚有抑制血小板聚集作用。

三、常用中药及其复方作用及作用机制

(一)根据抗心律失常的不同机制分类

根据抗心律失常的不同机制,可将抗心律失常中药分为 7 类。

1. 具有钠通道阻滞作用的中药　苦参、山豆根、甘松、三七、延胡索等,这类药物能对抗乌头碱引起的心律失常。

2. 具有钙通道阻滞作用的中药　黄连、牡丹皮等。

3. 具有钾通道阻滞作用的中药(延长动作电位时限)　苦参、延胡索等。

4. 具有阻滞钠通道、促进钾通道开放作用的中药　这类药物阻滞或抑制钠通道,同时促进钾外流,包括前胡、麦冬等。

5. 具有受体拮抗作用的中药　葛根、淫羊藿、三七等。

6. 具有受体兴奋作用的中药　麻黄、附子、乌药等,这类药物有抗缓慢型心律失常的作用。

7. 具有强心苷作用的中药　福寿草、罗布麻、夹竹桃、铃兰等,这类具有类洋地黄作用的中药可治疗室上性心动过速和降低心房颤动患者的心室率。

（二）中西药联合应用治疗心律失常的常用中药复方

1. 参附注射液　有抗心律失常、提高心率的作用,而无一般抗心律失常药物对房室传导系统抑制所致房室传导阻滞加重,甚至心脏停搏的不良反应。参附注射液有效降低室性期前收缩和室性心动过速的发作次数,能增加冠脉灌流量和血管灌流量,延长耐缺氧时间,对急性实验性心肌缺血有保护和防心肌细胞破坏的作用,故常用于临床治疗心律失常。人参用于防治心律失常有较好疗效,其抗心律失常的主要活性成分就是人参皂苷。其作用可能与其抑制 L 型钙离子通道,增加延迟整流性钾通道电流,抑制 NO 系统、蛋白激酶 C 调节剂等有关,同时人参皂苷 Re 可通过清除氧自由基、阻止细胞外钙离子内流致钙超载而抑制缺血再灌注所诱导的心肌细胞凋亡。

2. 稳心颗粒　我国目前治疗心律失常的中成药,以党参、黄精、三七、甘松、琥珀为主药。冠心病心律失常由冠状动脉供血不足、微循环障碍引起。稳心颗粒缓解心绞痛的机制可能为改善循环、增加心肌血供、提高心肌收缩力、改善心功能、降低全血黏度、抑制血小板聚集。其作用持续平稳,具有改善心肌缺血及抗心律失常的双重作用。其中甘松主要成分为缬草萜酮及甘松新酮,具有膜抑制及延长动作电位的作用。甘松提取物能抑制心室肌细胞延迟钾电流及瞬时外向钾电流而产生抗心律失常作用。

3. 安神定志丸　源于《医学心悟》,组成为:茯苓、茯神、人参、远志、石菖蒲、龙齿。方中远志所含的远志皂苷对兔、豚鼠的离体心肌具抑制作用,可有效抑制心率。石菖蒲有松弛平滑肌、抗心律失常等作用。龙齿含丰富钙质及多种微量元素,可使一些紊乱失常的生理功能得以纠正,用于神志不安、心悸失眠及惊痫、癫狂等证。

四、应避免联合使用的中西药物及作用机制

1. 奎尼丁与含碱性成分的中药联用　含碱性成分的中药,如硼砂、红灵散、冰硼散、喉炎丸、健胃片、胃痛粉、通窍散等,因其能碱化尿液,增加肾小管对奎尼丁的重吸收,使其排泄减少,血药浓度增高,故易致奎尼丁的中毒反应。

2. 奎尼丁与洋金花联用　洋金花的主要成分为东莨菪碱,还有少量的莨菪碱、去甲基莨菪碱等,具有抗胆碱作用。如与奎尼丁合用,有相加的迷走神经阻断效应,故奎尼丁不宜与抗胆碱中药及其制剂合用。

3. 奎尼丁与含胆汁的中药制剂联用　含胆汁的中药制剂,如蛇胆川贝液(散)、蛇胆陈皮末、脑立清、喉症六神丸、万应锭、哮喘姜胆片、牛胆汁浸膏、胆石通胶囊、熊胆等,不宜与奎尼丁同服,因奎尼丁能与胆汁中的阴离子反应,生成不溶性络合物,使其难以吸收而降低药效。

4. 苦参与美西律联用　现代药理研究证明,清热燥湿药苦参通过影响心肌细胞膜 K^+、Na^+通道,降低心肌应激性,延长心肌的有效不应期,从而抑制异位节律点,对室性心律失常有效。临床上已有用苦参与美西律联用治疗反复发作的短期阵发性室性心动过速成功的报道。但是若将苦参与美西律联用于兼有脾胃虚寒证的室性心律失常就不恰当,因苦参会加

重美西律的胃肠道反应。从中医辨证角度出发,苦参与美西律联用更适合于中医辨证属"痰火扰心"或"心火下移小肠"的室性心律失常。

5. 普萘洛尔与买麻藤联用　买麻藤总碱及其有效成分去甲乌药碱属于受体兴奋药,具有降压和加快心率作用。而普萘洛尔则拮抗心肌β受体,减慢心率,抑制心脏收缩力与房室传导,使循环血流量减少,心肌耗氧量降低。两药联用会抵消抗心律失常作用。

五、中西药联用能增效减毒的相关药物及作用机制

1. 麻黄附子细辛汤与阿托品联用　麻黄附子细辛汤出自《伤寒论》。现代药理研究证实本方具有抗心律失常,增加心率,兴奋窦房结,增加传导之功能。本方与阿托品联用,往往可收到满意的疗效。

2. 稳心颗粒和美托洛尔片联合　治疗冠心病快速型心律失常,疗效显著,总有效率观察组明显高于对照组,既克服了单用中药收效慢的特点,又克服了单用美托洛尔片量大时引起较多的不良反应;既提高疗效,又缩短疗程。可作为部分冠心病快速型心律失常治疗的方法。

3. 安神定志丸联合普罗帕酮　研究表明安神定志丸联合普罗帕酮不仅能有效地治疗快速型心律失常,而且能明显纠正患者"心虚胆怯,痰热扰心"的病理状态,提高患者的生存质量,减少痛苦及不适感,安全而无明显不良反应,值得临床推广应用。

4. 复方罗布麻片与胺碘酮联用　实验表明罗布麻片联合胺碘酮具有良好的抗心肌缺血作用,可扩张冠状动脉,增加冠状动脉血流,明显改善患者心肌缺血状况。复方罗布麻片联合胺碘酮治疗冠心病合并室性心律失常疗效显著,用药方便,安全有效。

5. 炙甘草汤与胺碘酮联用　临床治疗心律失常应以滋阴复脉、补气养血为主。药理学实验证明,单味炙甘草可以调节心脏的传导功能,在改善心功能及抗心律失常方面有较明显作用。采用炙甘草汤配合胺碘酮的中西结合治疗心律失常,临床治疗效果显著,安全性好,可明显改善患者临床症状,有效控制心律失常。

第四节　动脉粥样硬化

一、概述

(一)疾病介绍

动脉粥样硬化是一种慢性炎症过程,主要发生在大动脉及中动脉,特别是冠状动脉、脑动脉和主动脉。各种动脉硬化的共同特点是动脉壁增厚变硬、失去弹性和管腔变小。动脉粥样硬化的特点是受累动脉的病变从内膜开始,先后有多种病变合并存在,包括局部有脂质和复合糖类积聚、纤维组织增生和钙质沉着形成斑块,并有动脉中层的逐渐退变;继发性病变尚有斑块内出血、斑块破裂及局部血栓形成。该病变具有巨噬细胞游移,平滑肌细胞增生,大量胶原纤维、弹力纤维和蛋白多糖等结缔组织基质形成,以及细胞内、外脂质积聚的特点。由于在动脉内膜积聚的脂质外观呈黄色粥样,因此称为动脉粥样硬化。

(二)中西药物治疗情况

1. 西药治疗

(1) 调血脂药物:血脂异常的患者,经过饮食调节和体力活动2个月后未达到目标水平者,应选用降低甘油三酯(triglyceride,TG)和低密度脂蛋白胆固醇(low-density lipoprotein

cholesterol，LDL-C）为主的他汀类调脂药。其他调脂药物包括贝特类、烟酸类等。

（2）抗血小板药物：抑血小板黏附和聚集的药物，可防止血栓形成，可能有助于防止血管阻塞性病变病情发展，用于预防冠状动脉和脑动脉血栓栓塞。最常用的口服药为阿司匹林，其他尚有氯吡格雷、西洛他唑、普拉格雷、替格瑞洛；静脉应用药物包括阿昔单抗、替罗非班、依替巴肽等药物。

（3）溶血栓和抗凝药物：对动脉内形成血栓导致管腔狭窄或阻塞者，可用溶解血栓制剂，继而用抗凝药。针对缺血症状的相应治疗，如心绞痛时应用血管扩张药及 β 受体阻滞剂。

2. 中药治疗　根据其临床表现及病理特点，中医认为动脉粥样硬化归属于"痰证""瘀证""脉痹"等范畴，可涉及中医学眩晕、头痛、健忘、痴呆、中风、胸痹、真心痛、厥心痛、痰饮、水肿等病证。其病理机制中，痰、瘀、毒是实体要素，而这些要素的产生是脏腑功能失调的结果。由于心、脾、肾的亏损，气机紊乱，气血失和，导致气滞血瘀、痰浊内生、脉络闭塞，进而引起各脏腑及肢体气血阴阳的偏盛偏衰，出现各种病证。在治疗上多采用补益肝肾、活血化瘀、软坚散结、通络化痰之药。

二、常用西药作用及作用机制

临床上治疗动脉粥样硬化的药物分为：调血脂药、抗氧化剂、多烯脂肪酸、黏多糖和多糖类。

1. 调血脂药

（1）主要降低总胆固醇（total cholesterol，TC）和低密度脂蛋白（low-density lipoprotein，LDL）的药物：分为他汀类、胆汁酸结合树脂和酰基辅酶 A 胆固醇酰基转移酶抑制药。

1）他汀类：为羟甲基戊二酸甲酰辅酶 A（HMG-CoA）还原酶抑制剂，其种类包括：洛伐他汀、辛伐他汀、普伐他汀、氟伐他汀、阿伐他汀等。他汀类与 HMG-CoA 的化学结构相似，且和 HMG-CoA 还原酶的亲和力高出 HMG-CoA 数千倍，对该酶发生竞争性的抑制作用，抑制胆固醇合成。同时该类药物还具有非调血脂作用，如改善血管内皮功能，提高血管内皮对扩血管物质的反应性；抑制血管平滑肌细胞（VSMCs）的增殖和迁移，促进 VSMCs 凋亡；减少动脉壁巨噬细胞及泡沫细胞的形成，使动脉粥样硬化斑块稳定和缩小；降低血浆 C 反应蛋白，减轻动脉粥样硬化过程的炎症反应；抑制单核巨噬细胞的黏附和分泌功能；抑制血小板聚集和提高纤溶活性等。

临床上主要用于杂合子家族性和非家族性Ⅱa、Ⅱb 和Ⅲ型高脂蛋白血症，也可用于 2 型糖尿病和肾病综合征引起的高胆固醇血症。亦可用于肾病综合征、血管成形术后再狭窄、预防心脑血管急性事件及缓解器官移植后的排斥反应和治疗骨质疏松症。大剂量应用时患者偶可出现胃肠反应、肌痛、皮肤潮红、头痛等暂时性反应；偶见无症状性转氨酶升高、肌酸激酶（CK）升高，停药后即恢复正常；偶有横纹肌溶解症。孕妇及有活动性肝病（或转氨酶持续升高）者禁用。原有肝病史者慎用。与胆汁酸结合树脂类合用，可增强降低血清 TC 及 LDL-C 的效应，与贝特类或烟酸联合应用可增强降低 TG 的效应；与环孢素或大环内酯类抗生素等伍用，能增加肌病的危险性。与香豆素类抗凝药同时应用，使凝血酶原时间延长。

2）胆汁酸结合树脂：此类药物进入肠道后不被吸收，与胆汁酸牢固结合阻滞胆汁酸的肝肠循环和反复利用，从而大量消耗胆固醇，使血浆 TC 和 LDL-C 水平降低。常用考来烯胺和考来替泊。能降低 TC 和 LDL-C，高密度脂蛋白（high density lipoprotein，HDL）几无改变，对 TG 和极低密度脂蛋白（very low density lipoprotein，VLDL）的影响较小。适用于Ⅱa 及Ⅱb 及家族性杂合子高脂蛋白血症，对纯合子家族性高胆固醇血症无效。在肠腔内与他汀类、氢氯噻嗪、保泰松、苯巴比妥、洋地黄毒苷、甲状腺素、口服抗凝药、脂溶性维生素(A、D、E、K)、叶酸及铁剂等结合,影响这些药物的吸收。

3) 酰基辅酶 A 胆固醇酰基转移酶抑制药:甲亚油酰胺(melinamide)抑制酰基辅酶 A 胆固醇酰基转移酶(ACAT),阻滞细胞内胆固醇向胆固醇酯的转化,减少外源性胆固醇的吸收,阻滞胆固醇在肝形成 VLDL,并且阻滞外周组织胆固醇酯的蓄积和泡沫细胞的形成,有利于胆固醇的逆化转运,使血浆及组织胆固醇降低。适用于 Ⅱ 型高脂蛋白血症。

(2) 主要降低 TG 及 VLDL 的药物:分为贝特类和烟酸类。

1) 贝特类:是苯氧芳酸衍生物,目前应用的有吉非贝齐、苯扎贝特、非诺贝特等。该类药物的作用机制是抑制乙酰辅酶 A 羧化酶,减少脂肪酸从脂肪组织进入肝合成 TG 及 VLDL;增强脂蛋白脂肪酶(lipoprotein lipase,LPL)活化,加速乳糜微粒(CM)和 VLDL 的分解代谢;增加 HDL 的合成,减慢 HDL 的清除,促进胆固醇逆化转运,促进 LDL 颗粒的清除。研究发现非诺贝特能激活类固醇激素受体类的核受体——过氧化物酶体增殖物激活受体 α(PPAR-α),调节 LPL、Apo CⅢ、Apo AⅠ 等基因的表达,降低 Apo CⅢ 转录、增加 LPL 和 Apo AⅠ 的生成。用于原发性高甘油三酯血症,对Ⅲ型高脂蛋白血症和混合型高脂蛋白血症有较好的疗效,亦可用于 2 型糖尿病的高脂蛋白血症。

2) 烟酸:降低细胞 cAMP 的水平,使脂肪酶的活性降低,脂肪组织中的 TG 不易分解出游离脂肪酸(FFA),肝合成 TG 的原料不足,减少 VLDL 的合成和释放,使 LDL 来源减少。烟酸还抑制 TXA_2 的生成,增加 PGI_2 的生成,发挥抑制血小板聚集和扩张血管的作用。烟酸是临床上广谱调血脂药,对Ⅱb 和Ⅳ型最好。适用于混合性高脂血症、高甘油三酯血症、低 HDL 血症及高 LP(a)血症。

(3) 降低脂蛋白 a[LP(a)]的药物:烟酸、烟酸戊四醇酯、烟酸生育酚酯、阿昔莫司、新霉素及多沙唑嗪等。

2. 抗氧化剂　普罗布考。普罗布考为抗氧化药物,能阻断脂质过氧化,减少脂质过氧化物(LPO)的产生,减缓动脉粥样硬化病变。其作用机制与抗氧化作用、调血脂作用及影响动脉粥样硬化病变等有关。用于各型高胆固醇血症,包括纯合子和杂合子家族性高胆固醇血症;对继发于肾病综合征或糖尿病的Ⅱ型脂蛋白血症也有效;并可预防经皮冠状动脉腔内成形术(PTCA)后的再狭窄。

3. 多烯脂肪酸　n-3 型多烯脂肪酸,n-6 型多烯脂肪酸。

4. 黏多糖和多糖类　低分子量肝素和天然类肝素。

三、常用中药及其复方作用及作用机制

1. 血脂康　为特制红曲精制而成的中药制剂,内含天然他汀类物质,有调血脂、保护血管内皮、抑制过氧化物损伤、阻滞血管平滑肌细胞增殖和迁移等作用,可抗动脉粥样硬化。血脂康能降低原发性高脂血症患者 TC、TG、LDL-C 水平,升高 HDL-C 水平,还能明显降低 Apo B 和 LP(a)含量,升高 Apo A 含量,降低血液黏稠度。

2. 心脑康　为菊科植物红花果实中提取的红花油加芳香开窍剂及维生素 E 等组成的复方制剂。红花油中含有的亚油酸、亚麻酸、花生四烯酸等具有降低总胆固醇总脂、甘油三酯的作用。维生素 E、维生素 B_6 既可以增强亚油酸的降胆固醇作用,又可防止亚油酸氧化。本品尚有恢复神经系统功能和调节老年内分泌系统功能的作用。

四、应避免联合使用的中西药物及作用机制

有单独的病例报道考来烯胺可能减少机体对食物中铁的吸收。该药在胃肠道内可与铁

结合,因此会妨碍铁的吸收。绛矾丸主药为绛矾,成分为硫酸亚铁,与考来烯胺同时服用会影响绛矾丸抗贫血的作用。

五、中西药联用能增效减毒的相关药物及作用机制

1. 氯贝丁酯与芹菜籽、槐米　由氯贝丁酯钙盐、芹菜籽及槐米的醇提取物组成的复方制剂益脉康片,适用于Ⅱ、Ⅲ、Ⅳ型高脂血症,冠心病,动脉粥样硬化。中药芹菜有降压作用,种子内含的生物碱有镇静作用。据称芹菜根对高血压、冠心病患者的血清胆固醇有一定的降低作用。槐米含芦丁(又名芸香苷),水解生成槲皮素及葡萄糖、鼠李糖。其能降低血压、增强毛细血管抵抗力、降低毛细血管脆性等。槲皮素可扩张冠状动脉,改善心肌血液循环,降低心肌耗氧量、血中胆固醇量。西药氯贝丁酯能抑制胆固醇和甘油三酯的合成,增加固醇类的排泄;能显著减少患者血中的极低密度脂蛋白及甘油三酯含量,低密度脂蛋白及胆固醇量也有所减少;作用最强时甘油三酯可减少 30%~40%,胆固醇减少 15%~20%;亦能降低血浆纤维蛋白原含量和血小板的黏附性,抑制血小板聚集,因而可防止血栓形成。由于 3 味药物作用方向一致,合用可产生协同作用,从而提高疗效。

氯贝丁酯与中药组成复方制剂的有:复方氯贝丁酯钙(由氯贝丁酯钙、司坦唑醇、烟酸、维生素 B_6 组成)、脉康片(由氯贝丁酯钙、芹菜籽组成)、脉舒片(由氯贝丁酯丙二酯、烟酸肌醇酯、银杏黄酮、维生素 C 及维生素 B_6 组成)、心脉康片(由氯贝丁酯丙二酯、灵芝、山楂、三七、双嘧达莫组成)。据报道,这些含氯贝丁酯的中药复方制剂保持了氯贝丁酯降 TG 的作用。

2. 通脉降脂片与抗血小板凝集药物、调脂药物　动脉粥样硬化患者服用阿司匹林、氯吡格雷等抗血小板凝集的药物进行治疗,服用他汀类、贝特类调脂药物同时口服通脉降脂片(笔管草、川芎、荷叶、三七、花椒),能够显著改善患者动脉粥样硬化斑块体积,提高患者治疗效果。

第五节　心　绞　痛

一、概述

(一)疾病介绍

心绞痛是冠状动脉供血不足,心肌急剧、暂时的缺血与缺氧所引起的临床综合征。其特点为阵发性的前胸压榨性疼痛感觉,主要位于胸骨后部,可放射至心前区和左上肢,常发生于劳动或情绪激动时,持续数分钟,休息或经给予硝酸酯制剂后消失。

本病多见于男性,多数患者在 40 岁以上,劳累、情绪激动、饱食、受寒、阴雨天气、急性循环衰竭等为常见诱因。除冠状动脉粥样硬化外,本病还可由主动脉瓣狭窄或关闭不全、梅毒性主动脉炎、原发性肥厚型心肌病、先天性冠状动脉畸形、风湿性冠状动脉炎等引起。

1. 劳力性心绞痛　其特点是疼痛由体力劳累、情绪激动或其他足以增加心肌需氧量的情况所诱发,休息或舌下含服硝酸甘油后迅速消失。包括:

(1) 稳定型心绞痛:最为常见,指劳力性心绞痛发作的性质在 1~3 个月内并无改变,即每日和每周疼痛发作次数大致相同,诱发疼痛的劳累和情绪激动程度相同,每次发作疼痛的性质和部位无改变,疼痛时限相仿(3~5 分钟),经休息或舌下含服硝酸甘油后迅速消失。

(2) 初发型心肌病:过去未发生过心绞痛或心肌梗死,初次发生劳力性心绞痛时间未到

1个月。有过稳定型心绞痛的患者已数个月不发生疼痛,现再次发生,时间未到1个月也可列入本型。

(3)恶化型心绞痛:原为稳定型心绞痛的患者,在3个月内疼痛的频率、程度、时限、诱发因素经常变动,进行性恶化。可发展为心肌梗死或猝死,亦可逐渐恢复为稳定型。

2. 自发性心绞痛 其特点为疼痛发生与体力或脑力活动引起心肌需氧量增加无明显关系,与冠状动脉血流储备量减少有关。疼痛程度较重,时限较长,不易为含服硝酸甘油所缓解。包括:

(1)卧位型心绞痛:休息或熟睡时发生,常在半夜、偶在午睡时发作,不易为硝酸甘油所缓解。可能与做梦、夜间血压降低或发生未被察觉的左心衰竭,以致狭窄的冠状动脉远端心肌灌注不足有关。也可能由于平卧时静脉回流增加,心脏工作量和需氧量增加所引起。本型也可发展为心肌梗死或猝死。

(2)变异型心绞痛:临床表现与卧位型心绞痛相似,但发作时心电图示有关导联的ST段抬高,与之相对应的导联则ST段可压低。变异型心绞痛为冠状动脉突然痉挛所致,最终会导致心肌猝死。

(3)急性冠状动脉功能不全:亦称中间综合征。疼痛在休息或睡眠时发生,历时较长,达30分钟以上,但无心肌梗死的客观证据,常为心肌梗死的前奏。

(4)梗死后心绞痛:是急性心肌梗死发生后1个月内又出现的心绞痛。由于供血的冠状动脉阻塞,发生心肌梗死,但心肌尚未完全坏死,一部分未坏死的心肌处于严重缺血状态下又发生疼痛,随时有再发生梗死的可能。

3. 混合性心绞痛 其特点是患者既在心肌需氧量增加时发生心绞痛,亦可在心肌需氧量无明显增加时发生心绞痛。混合性心绞痛因冠状动脉狭窄使冠状动脉血流储备量减少,而这一血流储备量的减少又不固定,经常波动性地发生进一步减少所致。

(二)中西药物治疗情况

1. 西药治疗 抗心绞痛代表药物为亚硝酸异戊酯,属于硝酸酯类药物。硝酸酯类代谢后释放出一氧化氮,可舒张血管平滑肌,对病变的血管仍具有舒张功效。但其扩张血管作用广泛,在扩张冠脉的同时扩张外周血管,并能引起反射性心率加快和搏动性头痛,升高眼压,诱发青光眼。长期服用易造成耐受。血药浓度过高可以起血压降低,大剂量可导致呕吐和发绀,会造成直立性低血压以及意识丧失。

β受体阻滞剂拮抗β受体,抑制心脏,降低代谢。减少心肌耗氧量,增加缺血区供血,改善心肌代谢。但其抑制心脏的作用会使窦房结功能不全的患者出现心动过缓、房室传导阻滞。心功能不全者可加重心脏抑制。并且长期使用会导致"反跳现象",如心率加快、心绞痛加重。

钙通道阻滞剂对变异型心绞痛疗效最为突出。通过阻止Ca^{2+}内流来限制细胞内及线粒体钙离子聚集,保护线粒体功能,改善缺血细胞的生命力,保护心肌细胞。同时降低心肌耗氧量,增加缺血区心肌供血,并能抑制血小板聚集。

2. 中药治疗 心绞痛属中医"胸痹""心痛"范畴,其发生与寒邪内侵、饮食失节、情志失调、劳倦内伤、年迈体虚等有关,主要病机为心脉痹阻、气虚血瘀、心气及心阳不足、气虚,从而导致寒凝气滞、心脉瘀阻之证。心绞痛病机属痰瘀互结、本虚标实。治疗原则有温阳通络、益气养精、活血化瘀等。

二、常用西药作用及作用机制

该类药物通过改善心肌灌注和/或降低其代谢需求而改善心肌氧的供需失衡。目前临床应用的主要有3类:硝酸酯类、β受体阻滞剂和钙通道阻滞剂。硝酸酯类和钙通道阻滞剂主要通过舒张血管产生上述两种作用;β受体阻滞剂可以减慢心率,从而降低代谢需求。

1. 硝酸甘油　为硝酸酯类药物,能直接松弛平滑肌,尤其是血管平滑肌,对毛细血管后静脉血管(容量血管)的舒张作用比其对小动脉的作用更强。心绞痛患者舌下含服硝酸甘油数分钟后,心脏负荷迅即减轻,心室舒张压下降,心室内径减小,外周血管阻力降低,左心室功能改善,心肌耗氧量明显减少。它能降低心脏前后负荷,使心肌耗氧量下降;扩张阻力血管,减轻心脏射血阻抗;同时扩张容量血管,减少回心血量,使左心室舒张期末压力和心室壁张力降低,有利于血流向心肌缺血区流动;改善冠脉侧支循环,增加缺血区血流量。临床上主要用于心绞痛、急性心肌梗死及难治性充血性心力衰竭。不良反应有面部发红、血压下降,反射性心率加快;用于扩张颅内血管,故颅内压增高者慎用。本类药物易产生耐受性,但停药一段时间可消退。

2. 普萘洛尔　为β受体阻滞剂。其作用机制是拮抗心肌β_1受体,减慢心率,降低心肌收缩力,从而降低心肌耗氧量,延长舒张期,使心内膜下层血流量增加。同时使回心血量增加以及抑制心肌收缩力,从而使心室容积增大,心室射血时间延长,故普萘洛尔合用硝酸酯类可协同降低心肌耗氧量,提高疗效和减轻不良反应。临床上主要用于劳力性心绞痛,对兼有高血压和心律失常的心绞痛患者尤为适用。对变异型心绞痛无效。房室传导阻滞和支气管哮喘患者禁用。

3. 硝苯地平　为二氢吡啶类钙通道阻滞剂。其药理作用是抑制钙离子经细胞膜流入血管平滑肌和心肌细胞,干扰钙离子内流,降低细胞内钙离子水平,改变心肌收缩性、电生理和血管张力。硝苯地平扩张冠状动脉的作用强,可解除冠状动脉痉挛,对变异型心绞痛效果较好。该药可扩张外周血管引起血压降低,可反射性兴奋心脏使心率加快,增加心肌耗氧量。对稳定型心绞痛效果不如β受体阻滞剂,两者合用可提高疗效,不良反应也相应减少。常见不良反应有面色潮红、血压降低、头痛、心悸和踝部水肿。

4. 尼可地尔　为新型血管扩张药,既可以释放一氧化氮,增加血管平滑肌细胞内cGMP的生成,又能激活血管平滑肌细胞膜K^+通道,促进K^+外流,引起细胞超极化,阻止Ca^{2+}内流。主要扩张冠状动脉的输送血管,用于变异型心绞痛,且不易产生耐受性。

三、常用中药及其复方作用及作用机制

中药治疗心绞痛主要的作用机制是扩张冠状动脉,增加冠脉血流量,保护心肌细胞。常用的药物有黄杨宁片,参麦注射液,失笑散,复方丹参滴丸,地奥心血康胶囊,葛根素,丹参酮II_A磺酸钠,天保宁片(银杏叶片)等。

1. 黄杨宁片　由从中国黄杨及同科属植物中提取物的有效成分环维黄杨星D与赋形剂压制而成。黄杨宁片能直接扩张冠状动脉,增加冠脉血流量,改善心肌缺血,降低心肌耗氧量,并具有增加心肌收缩力及抗心律失常作用。

2. 参麦注射液　由红参、麦冬组成。能益气生津,止渴固脱。具有抗休克、抗心律失常、强心、调节血压等作用,能改善冠脉血流量,减少心肌耗氧量,对心肌细胞具有修复、保护作用。

3. 失笑散　由蒲黄、五灵脂二味中药组成。功能活血祛瘀,散结止痛。现代药理研究表明失笑散有抗心肌缺血作用。

4. 复方丹参滴丸　由丹参、三七、冰片组成,舌下含服或口服吸收快,3~5分钟即发生作用,使用方便。功效为活血化瘀,理气止痛,芳香开窍。主要有抗心肌缺血、缺氧、扩张冠脉作用。本品中三七所含三七皂苷Rb能改善结扎家兔冠脉前降支的缺血心电图。在急性心肌梗死的犬实验中,冰片可减慢心率和降低心脏动-静脉血氧差,有利于心绞痛的治疗。

本品尚有抗血小板活性,抗自由基作用。

5. 地奥心血康胶囊　能活血化瘀,宣痹通阳,芳香温通,补益调气。对各型心绞痛均有较好疗效,这与其扩张冠状动脉,抗血小板聚集,降血脂及改善血液流变性,增加冠脉血流量,缓解心肌缺血有关。

6. 葛根素　是从豆科植物野葛的干燥根中提取的黄酮苷。具有降压,扩张冠状血管、脑血管及外周血管,增加血流量,改善心肌代谢,抗心肌缺血,降低心肌耗氧量,抗心律失常,改善外周微循环,抑制血小板聚集等作用。

7. 丹参酮ⅡA磺酸钠　是从丹参中分离的二萜醌类化合物丹参酮ⅡA经磺化而得的一种水溶性物质。本品能增加冠脉血流量,改善缺氧后引起的心肌代谢紊乱,从而提高心肌耐缺氧能力;还有显著保护红细胞膜的作用;对心肌梗死模型动物有缩小梗死面积的效应;在一定剂量下尚有增强心肌收缩力的作用;毒性小。

8. 天保宁片(银杏叶片)　由银杏叶提取物制成,主要成分为单黄酮类、双黄酮类及银杏内酯类等。天保宁片功能活血化瘀,通脉舒络。药理实验证明,本品能扩张冠状动脉,抗心肌缺血缺氧,改善微循环,降低心肌耗氧量;清除对心脑血管内皮细胞有毒害的自由基,提高红细胞超氧化歧化酶(E-SOD)活性,拮抗血小板活化因子,同时可抑制血小板聚集和血栓形成。

四、应避免联合使用的中西药物及作用机制

1. 尼可地尔与消渴丸　消渴丸中含有格列本脲,格列本脲为钾通道阻滞剂,而尼可地尔为钾通道开放剂。格列本脲与尼可地尔合用,后者的冠脉舒张作用被抵消,减弱了抗心绞痛作用。

2. 舒筋活络酒与硝酸甘油　舒筋活络酒中含有乙醇,据报道乙醇和硝酸甘油合用可能出现低血压,其作用机制可能与两者都可以引起血管扩张有关。因此患者将两者合用时可能会出现心血管性虚脱。

3. 华山参片与硝酸甘油　华山参片会减弱硝酸甘油舌下含服的作用。华山参片的主要成分是莨菪碱、东莨菪碱、阿托品等,能阻断M受体,减少唾液分泌,使舌下含服的硝酸甘油崩解缓慢,从而影响其吸收。

五、中西药联用能增效减毒的相关药物及作用机制

(一) 与硝酸甘油联用的药物

1. 黄杨宁片　由于本品与硝酸甘油作用方向一致,故联用取其各自之长,协同改善冠心病心绞痛症状及S-T、T改变(缺血性)。

2. 参麦注射液　参麦注射液功能益气生津,止渴固脱。具有抗休克、抗心律失常、强心、调节血压等作用,这些药理作用可能使本品与硝酸甘油联用,减轻或消除硝酸甘油单独使用出现的各种不良反应(低血压、反射性心动过速、搏动性头痛等)。参麦注射液能改善冠脉血流量,减少心肌耗氧量,对心肌细胞具有修复、保护作用;可对抗垂体后叶素诱发的大鼠心肌缺血时的心电图变化,与硝酸甘油作用方向一致,故联用有协同作用,治疗冠心病心绞痛疗效理想,达到标本同治的目的。

3. 复方丹参滴丸　硝酸甘油与复方丹参滴丸均能扩张冠状动脉,改善心肌血供,抗血小板聚集等,故联用有协同增效作用,能减少硝酸甘油用量而减轻不良反应。

(二) 与硝酸异山梨酯联用的药物

1. 地奥心血康胶囊　功能:活血化瘀,宣痹通阳,芳香温通,补益调气。对各型心绞痛

均有较好疗效,这与其扩张冠状动脉、抗血小板聚集、降血脂及改善血液流变性、增加冠脉血流量、缓解心肌缺血有关。与硝酸异山梨酯同样可以使心绞痛发作次数减少,发作时间缩短,心绞痛程度减轻,活动耐量增加,住院时间缩短。因此,两药联用相互协同,提高疗效。单用地奥心血康胶囊的部分患者心率减慢,但无传导阻滞发生。然而心肌耗氧量主要取决于心脏前后负荷、心率及心肌收缩力。一定程度的心率减慢有利于降低氧耗,稳定心绞痛。同时硝酸异山梨酯能扩张外周血管,减少心脏负荷,还可以使心率加快,两药联用取长补短,既有协同又能拮抗不良反应,故疗效好,不良反应少,安全可靠,特别适合老年、血容量不足以及对扩血管药敏感的患者。

2. 天保宁片　天保宁片具有活血化瘀的独特药理作用,既降低血液黏度,促进血液循环,又可改善缺血性心电图变化。与硝酸异山梨酯作用方向一致,故联用起协同作用,从而提高疗效。同时,硝酸异山梨酯虽起效快,但作用不持久,而天保宁片能改善这一缺陷,两药合用有互补作用。

3. 复方丹参滴丸　由于硝酸异山梨酯与复方丹参滴丸作用方向一致,两药联用起协同作用,既能提高疗效,又可减少硝酸异山梨酯剂量,避免单独用药疗效不佳、不良反应多的缺陷。

（王　伟　柴欣楼　黄晓巍）

复习思考题

1. 简述高血压治疗时中西降压药物的选择。
2. 简述心肌病分类及中西药物治疗情况。
3. 简述心律失常治疗时中西药联用的相关药物及作用机制。
4. 简述动脉粥样硬化治疗时中西药联用的相关药物及作用机制。
5. 简述心绞痛中西药物治疗情况。

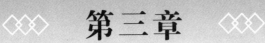

第三章

消化系统疾病的中西药物配伍与合理应用

学习目标

1. 掌握消化性溃疡,胃肠功能紊乱,慢性腹泻,脂肪性肝病的中西药配伍机制。
2. 熟悉慢性胃炎的中西药配伍机制。
3. 了解消化系统疾病常用中西药物的药理作用。

第一节　消化性溃疡

一、概述

（一）疾病介绍

消化性溃疡主要指发生于胃及十二指肠的慢性溃疡,是一种多发病、常见病。其临床特点为慢性过程,周期发作,中上腹部节律性疼痛。胃溃疡的形成因素较多着重于胃黏膜屏障的削弱和胃泌素分泌的增加,而十二指肠溃疡的形成因素则较多着眼于壁细胞总体的增大。

幽门螺杆菌（*Helicobacter pylori*,Hp）是一种微需氧革兰氏阴性菌,寄居于胃和十二指肠黏液层与黏膜细胞之间。Hp 可产生尿素酶而生成氨,中和胃酸而反馈性促进胃酸分泌;分泌黏液酶降解黏液;分泌磷脂酶 A_2 破坏消化道黏膜的细胞膜。

（二）中西药物治疗情况

1. 西药治疗　治疗消化性溃疡的药物可分为抑制胃酸分泌的药物和保护胃黏膜的药物两大类,主要起缓解症状和促进溃疡愈合的作用,常与根除幽门螺杆菌治疗配合使用。

2. 中药治疗　中医学认为,本病初起多属邪实,有寒凝、食积、气滞之异,病久则可出现化火、夹湿、损及血络等变证出现。结合辨证论治,用药以温中,理气,消导为主。

二、常用西药药物作用及作用机制

1. 抑制胃酸药物　H_2 受体拮抗剂（H_2RA）可抑制基础胃酸及刺激诱发的胃酸分泌,以前一作用为主,而后一作用不如质子泵抑制剂（PPI）充分。各种 H_2 受体拮抗剂的溃疡愈合率相近,不良反应发生率均较低。西咪替丁可通过血-脑屏障,偶有精神异常等不良反应;与雄激素受体结合而影响性功能。雷尼替丁、法莫替丁和尼扎替丁上述不良反应较少。

质子泵抑制剂（PPI）作用于胃壁细胞胃酸分泌终末步骤中的关键酶 H^+-K^+-ATP 酶,使其不可逆失活,因此抑酸作用比 H_2RA 更强且作用持久。与 H_2RA 相比,PPI 促进溃疡愈合的速度较快、溃疡愈合率较高,因此特别适用于难治性溃疡或非甾体抗炎药相关性溃疡患者不能停用 NSAID 时的治疗。

2. 保护胃黏膜药物 硫糖铝和枸橼酸铋钾因兼有较强抑制幽门螺杆菌作用,可作为根除幽门螺杆菌联合治疗方案的组分,但要注意此药不能长期服用,因过量蓄积会引起神经毒性。米索前列醇具有抑制胃酸分泌、增加胃十二指肠黏膜的黏液及碳酸氢盐分泌和增加黏膜血流等作用,主要用于非甾体抗炎药相关性溃疡的预防,但腹泻是常见不良反应,因会引起子宫收缩,故孕妇忌服。

3. 根除幽门螺杆菌治疗 凡有幽门螺杆菌感染的消化性溃疡,无论初发或复发、活动或静止期、有无合并症,均应予以根除幽门螺杆菌治疗。在体内具有杀灭幽门螺杆菌作用的抗生素有克拉霉素、阿莫西林、甲硝唑(或替硝唑)、四环素、呋喃唑酮、某些喹诺酮类如左氧氟沙星等。质子泵抑制剂及胶体果胶铋也能抑制幽门螺杆菌,与上述抗生素有协同杀菌作用。

三、常用中药及其复方作用及作用机制

1. 苍术 本品为菊科植物茅苍术或北苍术的干燥根茎。其治疗胃溃疡的主要作用机制为:茅苍术及北苍术对幽门结扎型溃疡、幽门结扎-阿司匹林溃疡、应激性溃疡有较强的抑制作用,同时对幽门结扎型溃疡、幽门结扎-阿司匹林溃疡动物的胃液量、总酸度、总消化能力均有显著抑制作用。但对胃泌素等胃酸分泌刺激剂未见拮抗作用。北苍术对胃液分泌的抑制作用与抑制类固醇激素的释放有关。苍术水溶性成分可使胃黏膜组织血流量增加,并能增强胃黏膜防御因子的作用。

2. 厚朴 本品为木兰科植物厚朴或凹叶厚朴的干燥干皮、根皮和枝皮。治疗胃溃疡的主要作用机制为:厚朴及其成分对幽门结扎型溃疡及拘束应激性溃疡均有明显对抗作用,尤以姜炙厚朴作用较强。厚朴酚能明显对抗应激所致胃酸分泌增加,减轻应激性溃疡的发生。厚朴酚的抗溃疡、抗分泌作用主要与其中枢性的分泌抑制有关。

四、应避免联合使用的中西药物及作用机制

1. 抗酸药与丹参片 患者胃、十二指肠溃疡伴冠心病时发心绞痛,服氧化镁、碳酸钙与丹参片治疗时丹参片药效降低。因丹参片主要活性成分丹参酮分子中有呋喃并菲的母核,并有邻醌式结构,还有 3 个酚性成分。这些结构上的羟基氧、酮基氧会为抗酸药中的金属离子(Ca^{2+}、Mg^{2+}等离子)的空轨道,产生结合效应形成络合物,从而降低丹参片的生物利用度,影响疗效。

2. 碳酸氢钠与保和丸 患者胃、十二指肠溃疡,反酸,消化不良,不思饮食,服碳酸氢钠片与保和丸治疗,同服可使前者药效降低。保和丸中主要组成山楂的主要成分为绿原酸、咖啡酸、柠檬酸、抗坏血酸、山楂酸、乌苏酸等有机酸。若与弱碱性药物碳酸氢钠合用,便发生酸碱中和反应,使碳酸氢钠失去治疗作用。

五、中西药联用能增效减毒的相关药物及作用机制

(一) 与抗酸药联用的药物

1. 碳酸氢钠等与广木香等 口服溃疡散Ⅰ号(含广木香、肉桂、佛手、鸡内金、荜茇、高良姜、碳酸氢钠、碱式碳酸铋)可以治疗胃、十二指肠溃疡。本方具有缓解症状、改善食欲、疗程短、疗效高、经济易得等特点。广木香、佛手、肉桂等能解除胃肠平滑肌痉挛,促进消化液分泌。广木香、高良姜、肉桂等对 Hp 有抑菌作用。鸡内金口服后,胃液分泌量、酸度及消化能力均见增高。高良姜、荜茇均有温中散寒、健胃作用。西药碳酸氢钠中和胃酸,碱式碳酸铋收敛,对溃疡面有保护作用。诸药配伍,可产生解痉镇痛、中和胃酸、抗 Hp 及保护溃疡面

的协同作用,从而促进溃疡愈合。

2. 氢氧化铝、氧化镁与白芍、白及　复方制剂胃宁Ⅱ号(白芍、白及、氢氧化铝,氧化镁,为一日量,制成片剂),治疗胃、十二指肠溃疡。氢氧化铝为常用抗酸药,能保护溃疡面,但常引起便秘,合用氧化镁可以纠正。白及功能收敛止血、消肿生肌,有抗 Hp 作用。其主要成分白及胶(黏液质)对溃疡面有良好保护作用,能促进溃疡愈合。白芍功能养血柔肝、缓冲止痛、敛阴收汗,有直接解除胃肠平滑肌痉挛、镇静、镇痛、抗 Hp 及消炎作用。四种药物联用,能发挥抗酸、抗 Hp、保护溃疡面、促进溃疡愈合的协同作用。

（二）与 H_2 受体拮抗剂联用的药物

西咪替丁与三七、白及　三七粉活血化瘀,止血止痛,改善微循环,促进炎症吸收,有利于胃黏膜修复,瘢痕吸收,使疼痛缓解。白及收敛止血愈疮,消肿生肌,增强胃黏膜屏障,促进溃疡面的修复和愈合。体外试验证实三七、白及对 Hp 有抑制作用,两药联用可起到协同作用;与 H_2 受体拮抗剂西咪替丁配合,一方面改善溃疡周围的血液循环,使阻塞或受压血管血流畅通,有利于西咪替丁在局部的渗透和分布,加强抑制胃酸分泌效果,减少对溃疡面的攻击;另一方面抑制 Hp,达到标本兼治的作用,从而提高溃疡的愈合质量,减少复发。

（三）与质子泵抑制剂联用的药物

奥美拉唑与胃苏颗粒　中成药胃苏颗粒由紫苏梗、香附、陈皮、香橼、佛手、枳壳、槟榔、炒鸡内金等组成。功能:理气消胀,和胃止痛。主要有抑制胃酸分泌,降低胃蛋白酶活力,保护胃黏膜损伤、促进胃肠蠕动等作用。临床证实有抑制 Hp、抑制胆汁反流的效果。奥美拉唑特异性地作用于胃黏膜壁细胞,降低壁细胞中 H^+-K^+-ATP 酶的活性,从而抑制基础胃酸和刺激引起的胃酸分泌。奥美拉唑与胃苏颗粒均有抑制胃酸分泌、促进溃疡愈合的作用,故两药联用起协同作用。

（四）与 M 胆碱受体阻断药联用的药物

胃痛宁片(甘草、海螵蛸粉、木香、陈皮、白术、小檗碱、氯氮䓬、阿托品)治疗十二指肠溃疡的疗效优于西咪替丁,主要表现在溃疡愈合时间缩短、复发率降低。胃痛宁片中甘草含甘草皂苷(水解后为甘草次酸)、总黄酮,具有抑制胃酸分泌、降低胃蛋白酶活性、缓解平滑肌痉挛、保护胃黏膜屏障的作用。海螵蛸有中和胃酸、收敛、止血、促进溃疡面炎症吸收,减轻局部疼痛作用;所含胶质及有机质与胃液作用后,可在溃疡面上形成一层保护膜覆盖其上,使出血趋于凝结。其能与甘草协同抗酸、保护溃疡面。小檗碱具有抑杀 Hp 作用,能消除溃疡边缘的炎症,促使溃疡愈合。木香健胃、解痉及抑制 Hp,能与小檗碱协同抑制 Hp、消炎。白术有强壮作用,故能调节整体。氯氮䓬镇静,阻断皮层内脏恶性循环。阿托品与上述中药配伍,有利于中药在溃疡面的附着,充分发挥持久稳定地抗酸、抑制 Hp 及消炎、解痉镇痛、保护溃疡面的协同作用,加速溃疡愈合。

（五）胃泌素受体拮抗剂与中药联用的药物

复方丙谷胺片中含有丙谷胺,加入适量甘草、白芍、冰片组成,临床适用于胃及十二指肠溃疡患者。丙谷胺为胃泌素受体拮抗剂,具有抗胃泌素作用,其控制胃酸和抑制胃蛋白酶的分泌效果较好,并对胃黏膜有保护和促进愈合作用。甘草所含甘草次酸对大鼠胃黏膜内磷酸二酯酶有选择性抑制作用,能增高幽门和贲门黏膜内 cAMP 的含量而抑制胃酸的分泌;甘草浸膏能直接吸附胃酸,并覆盖于溃疡面,从而保护了胃黏膜。

（六）与枸橼酸铋钾联用的药物

枸橼酸铋钾与三七合用治疗 Hp 阳性的活动期消化性溃疡患者。三七对 Hp 有抑菌作用,当与对胃黏膜有保护、促进黏液分泌及对 Hp 有杀灭作用的枸橼酸铋钾颗粒联用,可产生协同作用,增强对 Hp 的杀灭,使 Hp 致病力下降,并能调节免疫功能,有利于提高消化性溃疡的愈合率和降低复发率。

（七）与抗幽门螺杆菌药联用的中药

呋喃唑酮与黄芪建中汤　呋喃唑酮有明显抑制胃酸分泌作用，并能渗入黏膜内，其治疗溃疡病的机制之一是呋喃唑酮能抑制脑和肠道的单胺氧化酶，此抑制作用与溃疡愈合相关。另一机制是呋喃唑酮能杀灭 Hp，使溃疡愈合后减少复发机会。黄芪建中汤方中黄芪、桂枝、白芍、甘草均对 Hp 有抑菌作用，故在呋喃唑酮抗溃疡作用基础上，黄芪建中汤继续发挥协同作用，抑制胃液分泌、降低胃液酸度、抗 Hp、消炎、解痉镇痛、镇静、改善溃疡局部营养状态，从而加速溃疡愈合。

第二节 慢 性 胃 炎

一、概述

（一）疾病介绍

慢性胃炎系指不同病因引起的各种慢性胃黏膜炎症病变，是一种常见病，其发病率在各种胃病中居首位。常见有慢性浅表性胃炎、慢性糜烂性胃炎和慢性萎缩性胃炎。后者因黏膜肠上皮化生，常累及贲门，伴有 G 细胞丧失和胃泌素分泌减少，也可累及胃体，伴有泌酸腺的丧失，导致胃酸、胃蛋白酶和内源性因子的减少。

（二）中西药物治疗情况

1. 西药治疗

（1）根除幽门螺杆菌：成功根除幽门螺杆菌可改善胃黏膜组织学、可预防胃炎演进为消化性溃疡，并可降低胃癌发生的危险性、改善部分患者消化不良症状。常用抗生素：阿莫西林，甲硝唑，呋喃唑酮等。

（2）消化不良症状的治疗：对于慢性胃炎伴有消化不良症状的患者，主要使用抑酸或抗酸药、促胃肠动力药、胃黏膜保护药等，这些药物除对症治疗作用外，对胃黏膜上皮修复及炎症也有一定作用。

（3）自身免疫性胃炎的治疗：目前尚无特异治疗，有恶性贫血时注射维生素 B_{12} 后，贫血可获纠正。

2. 中药治疗　本病属"反胃""吐酸""痞满""胃痛"范畴，脾胃虚寒或胃中积热，痰浊阻胃，瘀血积结等是本病的病机，根据病机结合临床，宜选用温中、理气、活血、化痰等药物。

二、常用西药药物作用及作用机制

1. 抑制胃酸药物　H_2 受体拮抗剂可抑制基础胃酸及低血糖等刺激诱发的胃酸分泌。西咪替丁可通过血-脑屏障，偶有神经异常不良反应；与雄激素受体结合而影响性功能。

质子泵抑制剂（PPI）作用于胃壁细胞胃酸分泌终末步骤中的关键酶 H^+-K^+-ATP 酶，使其不可逆失活，因此抑酸作用比 H_2RA 更强且作用持久。

2. 保护胃黏膜药物　主要代表药物硫糖铝和枸橼酸铋钾因兼有较强抑制幽门螺杆菌作用，可作为根除幽门螺杆菌联合治疗方案的组分，但要注意此药长期服用，会因过量蓄积而引起毒性。

3. 根除幽门螺杆菌治疗　质子泵抑制剂及胶体铋体内能抑制幽门螺杆菌，与上述抗生素有协同杀菌作用。

三、常用中药及其复方作用及作用机制

1. 木香　本品为菊科植物木香的干燥根。治疗慢性胃炎的主要作用机制为：木香丙酮提取物对胃黏膜有保护作用。

2. 川芎　本品为伞形科植物川芎的干燥根茎。治疗慢性胃炎的主要作用机制为：本品能增加胃壁结合黏液量，减少丙二醛含量，降低胃排空率，保护胃黏膜。

3. 延胡索　本品为罂粟科植物延胡索的干燥块茎。治疗慢性胃炎的主要作用机制为：延胡索有保护实验性胃溃疡的作用，活性成分四氢巴马汀对饥饿诱发的胃酸分泌有一定的抑制作用。

4. 栀子　本品为茜草科植物栀子的干燥成熟果实。治疗慢性胃炎的主要作用机制为：栀子乙醇提取液可激动 M 受体，使肠管的紧张度增加，蠕动减少。但高浓度乙醇提取液反而使肠平滑肌松弛，致小肠蠕动完全抑制。栀子主要成分京尼平苷能抑制自发性胃蠕动及毛果芸香碱诱发的胃收缩，但作用维持时间短。京尼平苷可减少胃液分泌，降低总酸度。

5. 大黄　本品为蓼科植物掌叶大黄、唐古特大黄或药用大黄的干燥根及根茎。治疗慢性胃炎的主要作用机制为：大黄小剂量可促进胃液分泌，对离体胃有促进胃运动的作用，大剂量对胃蛋白酶有抑制作用。

6. 半夏　本品为天南星科植物半夏的干燥块茎。治疗慢性胃炎的主要作用机制为：半夏能显著抑制胃液分泌，抑制胃液酸度。降低游离酸和总酸酸度，并能抑制胃蛋白酶活性，对急性胃黏膜损伤有保护和促进恢复作用。

7. 何首乌　本品为蓼科植物何首乌的干燥块根。治疗慢性胃炎的主要作用机制为：何首乌提取物可使其外周血网织红细胞比例上升。

8. 阿胶　本品为马科动物驴的干燥皮或鲜皮经煎煮、浓缩制成的固体胶，含有多种金属元素。治疗慢性胃炎的主要作用机制为：阿胶明显改善失血性贫血者的血红蛋白及红细胞数，还可使白细胞数明显增加；可显著缩短激活凝血酶原的时间，并增加血小板数量。

9. 枸杞子　本品为茄科植物宁夏枸杞的干燥成熟果实。治疗慢性胃炎的主要作用机制为：增强造血功能。枸杞多糖可促进正常小鼠骨髓造血干细胞（CFU-s）增殖，明显增加骨髓单系细胞（CFU-GM）数量，促进 CFU-GM 向粒系分化。

10. 当归　本品为伞形科植物当归的干燥根。治疗慢性胃炎的主要作用机制为：当归多糖能促使外周血中红细胞、白细胞、血红蛋白等含量增加。

11. 冬虫夏草　本品为麦角菌科真菌冬虫夏草菌寄生在蝙蝠蛾科昆虫幼虫上的子座及幼虫尸体的复合体。治疗慢性胃炎的主要作用机制为：冬虫夏草能明显提高骨髓 CFU-E 和 BFU-E 产率，并能对抗三尖杉酯碱对造血功能的损害。虫草结晶经体内作用可促进造血干细胞（CFU-S）增殖，使更多的 CFU-S 由 G_0 期进入 S 期。

四、应避免联合使用的中西药物及作用机制

阿胶含有金属离子，甘草、鹿茸、白术、延胡索、木香、枳壳、厚朴、茯苓、熟地黄、栀子、丹参、鸦胆子有抑制胃酸分泌作用，都会影响四环素吸收，故前述中药不宜与四环素同时服用。

五、中西药联用能增效减毒的相关药物及作用机制

1. 根除幽门螺杆菌的药物与鸦胆子　根除 Hp 的药物可改善部分患者消化不良症状，可预防胃炎演进为消化性溃疡。常用抗生素：阿莫西林、四环素、甲硝唑、呋喃唑酮等。鸦胆子有抗胃酸、抑制胃蛋白酶和抗幽门螺杆菌作用，联合用药可产生增效作用。

2. 改善消化不良症状的药物与相关中药 有消化不良症状而伴有慢性胃炎的患者,主要使用抑酸或抗酸药、促胃肠动力药、胃黏膜保护药等。

茯苓、熟地黄、栀子、丹参等有抑制胃酸、胃黏膜保护作用的中药,同时也有抑制胃肠蠕动的作用,有可能加重本病的消化不良症状,宜与促胃肠动力药合用以减轻不良反应。

冬虫夏草、鹿茸有雄激素样作用,与西咪替丁联用可降低其不良反应。

半夏、白术、厚朴、党参、大黄既有促胃肠蠕动作用,又有抗胃酸、胃蛋白酶作用。

3. 治疗自身免疫性胃炎的药物与相关中药 目前尚无特异治疗,茯苓、冬虫夏草、当归、熟地黄、阿胶、枸杞子、何首乌有抗贫血作用,与维生素 B_{12} 合用有增效作用。

第三节 胃肠功能紊乱

一、概述

(一)疾病介绍

胃肠功能紊乱是由生物、心理、社会因素共同作用而引起的胃肠感知动力障碍性疾病,表现为慢性或反复发作的胃肠道症状,用形态学或生化异常无法解释症状的一组综合征,涉及部位包括食管、胃、十二指肠、肠道、胆道、肛门等。本病是一组消化系统的常见病。

1. 功能性便秘 便秘主要是指粪便干结,排便困难或有不尽感以及在不使用通便药时无法完全排空粪便。

2. 癔球 中医称为"梅核气",是患者在主观上感觉咽部有某种东西或团块,在咽底部环状软骨水平处引起胀满、受压或阻塞等不适感,也被称为环咽部运动障碍,以绝经期女性多见。患者在发病中多有精神因素和强迫观念参与。病因包括环咽部运动障碍、神经肌肉疾病和局部损害等。发病机制可能与咽肌或上食管括约肌的功能失调有关,临床表现主要为特殊形式的咽下困难,因咽部异物感经常做吞咽动作以求解除症状等。用食管镜和直接喉镜检查不能发现咽食管部有任何器质性病变或异物。

3. 嗳气 也叫神经性嗳气,患者有反复发作的连续性嗳气,企图通过嗳气来解除患者本人认为是胃肠充气所造成的腹部不适的饱胀。事实上本病亦有可能与癔症有关,多在有人时发作,与进食无关。

4. 功能性呕吐 表现为反复呕吐,有明显的心理病因而无导致呕吐的器质性病理改变。

5. 神经性厌食 是一种以厌食、严重的体重减轻和/或闭经为主要表现而无器质性基础的病症。病因可能是精神因素、社会文化等综合作用的结果,女性多见,患者常伴有神经内分泌功能失调,表现为闭经、低血压、心动过缓、体温过低、贫血、水肿等。

6. 功能性消化不良 指出现餐后饱胀、早饱感、上腹痛或上腹烧灼感等特异性的症状,并排除可引起这些症状的器质性、全身性或代谢性疾病。

7. 肠易激综合征 是一种以腹痛或腹部不适,排便习惯和粪便性状的改变为主要临床表现的功能性肠病,排除可引起这些症状的器质性疾病。本病患者以中青年居多,男女比例约1:2,起病隐匿,反复发作或慢性迁延,病程可长达数年至数十年,但对全身健康状况影响很小。本病的病理生理学基础主要是胃肠动力学异常和内脏感觉异常,精神心理障碍是发病的重要因素。精神、饮食等因素常诱使症状复发或加重。根据临床特点可分为腹泻型、便秘型和腹泻便秘交替型。

（二）中西药物治疗情况

胃肠功能紊乱类疾病多与精神心理因素有关,无器质性病理改变,现代化学药在本类疾病的治疗上,以对症治疗为主。中医药在本类胃肠病的治疗中经验丰富,方药众多,可通过辨证施治而灵活用药。

二、常用西药药物作用及作用机制

1. 功能性便秘治疗药物

（1）容积性泻药:主要包括可溶性纤维素（果胶）和不可溶性纤维（植物纤维、木质素等）。本类药物在肠道内不能被消化,能加速结肠和全胃肠道运转,吸附水分,使大便松软易排,缓解便秘及排便紧迫感,因安全性高,常为治疗本病的首选。

（2）促肠分泌药:如鲁比前列酮,本品为氯离子通道激活剂,可选择性活化胃肠道上皮管腔细胞膜上的 2 型氯离子通道,增加肠液的分泌和肠道的运动性,从而增加排便,减轻慢性特发性便秘的症状,且不改变血浆中钠和钾离子的浓度。

（3）润滑性泻药:甘油、矿物油或液状石蜡等肠道不能吸收的油脂类,可润滑肠壁,软化大便,使粪便易于排出。

（4）渗透性泻药:乳果糖、山梨醇、聚乙二醇 4000 具有提高肠道内渗透压而增加肠道内水分的作用,适用于粪便嵌塞的患者或作为慢性便秘者的临时治疗措施。

（5）刺激性泻药:酚酞、双醋酚丁、蓖麻油等。本身或其体内代谢物能够刺激肠壁,使肠蠕动增强,从而促进排便。

（6）促动力药:用于慢传输型便秘,有莫沙必利、伊托必利或选择性作用于结肠的普卡必利。

2. 癔球症（梅核气）　在治疗上可试用钙通道阻滞剂。

3. 嗳气症　也叫神经性嗳气,以心理开导为主,严重者可试用精神镇静类药物。

4. 功能性呕吐　可试用止吐药、抗抑郁药。

5. 神经性厌食　可服用促胃肠动力药和抗抑郁药。

6. 功能性消化不良　非进食性消化不良伴上腹痛、烧灼感为主要症状者使用抑酸药,可选择 H_2 受体拮抗剂,严重者使用质子泵抑制药。伴有胆汁反流者选用铝碳酸镁。腹部胀满者用促胃动力药多潘立酮、莫沙必利、伊托必利等,根据病情可加用根除幽门螺杆菌药、消化酶和益生菌等制剂。如果患者精神症状明显,可试用抗抑郁药阿米替林、氟西汀等。

7. 针对肠易激综合征主要症状的药物治疗

（1）胃肠解痉药:缓解腹痛的短期对症治疗用抗胆碱药物,如匹维溴铵为选择性作用于胃肠道平滑肌的钙通道阻滞剂,对腹痛亦有一定疗效且不良反应少。

（2）止泻药:腹泻症状较重者用洛哌丁胺或地芬诺酯,不宜长期使用。轻症者宜使用吸附止泻药如双八面体蒙脱石、药用炭等。

（3）泻药:常用的有容积性泻药如山梨醇、乳果糖、欧车前制剂和甲基纤维素,润滑性泻药如液状石蜡、甘油等也可选用。

（4）抗抑郁药:对腹痛症状重且精神症状明显者可试用。

（5）肠道菌群调节药:如双歧杆菌、乳酸菌、酪酸菌等,可纠正肠道菌群失调,对腹泻、腹胀有一定疗效。

三、常用中药及其复方作用及作用机制

（一）通便药

1. 车前子　本品为车前科植物车前或平车前的干燥成熟种子。作用机制:车前子能提

高肠道内水分,增强肠道推进性蠕动,具有一定的致缓泻作用。饭前服用车前子壳能减少胃酸分泌。

2. 通草 本品为五加科植物通脱木的干燥茎髓。作用机制:通草中含有的乳糖能维持肠道中适当的菌丛数,并能促进钙的吸收,故对婴儿具有重要意义。又因为乳糖吸收缓慢,故具有一定的导泻作用。

3. 虎杖 本品为蓼科植物虎杖的干燥根茎和根。离体豚鼠回肠实验证明,其活性成分大黄素可引起肠管肌张力短时增高,振幅增大。

4. 肉苁蓉 本品为列当科植物肉苁蓉或管花肉苁蓉的干燥带鳞叶的肉质茎。作用机制:肉苁蓉的水溶液能使排便时间显著缩短,能引起回肠收缩,并能被阿托品所抑制;还可以提高小肠推进功能,增强肠蠕动,抑制大、小肠对水分的吸收。肉苁蓉润肠通便的有效成分为无机离子和多糖类。

5. 何首乌 本品为蓼科植物何首乌的干燥块根。作用机制:何首乌生用补益力弱而润肠通便功效增强。何首乌浸膏及有效成分大黄酚均可促进肠管运动。

6. 芒硝 本品为硫酸盐类矿物芒硝族芒硝经加工精制而成的结晶体,主要成分为含水硫酸钠($Na_2SO_4 \cdot 10H_2O$)。作用机制:芒硝水溶液可使肠腔渗透压增高,肠液积留肠腔,肠段膨胀,肠内容物体积增大,促进肠蠕动而排出稀便,产生较剧烈的泻下作用。

7. 番泻叶 本品为豆科植物狭叶番泻或尖叶番泻的干燥小叶。作用机制:番泻叶煎剂可导致大肠推进性运动而致泻,其致泻的主要成分为番泻苷 A。番泻叶浸剂可减少肠道对液体的吸收,增加全消化道内容物。

8. 芦荟 本品为百合科植物库拉索芦荟、斑纹芦荟、好望角芦荟的汁液经浓缩的干燥品。作用机制:芦荟苷能明显促进大肠炭末推进,而对小肠炭末推进的速度无影响。

9. 火麻仁 本品为桑科植物大麻的干燥成熟果实。作用机制:火麻仁所含脂肪油内服后在肠道内分解产生脂肪酸,刺激肠黏膜,促进分泌,加快蠕动,减少大肠的水分吸收而产生缓泻作用。

10. 芫花 本品为瑞香科植物芫花的干燥花蕾。作用机制:生芫花与醋制芫花的醇浸剂、水浸剂和煎剂在小剂量时对回肠和小肠均具有兴奋作用,表现为肠蠕动增加、肠平滑肌张力提高。随着剂量加大,则呈现抑制作用,肠蠕动几乎完全抑制,肠平滑肌张力极度松弛。芫花煎剂有腹泻作用。

11. 桃仁 本品为蔷薇科植物桃或山桃的干燥成熟种子。作用机制:桃仁内含 45% 的脂肪油,能提高肠内容物黏膜的润滑性,利于排便。

12. 苦杏仁 本品为蔷薇科植物山杏、西伯利亚杏、东北杏或杏的干燥成熟种子。作用机制:苦杏仁的脂肪油有润肠通便作用。

(二)治疗梅核气的中药

梅核气的发病机制可能是咽肌和/或食管括约肌功能失调所致。在治疗上一般使用钙通道阻滞剂。厚朴中的厚朴酚及和厚朴酚是其肌肉松弛作用的主要活性成分,其机制是钙通道阻滞作用。另外,厚朴煎剂对离体肠平滑肌有明显兴奋作用。半夏为天南星科植物半夏的干燥块茎。作用机制:半夏能显著增强肠道推进性蠕动能力,而能为阿托品所抑制,提示本品作用于乙酰胆碱受体而产生收缩作用。这两种药物对本病的治疗可能是通过兴奋消化道平滑肌、钙通道阻滞作用而调整咽肌和食管括约肌的功能。

(三)有止吐作用的中药

1. 紫苏子 本品为唇形科植物紫苏的干燥成熟果实。作用机制:紫苏子能促进消化液分泌,增强胃肠蠕动。紫苏子有显著止呕作用,水提浸膏作用较优。

2. 连翘　本品为木犀科植物连翘的干燥果实。作用机制为:连翘可止吐,实验表明连翘有显著镇吐作用,连翘煎剂灌服对洋地黄所致的呕吐及阿扑吗啡所致的呕吐均有明显效果,镇吐机制可能在于连翘能抑制延髓的催吐化学感受区。

（四）促胃动力中药

1. 香加皮　本品为萝藦科植物杠柳的干燥根皮。作用机制:抑制胆碱酯酶而发挥拟胆碱作用。

2. 乌药　本品为樟科植物乌药的干燥块根。作用机制:乌药可使胃肠蠕动加速、收缩加强,其作用较温和而持久。乌药煎剂能使胃壁平滑肌的电活动幅值和频率明显增大,有兴奋和增强胃运动节律的作用。

3. 桂枝　本品为樟科植物肉桂的干燥嫩枝。作用机制:桂皮醛能促进胃肠蠕动,增强消化功能。

（五）抑制肠蠕动作用的中药

1. 荆芥　本品为唇形科植物荆芥的干燥地上部分。作用机制:抑制平滑肌运动;荆芥水煎剂对十二指肠平滑肌运动有较强抑制作用;挥发油主要成分薄荷酮对离体肠肌呈现抑制作用。

2. 防风　本品为伞形科植物防风的干燥根。作用机制:抑制平滑肌。防风煎剂能使肠平滑肌收缩幅度明显减弱。

3. 黄芩　本品为唇形科植物黄芩的干燥根。作用机制:黄芩素、黄芩苷可促进胆汁分泌。黄芩煎剂及醇提物能抑制小肠平滑肌,对抗乙酰胆碱所致离体小肠痉挛。

4. 黄连　本品为毛茛科植物黄连、三角叶黄连或云连的干燥根茎。作用机制:灌服小檗碱对正常胃肠的推进能力无明显影响,但可显著对抗蓖麻油、番泻叶等所致腹泻。小檗碱低浓度时兴奋回肠,引起痉挛,而高浓度时则有解痉效果。其兴奋作用似来自其增强胆碱能神经作用,而解痉则系抗乙酰胆碱所致。

5. 熊胆　本品为熊科动物黑熊或棕熊的胆囊内胆汁干燥物。作用机制:熊胆可显著抑制肠蠕动,并有显著的解痉作用,解痉原理同罂粟碱。胆汁酸盐能促进脂肪、类脂质及脂溶性维生素的消化吸收。

6. 川贝母　本品为百合科植物川贝母、暗紫贝母、甘肃贝母、梭砂贝母、太白贝母或瓦布贝母的干燥鳞茎。作用机制:西贝母碱对回肠、十二指肠及小肠有剂量依赖性的松弛作用;能对抗乙酰胆碱、组胺和氯化钡所致的痉挛,此与罂粟碱的解痉作用相似。

7. 赤芍　本品为毛茛科植物芍药或川赤芍的干燥根。作用机制:赤芍煎剂能降低十二指肠张力,明显降低收缩幅度。芍药苷能抑制胃肠平滑肌痉挛,拮抗乙酰胆碱所致痉挛。

8. 青皮　本品为芸香科植物橘及其栽培变种的干燥幼果或未成熟果实的果皮。作用机制:青皮能降低胃肠平滑肌的紧张性收缩,对乙酰胆碱引起的胃肠平滑肌收缩有明显的松弛作用;对组胺引起的肠管收缩具有抑制作用。青皮对胃肠道电生理具有明显的抑制作用;可显著地增加胃肠血流量,且血流量的增加主要是由心血管收缩力加强所致。

四、应避免联合使用的中西药物及作用机制

何首乌、大黄、番泻叶、芦荟含蒽醌类致泻成分,该类成分过量可造成肠上皮细胞的损伤,并与肠道细菌形成色素颗粒,长时间大剂量服用可引起结肠黑变病。

五、中西药联用能增效减毒的相关药物及作用机制

1. 车前子、肉苁蓉、苦杏仁、芒硝、火麻仁、桃仁可提高肠内渗透压,促进肠蠕动,富含油

脂又不含有蒽醌类成分,与容积性泻药、渗透性泻药、润滑性泻药合用可产生协同作用。

2. 匹维溴铵为选择性作用于胃肠道平滑肌的钙通道阻滞药;苍术、栀子、黄芩、黄连、川贝母、赤芍通过抗胆碱作用解除胃肠平滑肌痉挛;茯苓、荆芥、防风直接对胃肠平滑肌起松弛作用;熊胆的胃肠道解痉作用与罂粟碱类似。中西药物合用可增强解痉作用。

3. 止呕中药半夏、生姜、紫苏、连翘可增强止吐药物的作用。

4. 多潘立酮与香砂养胃丸 多潘立酮为胃肠促动力药,可以促进胃排空、增强胃窦和十二指肠运动,协调幽门收缩。而香砂养胃丸温中和胃、健脾化湿,两者联用在胃肠蠕动方面有协同作用,并有抗 Hp、抗溃疡等作用,从而有效缓解上消化道症状,减少复发。

5. 西沙必利为一种新型的促动力药,与治胃灵、复方谷氨酰胺肠溶胶囊、复方芦荟胶囊、四磨汤等合用,疗效明显高于单独使用,其发挥的协同作用对调节胃肠功能紊乱具有良好的作用。

第四节 慢 性 腹 泻

一、概述

(一)疾病介绍

腹泻指排便次数增多(>3 次/d),粪便量增加(>200g/d),含水量增加致粪质稀薄(含水量>85%)。腹泻持续 3~6 周或反复发作,即为慢性腹泻(chronic diarrhea)。腹泻与肠蠕动过快所致的排便次数增多和肛门括约肌松弛失禁的主要区别为每日排便量及其含水量。健康人一般情况下每日解成形便 1 次,粪便量不超过 200~300g。

从病理生理角度分析,腹泻的发病机制主要有以下 4 种类型。但在临床上,不少腹泻往往并非由单一机制引起,而是在多种机制共同作用下发生的。

1. 渗透性腹泻 渗透性腹泻是由于肠腔内存在大量高渗物质(食物或药物),使体液水分大量进入肠腔所致。摄入难吸收物、食物消化不良及黏膜转运机制障碍均可致高渗性腹泻。渗透性腹泻多由糖类吸收不良引起。当肝胆胰疾病导致消化不良时,常伴有脂肪和蛋白质吸收不良,亦可致腹泻。

2. 分泌性腹泻 当某些原因致肠细胞分泌功能增强、吸收减弱或两者并存时,均可引起水和电解质的净分泌增加而引起分泌性腹泻。能引起分泌性腹泻的原因很多,大致分为5 类:

(1)细菌的肠毒素等介质。典型的代表是霍乱,常见急性食物中毒或肠道感染。致病菌产生的肠毒素的作用特点是只促进肠上皮细胞主动分泌,引起肠道内水和电解质净分泌增多,一般不损伤肠黏膜组织。

(2)内源或外源性导泻物质如胆酸、脂肪酸、番泻叶、酚酞等。可引起胃肠道过度分泌和/或促进胃肠蠕动的物质。

(3)肠道淋巴引流障碍、广泛小肠淋巴瘤、肠结核、克罗恩(Crohn)病等。

(4)分泌性直肠或乙状结肠绒毛腺瘤。

(5)先天性氯化物腹泻和先天性钠腹泻。

3. 渗出性腹泻 渗出性腹泻可分为感染性和非感染性两类,前者由细菌、病毒、寄生虫、真菌等引起;后者可由自身免疫、炎症性肠病、肿瘤、放射线、营养不良等引起。

4. 胃肠动力失常 引起肠道运动加速的原因有:①药物,如西沙必利、普萘洛尔等;

②肠神经病变:如糖尿病;③促动力性激素:如甲状腺素、生长抑素、5-HT、P物质、前列腺素等。肠运动加速引起腹泻的常见疾病有:肠易激综合征、甲状腺功能亢进症、糖尿病、胃肠手术、甲状腺髓样癌、类癌综合征等。

（二）慢性腹泻的常见病因

甲状腺功能亢进症、糖尿病、尿毒症、系统性红斑狼疮、结节性多动脉炎、混合性风湿免疫疾病、动脉粥样硬化、食物过敏、慢性肾上腺皮质功能减退、甲状旁腺功能减退、腺垂体功能减退、烟酸缺乏。

（三）中西药物治疗情况

腹泻是症状,治疗应针对病因。但相当部分的腹泻需根据其病理生理特点给予对症和支持治疗。

1. 西药治疗

1）病因治疗:感染性腹泻需根据病原体进行治疗。乳糖不耐受症和乳糜泻需要在饮食环节清除含有相关成分的食物。高渗性腹泻应停食高渗的食物或药物。胆盐重吸收障碍引起的结肠腹泻可用考来烯胺吸附胆汁酸而止泻。治疗胆汁酸缺乏所致的脂肪泻,可用中链脂肪代替日常食用的长链脂肪,前者不需经结合胆盐水解和微胶粒形成等过程,而直接经门静脉系统吸收。

2）对症治疗

a. 纠正腹泻所引起的失水、电解质紊乱和酸碱平衡失调。

b. 对严重营养不良者,应给予营养支持。谷氨酰胺是体内氨基酸池中含量最多的氨基酸,它虽为非必需氨基酸,但它是生长迅速的肠黏膜细胞所特需的氨基酸,与肠黏膜免疫功能、蛋白质合成有关。因此,对弥漫性肠黏膜受损者,谷胺酰胺是黏膜修复的重要营养物质,在补充氨基酸时应注意补充谷胺酰胺。

c. 严重的非感染性腹泻可用止泻药。

2. 中药治疗　本病属中医学"泄泻"范畴,中药主要使用理气药、化湿药、健脾药等,结合辨证灵活论治。

二、常用西药药物作用及作用机制

（一）减弱肠道蠕动类

1. 地芬诺酯　人工合成的哌替啶衍生物,减弱胃肠道推进性蠕动,使肠内容物通过延迟,利于肠内水分的吸收。偶见口干、腹部不适、恶心、呕吐、嗜睡、眩晕、头痛、烦躁、失眠等,大剂量可产生欣快感,长期服用可致依赖性。

2. 洛哌丁胺　本品为氟哌啶醇衍生物,主要作用于胃肠道的阿片μ受体,拮抗肠道平滑肌的收缩和分泌,促进水、电解质及葡萄糖的吸收。止泻作用显著。不良反应有皮疹、瘙痒、口干、腹胀、恶心、厌食、呕吐、头痛、头晕、乏力。严重中毒性、感染性腹泻者、重症肝损害者慎用。

（二）收敛吸附剂

1. 双八面体蒙脱石　加强黏膜屏障的生理功能,防止有害因素对肠黏膜的侵害,可引起轻度便秘。

2. 药用炭　能吸附肠内有害物质。用于食物中毒,也能吸附抗生素等药物,其他药物应在服药用炭前1小时服。

（三）微生态调节剂

1. 双歧三联活菌、嗜酸乳杆菌、粪链球菌活菌制剂　补充有益菌,阻止致病菌的定植和入侵。服用时应停用抗生素。

2. 地衣芽孢杆菌活菌　产生抗菌活性物质,对致病菌有明显的拮抗作用。服用时应停用抗生素,加倍剂量时可出现便秘。

三、常用中药及其复方作用及作用机制

1. 升麻　本品为毛茛科植物大三叶升麻、兴安升麻或升麻的干燥根茎。治疗腹泻的主要作用机制为:升麻对金黄色及白色葡萄球菌、乙型链球菌、白喉杆菌、伤寒杆菌、铜绿假单胞菌、大肠埃希菌、志贺菌属有抑制作用;升麻对消化系统平滑肌紧张性及收缩性具调节作用。

2. 山药　本品为薯蓣科植物薯蓣的干燥根茎。治疗腹泻的主要作用机制为:山药对乙酰胆碱及氯化钡引起回肠的强直性收缩有明显的拮抗作用,并能显著抑制胃排空运动,还可增强小肠吸收功能。

3. 苦参　本品为豆科植物苦参的干燥根。治疗腹泻的主要作用机制为:苦参碱能显著抑制大肠推进性蠕动,明显延缓蓖麻油所致湿粪排出时间,减少排粪量,但对小肠推进功能无明显影响。

四、应避免联合使用的中西药物及作用机制

双八面体蒙脱石和药用炭可对肠道内容物起到吸附和阻止吸收作用,与中药合用时影响有效成分吸收,不宜合用。

双歧杆菌活菌、双歧三联活菌、嗜酸乳杆菌、粪链球菌活菌、地衣芽孢杆菌活菌服用时应停用抗生素。苍术、厚朴、茯苓、陈皮、香附、川楝子、乌药、升麻、黄芩、黄连、桂枝有抗菌作用,不宜与益生菌类制剂合用。

地芬诺酯和洛哌丁胺能减弱胃肠道推进性蠕动而产生止泻作用,与兴奋胃肠平滑肌、促进胃推进性蠕动的中药厚朴、枳实、木香、乌药、黄连、半夏、桂枝、白术联用可能会降低治疗作用。

五、中西药联用能增效减毒的相关药物及作用机制

1. 苍术、厚朴、茯苓、陈皮、香附、川楝子、乌药、升麻、黄芩、黄连、桂枝　有抗菌作用,可以增强抗生素的作用。

2. 地芬诺酯和洛哌丁胺　减弱胃肠道推进性蠕动而产生止泻作用,与有抑制胃肠平滑肌推进性蠕动的中药如茯苓、陈皮、青皮、香附、生姜、荆芥、山药、苦参联用,可增强疗效。

3. 硝苯地平与四神丸　硝苯地平能阻滞钙跨膜内流和细胞器内钙离子的释放,故能抑制肠道平滑肌收缩,解除肠痉挛,调整肠功能紊乱,而起到止泻止痛等作用。四神丸由肉豆蔻、补骨脂、吴茱萸、五味子、大枣组成,功能温肾暖脾,涩肠止泻,具有调节肠道平滑肌活动,增强消化系统功能的作用。两者联合应用能协同一致地抑制肠道平滑肌收缩,解除肠痉挛,调节肠功能,从而提高临床疗效。

第五节　脂肪性肝病

一、概述

(一)疾病介绍

脂肪性肝病(fatty liver disease)是指脂肪(主要是甘油三酯)在肝脏过度沉积的临床病

理综合征。脂肪性肝病发病率的不断升高与生活水平和生活方式的改变密切相关,据报道其发病率可高达10%左右,而且发病年龄呈年轻化趋势。目前在我国脂肪性肝病的危害已仅次于病毒性肝炎。在临床上,脂肪性肝病根据病因可分为非酒精性脂肪性肝病(non-alcoholic fatty liver disease,NAFLD)和酒精性脂肪性肝病(alcoholic fatty liver disease)。

1. 非酒精性脂肪性肝病　包括单纯性脂肪性肝病以及由其演变的脂肪性肝炎和肝硬化。胰岛素抵抗和遗传易感性与其发病关系密切。肥胖、2型糖尿病、高脂血症等单独或共同成为NAFLD的易感因素,NAFLD现已成为我国常见的慢性肝病之一。

肝细胞内脂质沉积的代谢异常可能与下列几个环节有关。①脂质摄入异常:高脂饮食、高脂血症;②线粒体功能障碍;③合成甘油三酯增多;④极低密度脂蛋白(VLDL)合成不足或分泌减少,导致甘油三酯运出肝细胞减少。NAFLD形成的病理生理改变主要有以下2个方面:①胰岛素抵抗,引起良性的肝细胞内脂质沉积;②氧应激和脂质过氧化,是疾病进展的关键。

2. 酒精性肝病(alcoholic liver disease)　是由于长期大量饮酒所致的肝脏疾病。饮酒量平均每日摄入乙醇80g,持续10年以上会发展为酒精性肝硬化,短期反复大量饮酒可发生酒精性肝炎。相同的乙醇摄入量下,女性比男性易患酒精性肝病。其他肝病(如乙型或丙型肝炎病毒感染)可增加酒精性肝病发生的危险性,并可使酒精性肝损害加重。

乙醇对肝的损害可能涉及下列几种机制:①乙醇在肝微粒体乙醇氧化酶途径中产生的活性氧对肝组织的损害;②肝脏微循环障碍和低氧血症;③乙醛-蛋白加合物作为新抗原,诱导细胞及体液免疫反应;④乙醇代谢过程消耗烟酰胺腺嘌呤二核苷酸(NAD)而使其还原产物NADH与NAD比例失常,是导致高脂血症和脂肪肝的原因之一。

3. 临床表现

(1) 非酒精性脂肪性肝病:起病隐匿,发病缓慢,常无症状。少数患者可有乏力、右上腹轻度不适、肝区隐痛或上腹胀痛等非特异症状。严重脂肪性肝炎可出现黄疸、食欲缺乏、恶心、呕吐等症状。

常规体检部分患者可发现肝大。发展至肝硬化失代偿期则其临床表现与其他原因所致的肝硬化相似。

(2) 酒精性脂肪肝:酒精性脂肪肝的临床表现与NAFLD相似。患者有长期饮酒史,发病常发生在近期(数周至数个月)大量饮酒后,出现全身不适、食欲缺乏、恶心呕吐、乏力、肝区疼痛等症状。可伴有慢性酒精中毒的其他表现,如精神神经症状、慢性胰腺炎等。

(二) 中西药物治疗情况

1. 西药治疗　目前临床用于治疗NAFLD的药物有以下几种:多烯磷脂酰胆碱、S-腺苷甲硫氨酸和维生素E。酒精性脂肪肝的药物治疗除了按NAFLD的治疗方式使用多烯磷脂酰胆碱、S-腺苷甲硫氨酸等药物外,还要根据本病的病因特点使用美他多辛和糖皮质激素。

2. 中药治疗　本病根据病情进展情况,一般可辨证为"胁痛""臌胀"等,用药上以理气药、活血药、化湿药、化瘀药等为主。

二、常用西药药物作用及作用机制

1. 多烯磷脂酰胆碱　通过直接影响膜结构,使受损的肝功能和酶活力恢复正常;调节肝脏的能量平衡;促进肝组织再生;将脂肪和胆固醇转化成容易代谢的形式;稳定胆汁分泌。

2. S-腺苷甲硫氨酸　是一种改善细胞代谢的生化药物,通过质膜磷脂和蛋白质的甲基化影响其流动性和微黏性,通过转硫基化增加肝内谷胱甘肽、硫酸根及牛磺酸水平,对恶性营养不良、肝毒素及酒精性脂肪肝有效,可防止肝脏因胆汁淤积等导致的肝炎、脂肪肝、肝纤

笔记栏

维化、肝硬化和肝癌。

3. 维生素 E　为多烯脂肪酸的抗氧化剂,在细胞膜上与膜磷脂的多不饱和脂肪酸(poly-unsaturated fatty acid,PUFA)结合成复合物而稳定膜的结构,防止生物膜上 PUFA 和细胞中含硫基的酶受氧化剂的损害。

4. 美他多辛　有助于改善酒精中毒。本品能降低乙醛-蛋白加合物的生成,能加速乙醇及乙醛的清除,并能使乙醛脱氢酶的活性明显增加而加速乙醛代谢;能升高肝脏 ATP 浓度和促进细胞内氨基酸的运转,防止乙醇抑制色氨酸吡咯酶;本品能与酒精中毒时有关的神经递质相互作用,能使额顶区皮质释放 γ-氨基丁酸及乙酰胆碱增加,从而具有明显的抗焦虑作用,对于治疗慢性酒精中毒、防止戒断症状有一定作用。

5. 糖皮质激素　用于治疗酒精性肝病尚有争论,但对重症酒精性肝炎可缓解症状,改善生化指标。

三、常用中药及其复方作用及作用机制

1. 猪苓　本品为多孔菌科真菌猪苓的干燥菌核。治疗脂肪性肝病的主要作用机制:猪苓多糖对四氯化碳和 D-半乳糖胺所致肝损害有保护作用。

2. 泽泻　本品为泽泻科植物泽泻的干燥块茎。治疗脂肪性肝病的主要作用机制:泽泻有降低高脂血症动物的血清胆固醇、甘油三酯,降低低密度脂蛋白,升高高密度脂蛋白的作用。泽泻对高脂饲料喂养的大鼠肝组织中脂肪含量有不同程度的降低作用,其机制为促进肝细胞对脂肪的代谢,抑制脂肪堆积,增加蛋白合成。

3. 通草　本品为五加科植物通脱木的干燥茎髓。治疗脂肪性肝病的主要作用机制:通草能促进肝脏及其他组织中的脂肪代谢,可用作肝脏疾病的辅助药。通草还具有一定的降血脂作用。

4. 茵陈蒿　本品为菊科植物滨蒿或茵陈蒿的干燥地上部分。治疗脂肪性肝病的主要作用机制:茵陈色原酮、6,7-二甲基七叶苷元、黄酮对四氯化碳和 D-半乳糖胺致大鼠肝细胞损伤有显著的抑制作用。茵陈蒿还有降血清胆固醇作用。

5. 金钱草　本品为报春花科植物过路黄的干燥全草。治疗脂肪性肝病的主要作用机制:金钱草煎剂可使肝胆汁排出量明显增多。

6. 郁金　本品为姜科植物温郁金、姜黄、广西莪术或蓬莪术的干燥块根。治疗脂肪性肝病的主要作用机制:郁金对肝损伤有保护作用,可降低血清谷丙转氨酶,提高血浆总蛋白含量,促进白蛋白合成和抑制球蛋白的生成,抑制肝脏炎症反应,增加肝脏还原型谷胱甘肽的含量,促进肝细胞损伤修复,保护肝细胞及促进肝组织再生,并能使受损的肝细胞线粒体和粗面内质网恢复正常。郁金可使高脂饲养的大鼠血胆固醇和甘油三酯水平明显下降。

7. 姜黄　本品为姜科植物姜黄的干燥根茎。治疗脂肪性肝病的主要作用机制:姜黄素升高血浆和肝脏中超氧化物歧化酶(SOD)活性,下降血浆和肝脏中丙二醛(MDA)的含量;姜黄素能明显降低高脂血症大鼠血清、主动脉和肝脏的胆固醇及甘油三酯含量。姜黄素有利胆作用,能增加胆汁的生成和分泌,并能促进胆囊收缩。

四、应避免联合使用的中西药物及作用机制

1. 烟酸与大黄及其液体制剂如大承气汤、大黄牡丹汤等合用,疗效降低,因烟酸能降低大黄的抑菌作用。烟酸与人参、白芍、远志、桔梗等含苷类有效成分的中药及制剂如人参养荣丸等联用,因烟酸能使苷类分解,导致疗效降低或失效。

2. 山楂、乌梅等含有机酸类中药不能与磺胺类西药同服,同服后易在肾小管中析出结

晶,引起结晶尿、血尿乃至尿闭、肾功能衰竭;不能与呋喃妥因、利福平、阿司匹林等同服,因有机酸类能增加西药在肾脏中的重吸收,从而增加对肾脏的毒性。

3. 虎杖、大黄、五味子等含鞣质类中药不能与四环素、利福平等联用,会加重对肝脏的毒性,导致药源性肝病;不能与磺胺类西药同服,因鞣质能与磺胺类药物结合,影响磺胺的排泄,导致血液与肝内磺胺类药物浓度增加,严重者可引起中毒性肝炎。

4. 川芎所含盐酸川芎嗪能通过降低脑组织 P-gp 含量,显著增加血液及脑组织中苯妥英钠浓度,所以二者联用时应注意苯妥英钠用量,避免不良反应。

五、中西药联用能增效减毒的相关药物及作用机制

多烯磷脂酰胆碱促进肝细胞再生,与之有协同作用的中药有:丹参、虎杖可通过促进肝细胞的修复、再生及减轻炎症等途径,恢复肝功能;厚朴、茯苓、川芎、丹参有抗肝组织纤维化作用;陈皮、乌药、郁金、姜黄可保肝利胆,抗氧化。这些中药与 S-腺苷甲硫氨酸、维生素 E、美他多辛联合使用,可增强抗肝纤维化、减轻肝脏氧化损伤和利胆作用。

苍术、猪苓有保肝作用,金钱草、茵陈蒿、通草、车前子、泽泻不仅有降低血清胆固醇、甘油三酯,降低低密度脂蛋白,升高高密度脂蛋白的作用,还有抗脂肪肝作用。与调血脂药联用可产生协同作用。

葛根有解酒、抗酒精性脂肪肝作用,与美他多辛可协同作用治疗酒精性脂肪肝。

（王加志）

复习思考题

1. 在抗幽门螺杆菌的治疗过程中,有哪些具有增效减毒作用的中西药联用?
2. 本章中有抑制小肠蠕动作用的中西药物有哪些? 试述其作用机制。
3. 本章中有促胃动力作用的中西药有哪些? 试述其作用机制。

第四章

泌尿系统疾病的中西药物配伍与合理应用

学习目标

1. 掌握治疗本章所涉及疾病的常用西药、中成药。

2. 熟悉本章所涉及疾病如急性肾小球肾炎、IgA 肾病、急性间质性肾炎、尿路感染、肾病综合征的概念及发病机制。

3. 熟悉本章所涉及疾病中应避免联合使用的中西药物,并简要说明其作用机制。

4. 了解中西药物联用治疗本章所涉及疾病中能增效减毒的中西药物,并简要说明其作用机制。

第一节　急性肾小球肾炎

一、概述

（一）疾病介绍

急性肾小球肾炎（AGN），是以急性肾炎综合征为主要临床表现的一组疾病。其特点是急性起病,患者出现血尿、蛋白尿、水肿和高血压,并可伴有一过性肾功能不全。本病常因溶血性链球菌感染后,常见于上呼吸道感染（多为扁桃体）、猩红热、皮肤感染（多为脓、疱、疮）等链球菌感染后发病,其他细菌、病毒及寄生虫感染亦可引起。本病主要是由感染所诱发的免疫反应引起,链球菌的致病抗原（多为胞质成分或分泌蛋白）可能为主要致病抗原,导致免疫反应后可通过循环免疫复合物沉积于肾小球致病,或种植于肾小球的抗原与循环中的特异抗体相结合形成原位免疫复合物而致病。自身免疫反应也可能参与了发病机制。急性肾小球肾炎是临床常见病,好发于 5～14 岁儿童,2 岁以下较为少见,男女发病比例约为 2：1。通常于前驱感染后 1～3 周（平均 10 天左右）起病,潜伏期相当于致病抗原初次免疫后诱导机体产生免疫复合物所需的时间,呼吸道感染者的潜伏期较皮肤感染者短。本病起病较急,病情轻重不一,轻者呈亚临床型（仅有尿常规及血清 C3 异常）,典型者呈急性肾小球肾炎综合征表现,重症者可发生急性肾衰竭。本病大多预后良好,常可在数个月内临床自愈,但是部分患者也可遗留慢性肾病。本病典型者具有以下表现：血尿、蛋白尿、水肿、高血压、少尿、肾功能减退等。急性期主要并发症包括急性肾衰竭、心力衰竭、高血压脑病等。

本病是一种自限性疾病,目前尚缺乏针对肾小球免疫病理过程的有效措施,治疗以休息及对症治疗为主。其主要环节为预防和纠正水钠潴留,控制循环血量,以减轻症状,防治急性期并发症,祛除各种加重肾脏病变的因素,促进病肾组织学及功能上的修复。急性肾衰竭患者可予透析治疗,待其自然恢复。本病为自限性疾病,不宜使用糖皮质激素及细胞毒药物治疗。由于本病主要为链球菌感染后造成的免疫反应所致,急性肾小球肾炎发作时感染灶多数已经得到控制。因此,以往主张病初注射青霉素 10~14 天(过敏者可用大环内酯类抗生素),但其必要性现有争议。对于反复发作的慢性扁桃体炎,待病情稳定后[尿蛋白少于(+),尿沉渣红细胞少于 10 个/HP]可考虑做扁桃体切除,术前、术后 2 周需注射青霉素。对症治疗包括利尿消肿、降血压、预防心脑并发症的发生。休息、低盐和利尿后高血压控制仍不满意时,可加用降压药物。少数发生急性肾衰竭而有透析指征时,应及时给予透析治疗以帮助患者渡过急性期。由于本病具有自愈倾向,肾功能多可逐渐恢复,一般不需要长期维持透析。

（二）中西药物治疗情况

1. 西药治疗

治疗原则:防治水钠潴留,控制循环血量,减轻症状,预防并发症。

（1）休息:急性期患者需卧床休息,直至肉眼血尿消失、水肿消退、血压恢复正常后方可逐步增加活动量。但应密切观察病情变化,如有恶化则应继续卧床休息。3 个月内应避免剧烈体力活动。

（2）饮食:给予患者含有丰富维生素的低盐饮食,维持充足的热量。蛋白质饮食应适当,但过量限制蛋白质摄入量对肾单位的修复不利,同时过高的蛋白摄入则增加肾脏负担。蛋白质摄入量应保持在 $1g/(kg \cdot d)$,但氮质血症患者应将蛋白质摄入量限制在 $0.6g/(kg \cdot d)$,并给予优质蛋白(含必需氨基酸的蛋白质,如牛奶、鸡蛋等)。急性肾小球肾炎患者应限制摄入含钾食品;水肿、高血压患者应采用无盐或低盐饮食,直至利尿开始;水肿严重且尿少者应使摄入水量不超过尿量加不显性失水量(500ml)。

（3）对症处理

1）利尿:对经休息、控制水与盐摄入量仍有水肿、高血压者应予利尿药,有利于消除水钠潴留、预防并发症。临床上常用噻嗪类利尿药、袢利尿药(如呋塞米)等。

2）降压:凡经休息、限盐、利尿而血压仍高者应给予降压药。降压的靶目标应低于130/80mmHg。常用降压药物有血管紧张素转换酶抑制剂(ACEI)、血管紧张素 Ⅱ 受体阻滞剂(ARB)、长效钙通道阻滞剂(CCB)、β 受体阻滞剂等。由于 ACEI 与 ARB 除具有降低血压作用外,还有减少尿蛋白和延缓肾功能恶化的肾保护作用,应优选。

（4）感染灶治疗:由于肾炎时局部免疫损伤已成事实,循环中的抗原已不是主要问题,应用抗生素既不能减轻病情,又不能缩短病程,故不常规使用抗生素。

对于发病时有明显的感染病灶(如扁桃体炎、脓皮病、中耳炎、龋齿),尤其是病灶细菌培养阳性时,应积极使用抗生素(常用青霉素、大环内酯类等针对链球菌的抗生素)。

对于急性肾小球肾炎迁延 2 个月至半年以上,或病情有反复,而且扁桃体病灶明显者,可以考虑行扁桃体切除术。手术时机以肾炎病情稳定、无临床症状和体征、尿蛋白少于(+)、尿沉渣红细胞少于 10 个/高倍视野,且扁桃体无急性炎症为宜。手术前后应用青霉素2 周预防感染。

2. 中药治疗　根据其临床表现及发展规律,本病可归属于"水肿""风水""尿血"等病证范畴。

素体禀赋不足,外邪易于侵入;或劳累汗出,忍饥入睡,风寒袭表;或涉水冒雨,衣着湿冷,复感风寒;或罹患疮疖脓疡,湿毒未除,复感风热等,均可使水液运化失司而发病。或年老体衰,久病体弱,劳欲过度,致使肾元受损,水运失司成本病。风邪与寒、热、湿、毒等邪气侵袭是本病的主要病因,肾元亏虚是发病的内因,过度劳累、汗出当风、冒雨涉水则是发病的诱因。一般起病急骤,尤以风热湿毒为甚,病情变化多端。病本在肾,常涉及肺、肝、脾、三焦等脏。本病以肾元亏虚为本,风寒湿热毒邪为标,由表及里,从上而下,最终损伤肾元。治宜清热解毒,清利湿浊,疏散外邪等。

辨证分型主要为以下 5 种:①风水泛滥。治法:疏风清热,宣肺行水。方药:越婢加术汤。②湿毒浸淫。治法:宣肺解毒,利尿消肿。方药:麻黄连翘赤小豆汤合五味消毒饮。③水湿浸渍。治法:健脾化湿,通阳利水。方药:胃苓汤合五皮饮。④湿热壅盛。治法:分利湿热。方药:疏凿饮子。⑤阴虚湿热。治法:清热利湿,益气养阴。方药:程氏萆薢分清饮、三妙散、二至丸。

二、常用西药药物作用及作用机制

1. 利尿药　对于水肿明显,限钠限水后仍不能消肿者可适当选用利尿药。如噻嗪类利尿药氢氯噻嗪、袢利尿药呋塞米、保钾利尿药螺内酯等。噻嗪类利尿药作用于远端肾小管,但当肌酐清除率低于 25ml/min 时常不能产生利尿效果,此时可用袢利尿药(如呋塞米)等。呋塞米在肾小球滤过功能严重受损、肌酐清除率为 5~10ml/min 时仍有利尿作用。呋塞米可口服或注射,30 分钟起作用,作用短暂,必要时可重复使用。

注意事项:大剂量使用呋塞米可致听力及肾脏的严重损害。

2. 降压药

(1) 血管紧张素Ⅱ受体阻滞剂(ARB):此为世界卫生组织(WHO)推荐的一线药物。大量研究证明,ARB 具有独特的强效降压作用和可靠的耐受性,具有高效、长效、平稳降压等特点,降压的谷峰比值较高(为 65%~80%)且相当稳定,亦不影响心率、心律、心率变异性和血压的昼夜节律。长期服用不仅耐受良好且不良反应轻微,还可增加尿酸排泄,降低血尿酸。常用的 ARB 类药物有缬沙坦(口服剂量为 80~160mg,每日 1 次)、厄贝沙坦(口服剂量为 150mg,每日 1 次)和替米沙坦(口服剂量为 40~80mg,每日 1 次)。

(2) 钙通道阻滞剂:这类药物通过阻滞钙离子进入细胞内而干扰血管平滑肌的兴奋-收缩偶联,降低外周血管阻力而使血压下降,并能较好地维持心、脑、肾的血流量。常用药物有氨氯地平(每次 5~10mg,每日 1 次)、硝苯地平控释片(30~60mg,每日 1 次)和非洛地平(5~10mg,每日 1 次)。该类药物可与 β 受体阻滞剂合用以进一步提高疗效,并减轻其引起的心率加快。

(3) 血管紧张素转换酶抑制剂(ACEI):这类药物通过抑制血管紧张素转换酶Ⅰ的活性而抑制血管紧张素、扩张小动脉,适用于肾素-血管紧张素-醛固酮系统介导的高血压,对肾素依赖性高血压的治疗效果好,可用于合并心力衰竭的患者。常用药物有依那普利、贝那普利、福辛普利等。贝那普利用量为每次 10~20mg,每日 1 次。

注意事项:贝那普利常见不良反应有高钾血症、皮疹、瘙痒、干咳、味觉减退等,粒细胞降低少见。

(4) 硝普钠:该类药物用于严重高血压患者,使用时常以 50mg 溶于 50ml 葡萄糖注射液中静脉泵入,先从小剂量开始,以 1μg/(kg·min) 的速度持续静脉泵入,依血压情况调节速度,数秒内即可起作用。此药的优点是作用快、疗效高且毒性小,既作用于小动脉的阻力血管,又作用于静脉的容量血管,在降低外周阻力的同时并不引起静脉回流增加,故尤其适用于伴有心力衰竭的患者。

注意事项:使用时药品宜新鲜配制,且注意输液瓶避光。

三、常用中药及其复方作用及作用机制

(一) 治疗肾小球肾炎的常用中药作用及作用机制

1. 乌梢蛇、地龙

药理及功效:乌梢蛇味甘,性平,有祛风通络止痉之效。地龙味咸,性寒,《本草纲目》谓

其"利小便,通经络"。地龙有抗溶栓、抗高血压、抗氧化、清除自由基、抗脂质过氧化、解热解痉作用。现代药理研究证明,乌梢蛇具有抗炎、镇痛的作用,故均可用于肾脏疾病的治疗。

作用机制:乌梢蛇能提高机体免疫机制,增强抗敏能力。乌梢蛇与蝉蜕作为对药治疗肾病,通过祛"肾脏之风"可增强复方消除蛋白尿的作用,而水蛭与地龙治疗合用可促进肾小球恢复。乌梢蛇、地龙能减少蛋白尿,抑制肾小球系膜增生,可能是通过抑制肾组织中 Toll 样受体 4(TLR4)、转化生长因子 β_1(TGF-β_1)的过度表达来发挥作用。

2. 蝮蛇

药理及功效:可健胃强身,为强壮和体质改善药。主要药理作用:①抗应激作用;②免疫增强作用;③抗炎;④抗消化性溃疡;⑤降血脂,轻度降血压,增强心肌收缩力和增加心率;⑥抗栓酶作用。

作用机制:蝮蛇抗栓酶含有精氨酸酯酶,直接溶解纤维蛋白,使血浆纤维蛋白原变成不稳定的易从血液循环中除去的纤维蛋白单体,从而降低血液黏度,并可减少血栓素,增加前列环素而抑制血小板聚集,使血管平滑肌舒张。含有透明质酸酶、蛋白水解酶,使纤维蛋白丝变短,部分断裂,促使血栓溶解。溶解细胞和纤维间的透明质酸凝胶,破坏透明质酸屏障,促使血管软化。含有舒缓激肽增强肽,可使平滑肌舒张,扩张毛细血管,降低血压,使血管的通透性增加。

3. 白花蛇舌草

药理及功效:味微苦、甘,性寒,归胃、大肠、小肠经。具有清热解毒消痈,利尿通淋之功效。药理作用:①增强免疫功能;②抗炎抗菌作用;③抑肿瘤作用;④抑制生精作用;⑤抗蛇毒作用。

作用机制:白花蛇舌草治疗急性肾小球肾炎有较好疗效:其一,白花蛇舌草能增强白细胞的吞噬能力,促进抗体形成,具有抗炎作用,故能清除咽喉炎症,控制疮毒感染,因而切断邪毒犯肾途径。其二,白花蛇舌草具有利湿退肿之功,因而能控制并改善急性肾小球肾炎水肿症状。其三,白花蛇舌草具有解除血管痉挛、抗凝、改善微循环、增加肾小球滤过率(GFR)、增加肾脏血流量、保护和促进肾组织结构的修复和再生等作用。

4. 车前草

药理及功效:味甘,性寒,归肝、肾、肺、小肠经。具有清热利尿通淋,祛痰,凉血,解毒之功效。用于热淋涩痛,水肿胀满,暑湿泄泻,目赤肿痛,痰热咳嗽,痈肿疮毒等。药理作用:①镇咳作用,随剂量加大而增强,但祛痰作用不及桔梗;②抗细菌、抗真菌和钩端螺旋体;③利尿作用。

作用机制:车前草可明显降低尿蛋白水平,提高血清总蛋白、白蛋白含量,明显减轻肾组织病理学损害,从而起到对肾脏的保护作用。足细胞是肾小球滤过功能的关键屏障,CD2AP、nephrin 等为其裂孔隔膜上主要蛋白分子,车前草治疗肾小球肾炎的机制可能与增强 CD2AP、nephrin 的表达,稳定足细胞生物学功能有关,也与清除氧自由基,抑制脂质过氧化反应,抑制肾小球纤维化有关。

5. 全蝎(全虫)

药理及功效:味辛,性平,有毒。归肝经。具有息风镇痉,攻毒散结,通络止痛之功效。用于肝风内动,痉挛抽搐,小儿惊风,中风口㖞,半身不遂,破伤风,风湿顽痹,偏正头痛,疮疡,瘰疬等。药理作用:①镇静,抗惊厥,加强宫缩;②降压,可维持 1~3 小时;③降血糖;④溶血作用;⑤减慢心率;⑥降低胆碱酯酶活性,增加碱性磷酸酶活性,降低血钙、磷含量;⑦刺激神经和麻痹作用;⑧镇痛作用,蝎尾强于蝎身 5 倍,但毒性较蝎身强大约 6 倍;⑨抗肿瘤,促进免疫功能,可作为免疫兴奋中药;⑩减少利尿,促使抗利尿激素释放。

作用机制:全蝎可减少大鼠膜性肾炎蛋白尿,抑制白介素-1(IL-1)活性,并可扩张肾毛细血管,减轻肾脏病理变化。全蝎液可能通过扩张血管、抑制血栓形成或抑制炎症细胞因子释放,从而影响肾炎的发生和发展过程。

注意事项:全蝎制剂口服无毒,偶有腹泻或过敏反应,大量服用个别人有皮肤溃烂。蝎毒类似蛇毒,具有神经毒性,中毒表现:头晕、流涎、强直性痉挛、心悸心慌、血压下降、呼吸困难,发绀、昏迷,患者可死于呼吸麻痹。最小致死量 0.07mg/kg。

（二）治疗肾小球肾炎的常用中药复方作用及作用机制

1. 济生肾气丸（加味肾气丸）

主要组成:熟地黄、山茱萸、牡丹皮、山药、茯苓、泽泻、肉桂、制附子、牛膝、车前子。

功能主治:温肾化气,利水消肿。用于肾阳不足、水湿内停所致的肾虚水肿、腰膝酸重、小便不利、痰饮咳喘。

作用机制:济生肾气丸能够增强巨噬细胞的吞噬能力,改善物质代谢;改善因肾阳虚而引起的下丘脑-垂体-肾上腺皮质系统出现的功能紊乱,继而改善尿液中蛋白质含量;能够有效改善肾小球滤过率,且在疾病的预后治疗方面也有显著疗效。

2. 麻黄连翘赤小豆汤

主要组成:麻黄、连翘、杏仁、赤小豆。

功能主治:解表散邪,清热除湿退黄。用于湿热内盛之肾风水肿等。

作用机制:麻黄可增加肾血流量而利尿;杏仁、连翘有抗炎作用,后者还有抗病毒作用;赤小豆有抗炎利尿作用。麻黄连翘赤小豆汤可提高急性肾小球肾炎的总有效率和治愈率,其机制与去除水肿、降低尿中红细胞和蛋白含量有关。

3. 肾炎解热片

主要组成:白茅根、连翘、荆芥、苦杏仁、陈皮、大腹皮、泽泻、茯苓、桂枝、车前子、赤小豆、生石膏、蒲公英、蝉蜕。

功能主治:疏解风热,宣肺利水。用于急性肾小球肾炎属风热证者。

4. 肾炎消肿片

主要组成:桂枝、泽泻、陈皮、香加皮、苍术、茯苓、生姜皮、大腹皮、黄柏、椒目、冬瓜皮、益母草。

功能主治:健脾渗湿,通阳利水。用于急慢性肾炎脾虚湿肿证候。

5. 肾炎四味片

主要组成:细梗胡枝子、黄芩、石韦、黄芪。

功能主治:清热利尿,补气健脾。用于湿热内蕴兼气虚证。

四、应避免联合使用的中西药物及作用机制

1. 利尿药与甘草　甘草及其组成的中成药如镇咳宁胶囊、甘草合剂等不宜与噻嗪类利尿药配伍,因为甘草的主要成分为甘草皂苷和甘草次酸,具有肾上腺皮质激素样作用,可引起水钠潴留,使尿钾排泄增多。如若合用,可产生利尿作用拮抗而影响疗效以及易引起低钾血症。

2. 留钾利尿药与含钾量高的利尿中药　含钾量高的利尿中药如茯苓、萹蓄、泽泻、木通、白茅根、夏枯草、牛膝、金钱草、丝瓜络等,不宜与留钾利尿药螺内酯、氨苯蝶啶等合用,否则会引起高钾血症等不良反应。另外,含钾量高的利尿中药中毒时,不宜用留钾利尿药如螺内酯促进排泄。

3. 利尿药与威灵仙　威灵仙具有抗利尿作用。据研究,50%威灵仙煎剂 0.2ml 相当于抗利尿激素 0.1U,且其作用时间略长,故可降低利尿药的作用,或增强垂体后叶素的抗利尿作用。

4. 避免与碳酸氢钠联用的药物

（1）酸性中药及中成药：与碱性药同服可降低药效。

（2）含铅中药及中成药：碱化尿可促进铅排泄，但两类药物不宜同时服用。

（3）丹参片：可与抗酸药形成螯合物，降低生物利用度和疗效。

（4）保和丸、酸性中药：与抗酸药合用降低疗效。

（5）四季青片：可使碳酸氢钠分解失效。

（6）食物：抗酸药不宜与咖啡、酒类或辛辣食物同用。

（7）虎杖：与碳酸氢钠同服可降低疗效。

五、中西药联用能增效减毒的相关药物及作用机制

（一）利尿药与中药的合理配伍

1. 排钾利尿西药与含钾量高的利尿中药　含钾量高的利尿中药与排钾利尿西药合用，既可增强疗效，又可减少利尿药的用量，同时预防长期服用利尿药引起的低钾血症等水电解质紊乱。如木通系保钾性利尿中药，与氢氯噻嗪合用可增强利尿作用，防治低血钾并发症。

2. 呋塞米与五苓散　呋塞米、螺内酯与大剂量五苓散联用治疗顽固性腹水，使患者大量出汗而腹水消失。

（二）具体药物

1. 与木通联用的药物

（1）氢氯噻嗪：合用可增强利尿效应，并可防止氢氯噻嗪导致低钾血症的不良反应。

（2）洋地黄类强心苷：木通具有利尿强心作用并可潴钾，可增强洋地黄的强心作用，对于心源性水肿的疗效尤好。木通与洋地黄类强心苷合用时可不另行补钾。

2. 与猪苓联用的药物

（1）抗肿瘤药物：猪苓多糖对于移植性肿瘤具有抑制作用，并有免疫增强作用，对于细胞免疫功能的调节作用强于对体液免疫功能的调节作用。猪苓多糖与抗肿瘤化疗药物（环磷酰胺、丝裂霉素、甲氨蝶呤等）合用可提高对肿瘤的抑制率。猪苓多糖对于环磷酰胺所致的免疫抑制有调节作用，两药合用可显著提高对肺癌转移病灶的抑制效果。

（2）排钾利尿药：猪苓具有排钾利尿作用，可增强利尿药的效应，合用时应注意维持体内电解质平衡。中西药物比较（猪苓汤、五苓散、柴苓汤、噻嗪类利尿药及呋塞米），以猪苓汤的利尿作用最显著。猪苓含有粗蛋白、粗纤维及可溶性糖，利尿作用迅速而强大。

第二节　IgA 肾病

一、概述

IgA 肾病（IgA nephropathy，IgAN）是指肾小球系膜区以 IgA 或 IgA 沉积为主的原发性肾小球疾病，又称为自身免疫性肾病，是我国肾小球源性血尿最常见的病因，也是我国最常见的肾小球疾病，已成为引起终末期肾衰竭特别是青壮年终末期肾衰竭最常见的病因之一。其发病率在不同地区有明显差别。在原发性肾小球疾病肾活检中，IgA 肾病所占百分比在亚洲明显高于其他地区。我国 IgA 肾病的发病率占肾病的 26% ~ 34%。IgA 肾病可发生在任何年龄，但 80% 的患者在 16~35 岁发病，男女之比约为 2:1 或 3:1。近年研究证实，IgA 肾病患者血清中 IgA 较正常人显著增高。IgA 肾病患者血清中 IgA 的铰链区存在糖基化缺陷，这

笔记栏

种结构异常的 IgA 不易与肝细胞结合和被清除,导致血液循环浓度增高,并有自发聚合倾向形成多聚 IgA,或与抗结构异常 IgA 的自身抗体形成 IgA 免疫复合物,进而沉积在肾小球系膜区。IgA 肾病患者血液循环中多聚 IgA 或 IgA 免疫复合物与系膜细胞有较高亲和力,两者结合后,诱导系膜细胞分泌炎症因子、活化补体,导致 IgA 肾病病理改变和临床症状。

IgA 肾病包含原发性肾小球疾病的各种临床表现,主要为发作性肉眼血尿和/或持续性镜下血尿,多数患者发生于前驱感染(上呼吸道感染、皮肤感染、急性胃肠炎等)后。伴或不伴无症状性蛋白尿,24 小时尿蛋白定量通常<1g。少数患者可表现为肾病综合征、急性肾炎综合征。半数以上成年 IgA 肾病患者发生高血压,年龄超过 40 岁的 IgA 肾病患者高血压发生率为 30%~40%。半数患者在确诊 10~20 年后逐渐进入慢性肾衰竭。

(一)西药治疗

1. 一般治疗　患者饮食宜清淡,忌辛辣、刺激、油腻之物和烟酒,少吃鸡鸭、鱼肉海鲜;适度活动,心情开朗。

2. 药物治疗

(1) 单纯镜下血尿和/或轻微蛋白尿:一般无须特殊治疗,避免劳累、预防感冒和避免使用肾毒性药物。对于扁桃体反复感染者应做手术切除,可减少肉眼血尿发生,降低血 IgA 水平,部分患者可减少尿蛋白。但手术应在感染控制后和病情稳定情况下进行。此类患者一般预后较好,肾功能可较长期地维持在正常范围。

(2) 大量蛋白尿或肾病综合征:肾功能正常、病理改变轻微者,单独给予糖皮质激素常可得到缓解。肾功能受损、病变活动者则需激素及细胞毒药物联合应用。如病理变化重者疗效较差。大量蛋白尿长期得不到控制者,常进展至慢性肾衰竭,预后较差。

建议血管紧张素转换酶抑制剂(ACEI)或血管紧张素受体拮抗剂(ARB)治疗并逐渐增加至可耐受剂量,以使尿蛋白<1g/d,延缓肾功能进展。经过 3~6 个月优化支持治疗(包括服用 ACEI/ARB 和控制血压)后,如尿蛋白仍持续>1g/d 且肾小球滤过率(GFR)>50ml/(min·1.73m^2)的患者,使用糖皮质激素治疗,必要时加用其他免疫抑制剂。

(3) 减少 IgA 的生成:对有呼吸道感染者应及时使用强有力且对肾无损害的抗生素,感染控制后行扁桃体切除术;对于因胃肠道感染诱发者,除选用合适的抗生素外,还应减少或避免抗原性食物的摄入。

(4) 调节异常的免疫反应:根据不同病理类型选用糖皮质激素和免疫抑制剂等进行治疗。用中药雷公藤抑制免疫反应(应用雷公藤时应密切注意患者肝、肾功能和血液系统的变化)。

(5) 减轻肾小球损伤:加用抗凝抗栓药如低分子量肝素 0.5ml 皮下注射,每天 2 次和抗血小板聚集药如华法林或双嘧达莫,减少肾小球内血栓的形成,降低肾小球内压力,改善肾小球硬化,延缓终末期肾衰竭的发生。

(二)中药治疗

根据 IgA 肾病大多为上呼吸道感染后出现肉眼血尿的典型表现,以及临床多伴随持续低热、肌痛、腰痛和尿痛等临床特征,临床一般可归属于"尿血""水肿"等病的范畴。患者尿中带血,大多责之于"热",邪热内传,热灼下焦,或阴虚火旺,虚火灼盛,皆可破血妄行,灼伤肾络而致血尿。其次,血的运行要靠气来固摄,若气虚不固,亦可导致血尿。出血之后,离经之血未及时消散,瘀血阻于肾络,妨碍气血运行,血不归经,亦可形成血尿久久不愈的情况。

本病以阴虚或气虚为本,风邪、湿热、瘀血为标,阴虚常兼湿热,气虚可伴血瘀。辨证分型主要为以下 3 种:①风邪外袭。治法:疏风清热。方药:银翘散、甘桔汤。②肝肾阴虚。治法:滋养肝肾。方药:知柏地黄汤。③脾肾气虚。治法:益气健脾,补肾固摄。方药:水陆二仙丹、二至丸、五子衍宗丸。

二、常用西药药物作用及作用机制

1. 肾上腺皮质激素(皮质激素)

药理及作用:具有影响糖代谢、抗过敏、抗毒及免疫抑制等作用,主要用于肾上腺皮质功能减退症的替代治疗。

作用机制:大剂量激素静脉冲击联合小剂量口服,可降低尿蛋白,保护肾功能,而且短期的激素治疗也能使肾功能长期获益。

注意事项:肾上腺皮质激素类药物的不良反应和并发症有医源性肾上腺皮质功能亢进或功能不全,消化性溃疡和糖尿病,诱发和加重感染、精神症状、骨质疏松、停药综合征、青光眼、肌炎及脂肪肝等。

用药禁忌证:①急性化脓性感染;②活动性溃疡病;③原因不明高热;④精神病;⑤库欣综合征;⑥结核病(有效抗结核药配合者除外);⑦腹部手术;⑧中度以上糖尿病,严重高血压;⑨潴钠性水肿,低钾性碱中毒。这些均可视为相对禁忌证,在一定条件下仍可应用。

2. 环磷酰胺

药理及作用:环磷酰胺(CTX)是一种烷化剂,对细胞周期的各时相细胞均有杀伤作用,其对淋巴细胞有选择性作用,主要作用于 B 细胞。大剂量 CTX 静脉注射能使脾及淋巴细胞中的 B 细胞明显减少甚至耗竭,能强力抑制各种抗原,对抗体生成的抑制与剂量有关。

作用机制:CTX 可延缓肾功能的减退,减少尿蛋白。

3. 来氟米特

药理及作用:来氟米特作为一种新型的抑制嘧啶合成的免疫抑制剂,具有与其他抑制腺苷合成药物不同的独特作用机制:①能选择性、可逆性抑制二氢乳清酸脱氢酶(DHODH)的活性而阻断嘧啶的从头合成途径,影响 RNA 和 DNA 的合成,使增生活跃的细胞(如 T 淋巴细胞、B 淋巴细胞等)受到抑制;②抑制酪氨酸激酶而阻断蛋白酪氨酸磷酸化和 IgG 的生成,抑制中性粒细胞的黏附、趋化和表达;③阻断 NF-κB 的活化,NF-κB 作为转录因子,在炎症反应时表达和活化,因此阻断它有明确的抗炎作用。

作用机制:可明显减轻蛋白尿,降低抗双链 DNA 抗体的水平;明显减轻肾脏的炎症细胞浸润,逆转肾小球的病理改变;并可减少其他免疫抑制剂及激素的用量。

4. 血管紧张素转换酶抑制剂或血管紧张素受体拮抗剂(ACEI/ARB)

作用机制:①ACEI/ARB 能有效降低系统高血压,同时扩张出球小动脉>扩张入球小动脉,降低球内高压。②血管紧张素Ⅱ(AngⅡ)能改变肾小球滤过膜孔径屏障,增加大孔物质的通透性。ACEI 和 ARB 阻断了 AngⅡ的效应,故能减少蛋白尿的滤过。③ACEI 和 ARB 可抑制细胞增生、肥大,减少肾小球细胞外基质蓄积,延缓肾纤维化进展。

注意事项:①脱水患者禁用。②孕妇禁用,因可引起胎儿畸形。③双侧肾动脉狭窄患者禁用。④与非甾体抗炎药合用常加剧肾衰竭,且易引起高钾血症,故须密切监测肾功能及电解质变化。⑤严重肾衰竭及肾小球滤过率进行性下降者避免应用。⑥对该药有过敏史者禁用。⑦为了避免首剂低血压,应从小剂量起始,起始 2 个月内每 2~3 周观察血肌酐,血肌酐>基础值的 30.0%时则停药,若血肌酐<基础值的 30.0%时继续观察,对于同时使用利尿药的患者,加用 ACEI 或 ARB 时应暂停或减少利尿药的使用。

三、常用中药及其复方作用及作用机制

1. 川芎

药理及功效:味辛,性温,归肝、胆、心包经。具有活血行气,祛风止痛之功效。用于胸痹

心痛,胸胁刺痛,头痛,风湿痹痛等。川芎具有扩张冠状动脉、降低心肌耗氧量、改善微循环、抑制血小板聚集、镇静、抗菌、抗组胺、利胆等多方面作用。

作用机制:川芎可改善肾脏亚微结构损伤,降低脂质过氧化反应。

注意事项:口服可有轻度消化道症状,无须特殊处理。出血性疾病及孕妇慎用。少数病例有头晕、月经过多、一过性转氨酶升高,偶有药物热和药疹。静脉用药宜从小剂量开始。

2. 雷公藤

药理及功效:味苦、辛,性寒。有大毒。归肝、肾经。具有祛风除湿,活血通络,消肿止痛,杀虫解毒之功效。用于风湿顽痹,麻风,顽癣,疥疮,湿疹,疔疮肿毒等。具有抑制免疫、抗炎、抗生育、抗肿瘤、抗菌等多方面作用。

作用机制:①对 IgA 纤维连接蛋白(IgA-FN)的影响。IgA-FN 是 IgA 肾病时存在于血清中的一种高分子聚合物,其形成能使 IgA 沉积于系膜区。IgA-FN 可上调系膜细胞血小板源性生长因子(PDGF)mRNA 表达,后者刺激肾小球系膜细胞增生,激活多种细胞因子、炎症介质,损失肾小球基膜,从而导致蛋白尿的形成。而雷公藤能明显减少 IgA-FN 的表达,减轻肾小球系膜细胞增生及 IgA 的沉积,减少尿蛋白的排泄。②免疫调节作用。雷公藤可提高红细胞免疫功能,有效清除血液中的免疫复合物,减少 IgA 免疫复合物在肾组织沉积,减轻对肾脏的病理影响,有效抑制肾小球系膜细胞增生,减轻肾病症状。③诱导细胞凋亡。Fas 基因是肿瘤坏死因子受体家族成员。雷公藤通过调控 Fas 在肾小球系膜区的表达,诱导 IgA 肾病系膜细胞凋亡,进而抑制细胞增殖。雷公藤的抗免疫机制为抑制白介素-2 的产生及其受体效应、诱导淋巴细胞凋亡、干扰淋巴细胞的生活周期,影响其增生,抑制 NF-κB 的活性,抑制炎症因子等。

注意事项:肝损伤、骨髓抑制、性腺抑制,尤其增加剂量或延长疗程后,出现白细胞减少、肝酶升高、月经紊乱等副作用的概率明显增加。

3. 肾炎康复片

组成及功效:由西洋参、人参、地黄、山药、丹参、益母草、杜仲、白花蛇舌草、土茯苓、白茅根、泽泻、黑豆、桔梗等组成。具有益气养阴,健脾补肾,清解余毒之功效。

作用机制:现代药理研究认为,肾炎康复片可能通过调节尿足细胞表达,修复受损足细胞,从而减少蛋白尿定量。肾炎康复片还能调节免疫功能,利水消肿,抗炎,调节血压,改善肾功能。

四、应避免联合使用的中西药物及作用机制

1. 甘草及其组成的中成药如镇咳宁胶囊、甘草合剂等不宜与噻嗪类利尿药配伍,因为甘草的主要成分为甘草皂苷和甘草次酸,具有肾上腺皮质激素样作用,可引起水钠潴留,使尿钾排泄增多。如若合用,可产生利尿作用拮抗而影响疗效以及易引起低钾血症。

2. 茯神与咖啡因 茯神的镇静作用可拮抗咖啡因的兴奋作用。

五、中西药联用能增效减毒的相关药物及作用机制

1. 糖皮质激素与雷公藤联用的药物 雷公藤作用于丘脑-垂体系统而促进促肾上腺皮质激素(ACTH)分泌。皮质激素与雷公藤多苷合用治疗肾病综合征、慢性肾炎、风湿性关节炎及系统性红斑狼疮等有协同作用,可以增强疗效;并可减少激素用量,以防止长期服用激素的不良反应和顺利撤除激素。同时,雷公藤多苷降低白细胞计数的不良反应可因合用糖皮质激素而减轻。

2. 与泼尼松联用的药物

(1) 甘草:可降低皮质激素用量,减轻不良反应,提高疗效。

（2）柴胡汤：可增强皮质激素对Ⅳ型迟发型变态反应的抑制作用,并可减少激素用量和不良反应。

（3）补脾中药（四君子汤等）：可防治长期应用激素所致的脑垂体-肾上腺皮质功能低下。

（4）补肾中药（六味地黄丸等）：可防治皮质激素不良反应,提高疗效,减轻停药反应,并可提高对于肾小球疾病的治愈率。

3. 与肾炎康复片联用的药物

（1）血管紧张素Ⅱ受体阻滞剂类药物

1）氯沙坦钾：氯沙坦钾是近年来临床普遍应用的 ARB 类药物,可竞争性地与血管紧张素Ⅱ受体Ⅰ亚型（AT Ⅰ）结合,阻滞 AT Ⅰ介导的生理反应,产生全身血管和肾小动脉的扩张而使血压下降,降低蛋白尿,改善肾小球的高代谢状态,从而达到保护肾脏、延缓肾脏病进展的作用。通过临床观察发现,肾炎康复片联合氯沙坦钾治疗 IgA 肾病,疗效优于单用氯沙坦钾组。

2）厄贝沙坦：厄贝沙坦是常用的 ARB 类药物,厄贝沙坦通过阻断 AngⅡ受体,防治 AngⅡ引起的损伤效应,对促进肾组织的修复可能发挥重要作用。厄贝沙坦与肾炎康复片相互协同,既有效避免了单独用药产生的副作用,又从多个靶点纠正引起肾小球肾炎的内环境紊乱,为有效改善远期预后提供了保障,可延缓 IgA 肾病的进展。

（2）血管紧张素转换酶抑制剂：贝那普利为 ACEI 类药物。ACEI 通过减少 AngⅡ产生及抑制缓激肽降解来扩张出球小动脉,降低肾小球内压力,减轻肾小球损害;抑制肾组织局部多种细胞因子的产生,减轻肾脏细胞增殖、肥大和细胞外基质的产生;抑制肾小球系膜细胞、成纤维细胞和巨噬细胞的活性;通过抑制 AngⅡ,使肾小球的孔径恢复正常,减少尿蛋白排泄对肾小管间质的损伤,也可通过下调 TGF-β,减少肾小球细胞外基质蓄积来防止肾间质纤维化。肾炎康复片中的君药西洋参具有显著的降低血糖和调节血脂作用,另外地黄、土茯苓、丹参则可以改善患者血液循环,使肾血流作用增加,最终达到减少蛋白尿和延缓肾功能恶化、利尿和降低尿蛋白等作用。

第三节　急性间质性肾炎

一、概述

（一）疾病介绍

急性间质性肾炎（acute interstitial nephritis, AIN）又称急性肾小管-间质性肾炎,是一组以肾间质炎症细胞浸润及肾小管变性为主要病理表现的急性肾脏病。主要病理特征是间质水肿和炎症细胞浸润,伴不同程度的肾小管损伤,肾小球和血管不受影响。"急性"指临床上发病急,并非指病理特征。一般认为,急性间质性肾炎代表肾损伤的早期阶段,是可逆的。急性间质性肾炎是急性肾衰竭的常见病因,也是许多患者在慢性肾脏病基础上发生急性肾衰竭的主要原因之一。国内大样本肾脏病肾活检患者的资料分析显示,AIN 检出率为 0.6%~3.4%;北京大学第一医院的资料显示,在急性肾衰竭肾活检患者中,AIN 检出率为 12.5%~17.4%。本病目前认为多与急性全身性感染、急性肾盂肾炎、药物过敏、继发性肾小球肾炎、代谢失调（如低钾血症、高钙血症等）、继发于系统性红斑狼疮、中毒等因素有关。其最主要的病因是药物和感染。其发病机制认为是由体液和细胞免疫所致,但免疫介导的肾损伤具体机制尚不清楚。

临床表现有以下方面：

1. 全身过敏　表现在使用致病药物数日或数周后出现尿检异常、肾功能损伤，尿量可减少或无变化，腰痛，一般无高血压和水肿，常伴有全身过敏症状，常见皮疹、发热及外周血嗜酸性粒细胞增多，有时还可见关节痛或淋巴结肿大。但是，由非甾体抗炎药引起者全身过敏表现常不明显。

2. 尿化验异常　常出现无菌性白细胞尿（可伴白细胞管型，早期还可发现嗜酸性粒细胞尿）、血尿和蛋白尿。蛋白尿多为轻度，但是非甾体抗炎药引起肾小球微小病变时，却可出现大量蛋白尿（>3.5g/d），呈肾病综合征表现。肾小管功能异常则根据累及小管的部位及程度不同而表现不同，可有肾性糖尿、肾小管酸中毒、低渗尿、范科尼综合征（Fanconi syndrome）等。

3. 肾功能损害　常出现少尿或非少尿性急性肾衰竭，并常因肾小管功能损害出现肾性糖尿、低比重及低渗透压尿。

（二）中西药物治疗情况

1. 西药治疗　感染所致的急性间质性肾炎主要是控制感染，清除感染源。一般预后良好，少数患者可发生持久性损害而发展为终末期肾衰竭。

对于因药物所致的急性间质性肾炎，首先应停用致病药物。大多数病例停药后肾功能会改善，但有的病例肾功能恢复不完全，功能恢复的程度和速度与肾脏病变的严重性有关。无氮质血症的病例尿沉渣在几日内可转为正常，肾功能不全的病例则可能需要2~4个月的恢复时间。

皮质激素主要用于治疗特发性急性间质性肾炎，多数患者使用皮质激素治疗后，肾功能可迅速恢复。部分病例能自然缓解。

对症处理：有大量血尿者可适当应用止血药，但要防止肾小管及输尿管血栓形成及堵塞尿路之弊。有贫血者予补血剂或输血。伴高血压者宜使用降压药治疗。

2. 中药治疗　中医认为，急性间质性肾炎属于"尿血""血淋""腰痛""癃闭""关格"等证范畴，当责之于湿热毒下注为患。本病多由感受湿热、热毒之邪，蕴结三焦，伤及脏腑，阻滞气机，致肾失开阖，膀胱气化失司，脾胃升降失调而为病；或素体虚弱，加之寒湿失宜，感受寒湿之邪，损伤肾脏，邪气内聚，阻滞气机，开阖不利所致。

辨证分型主要为以下4种：①热毒内陷。治法：卫营同病宜疏风解表；气营同病宜气营两清。方药：银翘散合清营汤，清瘟败毒饮。②湿热蕴结。治法：清热利湿。方药：八正散、黄连温胆汤、三仁汤。③毒物伤肾。治法：祛风清热解毒。方药：消风清热饮加减。④肾络瘀阻。治法：清热泄浊，和胃止呕。方药：黄连温胆汤加大黄。

二、常用西药药物作用及作用机制

1. 糖皮质激素

药理及作用：具有影响糖代谢、抗过敏、抗毒及免疫抑制等作用，主要用于肾上腺皮质功能减退症的替代治疗。

作用机制：激素冲击在短时间内可发挥强大的抗炎与免疫抑制作用；能减少24小时尿蛋白，降低尿素氮、血清肌酐，内生肌酐清除率明显增加，对肾功能的恢复效果显著。

注意事项：同本章第二节IgA肾病中"肾上腺皮质激素"的注意事项。

2. 促红素

药理及作用：促红素（EPO）是由肾脏分泌的一种活性糖蛋白，作用于骨髓中红系造血祖细胞，能促进其增殖、分化为重组人促红素（rHuEPO），与天然产品相比，生物学作用在体内、外疾病一致。

作用机制:EPO 可增加红系造血祖细胞(CFU-E)的集落生成率,并对慢性肾衰竭贫血有明显的治疗作用。

注意事项:①用药期间定期检查血细胞比容(用药初期每周 1 次,维持期每 2 周 1 次),注意避免过度的红细胞生成(确认血细胞比容<0.36),如发现过度的红细胞生长,应采取暂停用药等适当处理。②有时会引起血清钾轻度升高,应适当调整饮食,若发生血钾升高,应遵医嘱调整剂量。③对有心肌梗死、肺梗死、脑梗死患者,有药物过敏症病史及有过敏倾向的患者,应慎重给药。④治疗期间因出现有效造血,铁需求量增加,通常会出现血清铁浓度下降,如果患者血清铁蛋白低于 100ng/ml,或转铁蛋白饱和度低于 20%,应每日补充铁剂。⑤叶酸或维生素 B_{12} 不足会降低本品疗效。严重铝过多也会影响疗效。

三、常用中药及其复方作用及作用机制

1. 金水宝胶囊

主要组成:发酵虫草菌粉(Cs-4)。补益肺肾,秘精益气。

功能主治:用于肺肾两虚,精气不足,久咳虚喘,神疲乏力,不寐健忘,腰膝酸软,月经不调,阳痿早泄;慢性支气管炎、慢性肾功能不全、高脂血症、肝硬化见上述证候者。

作用机制:金水宝胶囊可改善肾小管细胞溶酶体毒性损伤,促进肾小管上皮细胞 DNA、RNA 的合成。改善微循环和肾脏血流量,抑制肾小管萎缩和间质纤维化,从而保护肾小管功能,减少排泄蛋白尿。这些重要作用从各方面保护了肾功能,同时它还具有抑制血小板聚集的作用。

注意事项:有高血压、心脏病、肝病、糖尿病、肾病等慢性病严重者,应在医师指导下服用。服用 4 周症状无缓解,应去医院就诊。个别患者饭前服用偶有胃部轻度不适,但很快能自行消失,不影响继续用药。

2. 尿感宁颗粒

主要组成:海金沙藤、连钱草、凤尾草、萹草、紫花地丁。

功能主治:清热解毒,利尿通淋。适用于急性间质性肾炎下焦湿热型患者。

四、应避免联合使用的中西药物及作用机制

1. 利尿药与甘草联用　具体内容见本章第一节“急性肾小球肾炎”相关内容。

2. 不宜与滑石联用的药物

(1) 硫酸镁:滑石主要成分是硅酸镁,少量镁盐吸收后产生利尿作用。滑石与硫酸镁合用可发生镁盐过量中毒(胃痛、呕吐、水泻、呼吸困难、瞳孔散大等),口服镁盐 30g 即有生命危险。故两药不宜同时应用。

(2) 地西泮片:除活性炭外,在胃肠道内吸附地西泮片最多的是三硅酸镁,最少的是磷酸氢钙和滑石粉,故地西泮片不宜与滑石联用。

(3) 四环素、金银花、红管药:均能与镁离子络合而降低疗效,故滑石粉不能与这些药物合用。

五、中西药联用能增效减毒的相关药物及作用机制

1. 与川芎联用的药物

(1) 环孢素:川芎对环孢素的肝、肾毒性及胰岛 β 细胞毒性均有防护作用。

(2) 卡那霉素:川芎嗪的抗氧化作用可减轻卡那霉素的耳毒性。

（3）庆大霉素：川芎嗪可防治庆大霉素所致急性肾衰竭。机制：影响肾髓质前列腺素分泌，以及消除氧自由基作用。

2. 与滑石联用的药物

钙剂：可拮抗镁盐的生理毒性。滑石中毒时钙剂可缓解某些症状，并可促进镁盐的排泄。

3. 与茯苓、茯神联用的药物

利尿药：茯苓含糖80%，利尿作用比氨茶碱强大，可促进钾、钠、氯等电解质排泄，合用时可增强其他利尿药的作用。

4. 与呋塞米联用的药物

（1）大黄：与呋塞米有协同性利尿作用。

（2）中药方剂（真武汤、越婢加术汤、分消汤等）：可增强利尿药效果，并可减轻呋塞米所致口渴。但排钾利尿药不宜与甘草方剂联用，因可加剧假性醛固酮增多症。

5. 与附子联用的药物

（1）糖皮质激素：与附子联用可增强抗炎作用，减少激素用量和不良反应。

（2）普鲁卡因：可拮抗附子的毒性反应，但持续时间较短。

第四节　尿路感染

一、概述

（一）疾病介绍

尿路感染（urinary tract infection，UTI），是指各种病原微生物直接侵袭泌尿系统所致的感染性化脓性炎症。根据感染发生部位可分为上尿路感染和下尿路感染，前者系指肾盂肾炎，后者主要指膀胱炎。肾盂肾炎、膀胱炎又有急性和慢性之分。很多微生物侵入尿路均可引起尿路感染，但以细菌性尿路感染最为常见。女性发病率明显高于男性，比例约为8：1，未婚女性发病率1%~2%，已婚女性增高约为5%。任何细菌入侵尿路均可引起尿路感染，最常见的是革兰氏阴性杆菌，其中大肠埃希菌占80%~90%，其次是副大肠埃希菌、变形杆菌、肺炎克雷伯菌、产气杆菌、产碱杆菌。通常尿路感染由一种细菌所致，偶可两种以上细菌混合感染。根据有无尿路结构或功能的异常，尿路感染可分为复杂性和非复杂性尿路感染。复杂性尿路感染是指伴有尿路引流不畅、结石、畸形、膀胱-输尿管反流等结构或功能的异常，或在慢性肾实质性疾病基础上发生的尿路感染。不伴有上述情况者称为非复杂性尿路感染。

尿路感染的临床表现如下：

1. 膀胱炎　占尿路感染的60%以上。主要表现为膀胱刺激征（尿频、尿急、尿痛）、排尿不适、下腹部疼痛等，部分患者迅速出现排尿困难。尿液常混浊，并有异味，约30%可出现血尿。一般无明显的全身感染症状，少数患者出现腰痛、发热，但体温常不超过38.0℃，血白细胞计数常不增高。如患者有突出的系统表现，体温>38.0℃，应考虑上尿路感染。致病菌多为大肠埃希菌，占75%以上。

2. 急性肾盂肾炎　常发生于育龄妇女，临床表现有：

（1）全身症状：发热、寒战、头痛、全身酸痛、恶心、呕吐，体温多在38.0℃以上，多为弛张热，也可呈稽留热或间歇热。

（2）泌尿系统症状：尿频、尿急、尿痛、排尿困难、下腹部疼痛、腰痛等。腰痛程度不一，多为钝痛或酸痛。

（3）体格检查：一侧或两侧肋脊角或输尿管点压痛和/或肾区叩击痛。

3. 慢性肾盂肾炎　临床表现复杂，全身及泌尿系统局部表现均可不典型。半数以上患者可有急性肾盂肾炎病史，然后出现程度不同的低热、间歇性尿频、排尿不适、腰部酸痛及肾小管功能受损表现，如夜尿增多、低比重尿等。病情持续可发展为慢性肾衰竭。急性发作时患者症状明显，类似急性肾盂肾炎。

4. 无症状菌尿　患者有真性细菌尿，而无尿路感染的症状。致病菌多为大肠埃希菌，患者长期无症状，尿常规可无明显异常，但尿培养有真性菌尿，也可在病程中出现急性尿路感染症状。

5. 导管相关性尿路感染　留置导尿管或先前48小时内留置导尿管发生的感染。

（二）中西药物治疗情况

1. 西药治疗　尿路感染的治疗原则是：积极彻底进行抗菌治疗，消除诱发因素，防止复发。

（1）一般治疗：急性期注意休息，多饮水，勤排尿。发热者给予易消化、富含维生素饮食。膀胱刺激征和血尿明显者，可口服碳酸氢钠片以碱化尿液、缓解症状、抑制细菌生长、避免形成血凝块，对应用磺胺类抗生素者还可以增强药物的抗菌活性并避免尿路结晶形成。尿路感染反复发作者应积极寻找病因，及时祛除诱发因素。

（2）抗感染治疗

1）急性膀胱炎：包括短疗程疗法（3天）、单剂量疗法。目前推荐短疗程疗法。选用阿莫西林或诺氟沙星连用3天，治愈率90%，可显著降低复发率，副作用少。单剂量抗菌疗法用于无复杂因素存在的急性膀胱炎。对有多次发作者，可给予短程疗法，停药7天后均需尿细菌定量培养，仍为阳性者应继续给予2周抗生素治疗。对于妊娠妇女、糖尿病患者和复杂性尿路感染者，应采用较长疗程抗生素治疗。

2）无症状性菌尿：根据药敏试验结果选择有效抗生素，主张短疗程用药，如治疗后复发，可选长程低剂量抑菌疗法。

3）急性肾盂肾炎：尿标本采集后立即进行治疗，一般首选对革兰氏阴性杆菌有效的抗生素，但应兼顾革兰氏阳性菌感染。72小时无效者根据药敏试验结果调整用药。常用抗菌药有喹诺酮类、半合成青霉素类、头孢菌素类。病情较轻者可选口服制剂，疗程10~14天，治愈率90%；若伴有严重全身中毒症状者，应选用静脉给药，如氨苄西林4~6g/d，头孢哌酮2~4g/d，或头孢曲松2g/d。必要时联合用药。热退后连续用药3天再改为口服，总疗程一般为2周。

4）慢性肾盂肾炎：常为复杂性尿路感染，治疗的关键是祛除易感因素。急性发作时，治疗同急性肾盂肾炎。反复发作者，应根据病情和参考药敏试验结果制订治疗方案。如联合几种抗菌药物，分组轮流使用，疗程适当延长至症状改善，菌尿消失，再以一种药物低剂量长期维持，如头孢克洛，每次0.25g，每天1~2次；或复方磺胺甲噁唑，每晚服1~2片，疗程6~12个月。

2. 中药治疗　根据其临床表现特征及病理演变过程，可归属于中医"淋证"范畴。中医认为，本病包括膀胱湿热、肝郁气滞、脾肾亏虚。"诸淋者，由肾虚而膀胱热故也"，病位在肾与膀胱，且与肝脾有关。病机主要是肾虚，膀胱湿热，气化失司。淋证有虚有实，初病多实，久病多虚，初病体弱及久病患者亦可虚实并见，实证多在膀胱和肝，虚证多在肾和脾。

笔记栏

辨证分型主要为以下 3 种:①膀胱湿热。治法:清热解毒,利湿通淋。方药:八正散。②肝气郁滞。治法:实证宜利气疏导,虚证宜补中益气。方药:实证用沉香散,虚证用补中益气汤。③脾肾两虚。治法:健脾益肾。方药:无比山药丸。

二、常用西药药物作用及作用机制

1. 磺胺甲噁唑(SMZ)、复方磺胺甲噁唑(SMZ-TMP)、甲氧苄啶(TMP)

药理及作用:为磺胺类抗菌药及抗菌增效剂,被公认为治疗厌氧菌感染的首选药物。它是一种能迅速杀灭脆弱拟杆菌在内的广谱抗厌氧菌的有效药物,SMZ 几乎对所有的革兰氏阴性厌氧杆菌、芽孢梭菌属和某些革兰氏阳性厌氧球菌都有较高的活性。所以在选用抗需氧菌抗生素疗效不佳时,应同时合用抗厌氧菌的药物,可加用 SMZ 治疗。

服用复方磺胺甲噁唑后:①药物在尿中维持有效浓度的时间长,故可以减少服药次数;②能持久地明显减少结肠、阴道口周围、前尿道和前列腺内肠杆菌科的细菌数量;③较少出现耐药性细菌;④副作用少。

TMP 在尿中的浓度已足可抑制大多数对复方磺胺甲噁唑敏感的致病菌。

用法:单纯尿路感染 SMZ 2~3 片,顿服;一次用药和多次用药疗效相同。

注意事项:胃肠道反应,如食欲缺乏、恶心、呕吐,少数有腹泻,偶有头痛、失眠、皮疹、白细胞减少,极少数可出现排尿困难、肢体麻木及感觉异常,于停药后可迅速恢复。

2. 呋喃唑酮

药理及作用:呋喃唑酮是一种硝基呋喃类抗生素,可用于治疗细菌和原虫引起的痢疾、肠炎、胃溃疡等胃肠道疾病。

作用机制:呋喃唑酮为广谱抗菌药,对常见的革兰氏阴性菌和阳性菌有抑制作用。

用法:呋喃唑酮 50mg/d,用药 3 天;老年患者及肾功能减损者慎用。

注意事项:不良反应包括周围神经病变、精神障碍、溶血及变态反应等,尿可变为棕褐色。孕产妇、新生儿及葡萄糖-6-磷酸脱氢酶(G-6-PD)缺乏症患者禁用。

三、常用中药及其复方作用及作用机制

1. 槐花

药理及功效:凉血止血,用于各种出血,具有抗炎作用。苦寒沉降,主入大肠血分,善清泻大肠之热而凉血止血,尤善治下部出血。本品能减少毛细血管的通透性及脆性,缩短出血时间;增强毛细血管的抵抗力;降血压,防治动脉硬化;有扩张冠状血管,改善心肌循环等作用。

作用机制:大剂量的槐花水泡剂可用于治疗石淋(尿路结石),临床观察确有解痉止痛、溶石排石及利尿作用。槐花有抗炎作用,研究表明,由槐花米、大黄、黄芩、当归、防风等组成的复方槐花口服液能明显抑制二甲苯所致的小鼠耳廓肿胀、大鼠蛋清所致的足肿胀,减少醋酸所致的小鼠扭体反应次数,提高小鼠痛阈,对金黄色葡萄球菌造成的感染有抑制作用,提示其有明显的抗炎、镇痛、抗局部感染作用。大鼠腹腔注射芦丁对植入羊毛球的发炎过程有明显抑制作用。槐花提取物能强烈抑制 15-羟前列腺素脱氢酶的活性,从而有利于延长利尿作用。

2. 双黄连

组成及功效:金银花、黄芩、连翘提取物制取的纯中药制剂,有粉针、注射液及口服剂型。

作用机制:具有抗菌、抗病毒、抗感染以及增强机体免疫功能作用。

注意事项:偶有过敏性皮炎、静脉炎、肝功能损害等,停药后可自行恢复。过敏性休克、

肠痉挛、头晕等亦有报道。

四、应避免联合使用的中西药物及作用机制

1. 黄连与青霉素　黄连注射液与青霉素配伍时极不稳定,遇酸、碱、醇、重金属离子等均易破坏,故不宜配伍注射。

2. 黄芩与黄连、黄柏配伍(三黄注射液)　小檗碱与黄芩苷可形成难溶性沉淀,在制备注射液时被滤除,故此种配伍不合理,不宜制成注射剂。三者在口服制剂配伍时,胃液可溶解此种沉淀物,故不影响药效。

3. 苦参与藜芦　苦参不可与藜芦或含有藜芦碱类降压药合用,两者属配伍禁忌。

4. 虎杖与生物碱类药物(士的宁、麻黄碱、奎宁等)　生物碱类药物不宜与虎杖、四季青及其他含鞣质的中成药同时服用,以避免影响吸收而降低疗效。

5. 蒲公英与麻黄、金银花　麻黄、金银花与蒲公英同时煎煮其溶液产生混浊,故不宜配制复方注射液。

6. 夏枯草与钾盐　夏枯草富含钾离子,因此一般不宜与钾盐配用,以避免出现血钾过高的危险。

7. 茵陈与氯霉素　茵陈可以拮抗氯霉素的抗菌作用,降低甚至消除氯霉素的疗效,故两药不宜合用。

8. 金钱草与庆大霉素、氯霉素　金钱草可酸化尿液,溶解某些酸溶性尿路结石,并可增强乌洛托品类尿路防腐剂的药效,但可降低庆大霉素、氯霉素等药物对于泌尿道感染的疗效。

五、中西药联用能增效减毒的相关药物及作用机制

1. 与甲氧嘧啶(TMP)联用的药物

(1) 苦参:与甲氧嘧啶联用可以增强苦参的抗菌作用。单独应用苦参合剂的疗效与氨苄西林相仿,与甲氧嘧啶合用后其抗菌作用明显优于氨苄西林(协同作用)。

(2) 鱼腥草:甲氧嘧啶与鱼腥草具有协同作用,合用时可以显著增强抑菌作用。鱼腥草素-TMP溶液膀胱灌洗治疗子宫颈癌术后尿路感染的效果良好。但是,鱼腥草挥发油与TMP伍用后发生拮抗作用,原因尚不明确。

(3) 蒲公英:甲氧嘧啶可增强蒲公英的抑菌作用,两药合用的抑菌效力大于各药单独应用之和。

2. 与抗菌药物联用的药物

(1) 重楼:具有抑菌和抗病毒作用。与抗菌药物合用可以提高疗效。

(2) 野菊花:具有抗菌和抗病毒作用,并可改善感染部位的血液循环情况,增强巨噬细胞的吞噬功能,故与抗菌药物合用可提高疗效。

(3) 穿心莲:具有抗菌和抗病毒作用,与其他抗菌药物合用可以增强作用,提高疗效。

3. 排钾利尿药与马齿苋　排钾利尿药与马齿苋合用可以增强利尿效应,并可减轻低钾血症类不良反应。

4. 与呋喃唑酮联用的药物

(1) 香连化滞丸:呋喃唑酮与中成药香连化滞丸(由当归、炒白芍、陈皮、黄芩、姜厚朴、麸炒枳实、醋青皮、黄连、炒槟榔、木香、滑石、甘草组成),合用抗菌疗效较好。

(2) 健脾益胃汤:呋喃唑酮与健脾益胃汤(由黄芪、白芍、白及、两面针、茯苓、炙甘草、大枣组成)联合应用,治疗溃疡病之虚证,治愈率明显高于单用中药组或西药组。

笔记栏

第五节 肾病综合征

一、概述

（一）疾病介绍

肾病综合征（nephrotic syndrome，NS）是因多种疾病和不同病因、病理损害所致的一组临床综合征，包括大量蛋白尿（尿蛋白≥3.5g/d），常伴有相应的低蛋白血症（血浆白蛋白≤30g/L）、水肿、高脂血症。

肾病综合征根据病因可分为原发性及继发性两大类，可由多种不同病理类型的肾小球疾病所引起。原发性肾病综合征的诊断主要依靠排除继发性肾病综合征。糖尿病、系统性红斑狼疮、过敏性紫癜、淀粉样变、肿瘤、药物及感染等均可引起继发性肾病综合征。病理主要表现为微小病变型肾病、系膜增生性肾小球肾炎、局灶性和/或节段性肾小球硬化、膜性肾病、膜增生性肾小球肾炎等。肾病综合征的发病机制目前尚未完全清楚。一般认为，各种免疫因素（体液免疫、细胞免疫）在发病机制中发挥重要作用，而非免疫因素（肾内毛细血管高压、蛋白尿、高脂血症等）则在疾病持续慢性进展过程中起重要作用。

肾病综合征的临床表现如下：

1. 蛋白尿　大量蛋白尿（尿蛋白≥3.5g/d），主要成分是白蛋白。

2. 血浆白蛋白异常

（1）低白蛋白血症：这是 NS 必备的特征，主要原因是自尿中丢失白蛋白；其次，肝脏代偿性合成白蛋白增加相对不足，蛋白质吸收不良或丢失等。

（2）其他血浆蛋白成分的变化：除血浆白蛋白浓度下降外，NS 还有其他血浆蛋白成分的变化，如各种球蛋白、与凝血纤溶有关的蛋白质、转运蛋白等，其增减取决于丢失与合成间的平衡。这些成分的改变可导致抗感染能力低下、血栓易形成及一系列代谢紊乱等后果。

3. 高脂血症和脂尿　血浆胆固醇、甘油三酯和磷脂均可明显增加，低密度脂蛋白、极低密度脂蛋白浓度增高。

4. 水肿　低白蛋白血症导致血浆胶体渗透压下降，水分由血管腔内进入组织间隙，这是造成 NS 水肿的基本机制。

（二）中西药物治疗情况

1. 西药治疗

（1）一般治疗：凡有严重水肿、低蛋白血症者需卧床休息。进易消化、清淡、半流质饮食。水肿时进低盐饮食，每天摄取食盐 2~3g，适当控制饮水量，禁食腌制食品，尽量少用味精及小苏打。水肿消失、一般情况好转后，可起床活动。给予正常量 0.8~1.0g/（kg·d）的优质蛋白（富含必需氨基酸的动物蛋白）饮食。

（2）对症治疗

1）蛋白尿：ACEI 及 ARB 除可降低血压外，也可通过降低肾小球内压力而减少尿蛋白。前者常用贝那普利 10mg/d，后者常用氯沙坦 50mg/d。用于降低尿蛋白时，剂量较常规剂量大才能发挥良好疗效。NS 患者应用 ACEI/ARB 后突然发生低血压和 GFR 下降者，则提示其血容量严重不足，可注射白蛋白扩容。

2）水肿：①袢利尿药。对钠、氯和钾的重吸收具有强力的抑制作用，常用呋塞米 20~40mg，每天 1~3 次口服，或静脉应用 20~200mg；布美他尼 1~2mg，每天 1~3 次。②噻嗪类利尿药。主要抑制钠、氯的重吸收，增加钾的排泄而利尿。常用氢氯噻嗪 25~50mg，每天 2~

3次。③保钾利尿药。排钠、排氯、保钾,可与噻嗪类利尿药合用。氨苯蝶啶50mg,每天3次,或醛固酮拮抗剂螺内酯20mg,每天3次。④渗透性利尿药。如甘露醇、低分子右旋糖酐、人体白蛋白或血浆,主要是提高胶体渗透压而利尿,低分子右旋糖酐250ml静脉滴注,人体白蛋白10g静脉滴注,但有加重心力衰竭、肾脏负担的风险,不推荐常规使用。

2. 中药治疗　根据其高度水肿的临床特征,一般可将其归于"水肿"的范畴进行辨证论治。本病的病因有外邪侵袭、饮食不节、劳倦多度、禀赋不足等。此外,瘀血阻滞、肝郁气滞也可引发或加重水肿。水肿的病机归纳为肺失通调、脾失转输、肾失开阖,膀胱气化不利,使水液潴留,泛滥肌肤而成。其中,肺、脾、肾三脏功能障碍在水肿发病中起重要作用。故张景岳曰:"凡水肿等证,乃肺、脾、肾三脏相干之病,盖水为至阴,故其本在肾;水化于气,故其标在肺;水唯畏土,故其制在脾。"

辨证分型主要为以下5种:①风水泛滥。治法:疏风清热,宣肺行水。方药:越婢加术汤。②水湿浸渍。治法:健脾化湿,通阳利水。方药:五皮饮合胃苓汤。③湿热壅盛。治法:分利湿热。方药:疏凿饮子。④脾阳虚衰。治法:温运脾阳,利水消肿。方药:实脾饮。⑤肾阳衰微。治法:温肾助阳,化气行水。方药:济生肾气丸合真武汤。

二、常用西药药物作用及作用机制

1. 免疫球蛋白(immunoglobulin)

药理及作用:免疫球蛋白是从健康人血浆获得的含多价抗体的生物制品,其终末产物主要是IgG,亦可能含有微量IgA及IgM。Ig的应用始于原发性和获得性免疫球蛋白缺乏症的替代治疗,后因发现它具有免疫调节功能而被广泛应用于治疗其他疾病,如各种细菌和病毒感染性疾病及自身免疫性疾病。

作用机制:①外源性IgG的Fab段与体内靶抗体特异性抗原决定簇结合,从而抑制靶抗体免疫活性,使抗原抗体沉积物溶解,反馈性抑制抗体的进一步产生;对细胞因子的调节作用也主要通过免疫球蛋白Fc段与淋巴细胞、单核细胞的Fc受体相互作用完成。②能够增加T抑制细胞的活性,使CD4/CD8比率下降,抑制炎症反应;封闭巨噬细胞和B淋巴细胞合成抗体,减少免疫复合物在肾小球的沉积。③充当补体活化成分的受体,可防止补体介导性免疫损害。④有抗体替代作用,能明显减少发生感染的危险性。

注意事项:静脉用免疫球蛋白可有寒战、恶心、潮红、哮喘等过敏反应,以及短期溶血、高黏滞血症等不良反应。应采用多部位和深部肌内注射,每个部位注射量<5ml。

2. 茶色素

药理及作用:以儿茶素为主的多酚类物质,是多酚类物质转化形成茶黄素、茶红素及茶褐素的混合物。可降低尿蛋白、血尿素氮和肌酐,增强细胞免疫和体液免疫功能,配合常规治疗可提高疗效。

作用机制:①患者常存在高凝状态,导致血管内皮细胞受损,使内皮细胞分泌内皮素(ET)增加;而茶色素具有改善微循环、降低血浆黏度、红细胞聚集、纤维蛋白原含量,抑制血小板聚集,减轻血液高凝状态作用,从而抑制凝血过程诱生的ET-1产生。②肾病综合征致使氧自由基增加,能促进机体组织的细胞损伤、血管内皮细胞ET mRNA表达,使ET产生增加;茶色素可清除氧自由基,防止生物膜脂质过氧化,从而保护机体组织细胞,使ET mRNA表达下降、ET产生减少。③高脂血症为该病特征之一,而高脂血症可促进ET的合成和释放;茶色素有降低血脂作用,能减少患者ET的释放。④患者存在血液流变性异常,茶色素具有改变血液流变性作用,减轻内皮细胞切应力损伤,使内皮细胞修复,ET分泌减少。⑤该病是一种免疫性疾病,免疫性炎症能直接损伤血管内皮细胞,使ET分泌增加。茶色素有调节免疫的作用,从而使 ET 减少。

注意事项:不良反应有胃不适、大便增多、脸红、头痛、鼻出血等,一般反应轻微。

3. 右旋糖酐 40(dextran 40)

药理及作用:可降低血液黏稠度,改善微循环和抗血栓。提高血浆胶体渗透压,降低血黏滞度,改善肾微循环。通过一过性提高血浆胶体渗透压,可使组织中水分回吸收入血。此外,它们又经过肾小球滤过,造成肾小管内液的高渗状态,减少水、钠的重吸收而利尿。但对少尿(尿量<400ml/d)患者应慎用此类药物,因其易与肾小管分泌的 Tamm-Horsfall 蛋白和肾小球滤过的白蛋白一起形成管型,阻塞肾小管,并由于其高渗作用导致肾小管上皮细胞变性、坏死,诱发"渗透性肾病",导致急性肾损伤。

作用机制:低分子右旋糖酐为一胶体溶液,通过其胶体渗透压作用,将组织中细胞外液的水分吸入血管内,从而扩充血容量,血管壁扩张可反馈性抑制压力、容量感受器,使醛固酮分泌减少,有利于肾脏对钠和水的清除。低分子右旋糖酐经肾小球滤过后在肾小管内不被重吸收,故产生渗透性利尿作用。低分子右旋糖酐还能增加肾小球的负电荷,增强肾小球滤过膜的静电屏障功能,减少尿蛋白的排出,还具有阻止红细胞和血小板凝集、轻度抗凝作用,这对有高脂血症、血液黏稠的患者起到了预防血栓形成的作用,有利于病情缓解。

注意事项:少数患者可有过敏反应(发热、寒战、胸闷、呼吸困难,偶有休克),用药前可做皮下试验。用量超过 1 500ml/次,易引起低蛋白血症和出血倾向。充血性心力衰竭,出血倾向及肝、肾功能不全者慎用。

三、常用中药及其复方作用及作用机制

(一)治疗肾病综合征的常用中药作用及作用机制

1. 刺五加

药理及功效:味辛、微苦,性温。归脾、肾、心经。具有益气健脾、补肾安神之功效。用于脾肺气虚,体虚乏力,食欲缺乏,肺肾两虚,久咳虚喘,肾虚腰膝酸痛,心脾不足,失眠多梦。刺五加能抗衰老,强壮,提高免疫功能,促诱生干扰素;提高抗疲劳、抗辐射、抗缺氧能力;调节神经功能,调节肾上腺、甲状腺、性腺功能及糖代谢。

作用机制:刺五加可能有类凝血酶作用,使纤维蛋白原的 α 链释出血纤肽 A,而不降解 β 链,只生成了不稳定的纤维蛋白单体 I,而被纤溶系统所清除,从而可消耗大量纤维蛋白原,致血纤维蛋白降解产物(FDP)下降,尿中 FDP 排泄减少。刺五加还可改善肾小管的功能。

2. 丹参

药理及功效:味苦,性微寒。归心、肝经。具有活血祛瘀,通经止痛,清心除烦,凉血消痈之功效。用于胸痹心痛,脘腹胁痛,癥瘕积聚,热痹疼痛,心烦不眠,月经不调,痛经经闭,疮疡肿痛。药理研究:调节免疫功能,抗炎,抗菌,抗氧化作用。

作用机制:丹参酮具有抗凝、去纤、溶栓、降血脂作用,能促进肾组织病理改变的恢复,可使凝血酶原时间(PT)、活化部分凝血活酶时间(APTT)和凝血酶时间(TT)延长。丹参及其有效成分可影响多种凝血因子,改善血液流变性,可降低血浆黏度,调节细胞电泳率及血细胞比容,改善微循环,能明显延长特异性血栓形成时间和纤维蛋白血栓形成时间。能改善肾血液循环,内皮素合成进一步降低,可溶性白介素-2 受体水平也得到改善,24 小时尿蛋白减少。

注意事项:注射用可有皮疹、瘙痒,偶有过敏性休克;并可有头晕、头痛、烦躁不安、心律失常、肢痛、腹痛、腹胀等不良反应。口服复方丹参片可有变态反应性皮疹、口干、恶心、上腹

不适、头痛和神经系统症状等不良反应。出血体质、严重贫血及孕妇禁用;月经过多,血管性头痛者慎用。复方丹参及丹参注射液的不良反应有:破伤风样反应,心慌,头痛,喉头水肿,全身性黄疸,哮喘,药疹,心跳停止,皮肤瘙痒及过敏性休克等。

3. 黄芪

药理及功效:味甘,性微温。归肺、脾经。具有补气升阳,固表止汗,利水消肿,生津养血,行滞通痹,托毒排脓,敛疮生肌之功效。用于气虚乏力,食少便溏,中气下陷,久泻脱肛,便血崩漏,表虚自汗,气虚水肿,内热消渴,血虚萎黄,半身不遂,痹痛麻木,痈疽难溃,久溃不敛。研究表明,黄芪能清除自由基,改善细胞和肾间质水肿,增加滤过率;消除蛋白尿;抗凝,改善血流动力学;调节免疫功能。

作用机制:黄芪能改善低尿钠,提高尿渗,提示这可能是黄芪改善肾病综合征时水盐代谢紊乱的重要作用机制之一。黄芪能促进水通道蛋白的表达,明显上调精氨酸加压素(AVP)V2 受体 mRNA 和蛋白的表达,提示黄芪对集合管水重吸收功能的改善可能是通过增加 AVP V2 受体的量来增强 AVP 的敏感性,从而纠正 AVP 抵抗现象。

注意事项:黄芪可使染色体畸变率和细胞微核率明显增高,故孕妇不宜长期大量应用。

(二)治疗肾病综合征的常用中药复方作用及作用机制

1. 地奥心血康胶囊

主要组成:地奥心血康。

功效主治:活血化瘀,行气止痛,扩张冠脉血管,改善心肌缺血。用于预防和治疗冠心病,心绞痛以及瘀血内阻之胸痹、眩晕、气短、心悸、胸闷或痛。抗高血凝状态,改善血液流变学指标和症状,减少并发症,可减少激素用量和撤减反应。

作用机制:地奥心血康能降低血脂,降低血管阻力,使肾血流量增加,基膜对蛋白漏出减少,从而使血浆蛋白升高,改善肾脏的微循环,进一步改善肾功能。

2. 地黄丸

主要组成:桂附地黄丸由肉桂、附子、熟地黄、山药、酒萸肉、茯苓、泽泻、牡丹皮等药物组成。六味地黄丸由熟地黄、山药、酒萸肉、茯苓、泽泻、牡丹皮等药物组成。

功能主治:温补肾阳。用于肾阳不足,腰膝酸冷,肢体浮肿,小便不利或反多,痰饮喘咳,消渴。六味地黄丸具有滋阴补肾之功效。用于肾阴亏损,头晕耳鸣,腰膝酸软,骨蒸潮热,盗汗遗精,消渴。

作用机制:桂附地黄丸浸膏可降低尿蛋白和血清尿素氮以及血清总胆固醇含量,改善肾组织病变,其对药物引起或过敏反应引起的肾脏损害导致的慢性血清性肾炎的作用与环磷酰胺相当,无毒副作用(实验研究);可减轻激素不良反应,提高疗效,降低复发率。六味地黄丸对提高血浆白蛋白,降低总胆固醇,降低尿素氮及消除蛋白尿确有作用。地黄丸具有保护动物肾上腺皮质免受外源性激素抑制而萎缩的作用,有助于减少机体对激素的依赖,防止反跳。

3. 苓桂术甘汤

主要组成:茯苓、桂枝、白术、甘草。

功能主治:温阳化饮,健脾利湿。主治中阳不足之痰饮。有促进消化吸收,排泄多余水分,促进循环等作用。

作用机制:苓桂术甘汤能降低肾病的尿蛋白含量,改善低蛋白血症,改善高脂血症,并且对肾脏具有一定的保护作用。

四、应避免联合使用的中西药物及作用机制

1. 利尿药与甘草　甘草及其组成的中成药如镇咳宁胶囊、甘草合剂等不宜与噻嗪类利

笔记栏

尿药配伍,因为甘草的主要成分为甘草皂苷和甘草次酸,具有肾上腺皮质激素样作用,可引起水钠潴留,使尿钾排泄增多。如合用,可产生利尿作用拮抗而影响疗效以及易引起低钾血症。

2. 利尿药与威灵仙　威灵仙具有抗利尿作用,故可降低利尿药的作用,或增强垂体后叶素的抗利尿作用。

3. 与丹参联用的药物

(1) 抗酸药:可与丹参酮形成金属离子络合物,从而降低丹参的生物利用度,影响疗效。

(2) 止血药(维生素 K、凝血酶等):丹参注射液抑制血小板功能,可降低止血药的作用。

(3) 维生素 C:与丹参注射液混合发生氧化-还原反应,导致两药作用减弱或失效。

五、中西药联用能增效减毒的相关药物及作用机制

利尿药与黄芪　利尿药与黄芪有协同性利尿和降压作用。黄芪具有增强机体免疫功能作用,并有中度的利尿和降压作用,能扩张冠状血管和全身末梢血管。适用于虚性水肿和虚性高血压。口服或注射黄芪制剂均有利尿作用,且利尿作用持续时间较长。

（郝　蕾）

复习思考题

1. 肾病综合征的治疗包括哪些药物? 作用机制及不良反应是什么?
2. 列举出急性肾小球肾炎治疗过程中不宜联用的中西药物,并简要说明其机制。
3. 简述尿路感染的中医辨证分型、治法及方药。

第五章

血液系统疾病的中西药物配伍与合理应用

📋 学习目标

1. 掌握缺铁性贫血、再生障碍性贫血、地中海贫血、紫癜性疾病的中西药物应用现状,掌握上述疾病治疗中应避免联合使用的中西药物及作用机制。

2. 熟悉各类疾病相应的用药机制。

3. 了解以上这些疾病的疾病介绍概述。

第一节 缺铁性贫血

一、概述

(一)疾病介绍

缺铁性贫血(iron deficiency anemia,IDA)是指各种原因缺铁导致红细胞生成减少引起的贫血。营养性贫血是指营养因素(主要是铁摄入不足)造成的铁缺乏(iron deficiency,ID)引起的贫血。IDA 在全世界普遍存在,WHO 的资料表明,IDA 影响到全球 30% 的人口,尤其是儿童(特别是婴幼儿)和孕妇,分别占其总数的 50% 和 40%。

缺铁性贫血的分类:

临床上将 IDA 分为 ID、缺铁性红细胞生成(iron deficiency erythropoiesis,IDE)和 IDA 3 个阶段。

第一阶段是储铁减少期,是 ID 的早期阶段,有铁相对摄入吸收不足的病史。

第二阶段为 IDE 期,是缺铁的中期表现,除了储铁减少或缺乏外,转运铁也减少,此时红细胞摄入铁较正常减少,但细胞内血红蛋白的减少尚不明显。

第三阶段是 IDA 期,为缺铁的晚期阶段。

(二)中西药物治疗情况

1. 西药治疗 补充铁剂是治疗小儿 IDA 重要而有效的措施。部分铁吸收不良和丢失铁过多的患儿,应以治疗原发病为主。常用的有硫酸亚铁等。

2. 中药治疗 中医学认为,心主血、肝藏血、脾统血、肾藏精,故贫血的发生与心、肝、脾、肾的功能失调,脏腑虚损密切相关。其中脾胃为后天之本,气血生化之源,故本病主要是由于脾肾亏损、气血两虚,且以脾虚为主。现代研究表明党参、大枣、当归、白芍等中药具有一定治疗效果,补益脾肾的中药复方具有一定治疗效果,如生血丸、四物汤等。

笔记栏

二、常用西药药物作用及作用机制

1. 硫酸亚铁 含铁量为20%。为方便婴幼儿服用,多配制成2.5%硫酸亚铁合剂,其中含铁量为5mg/L。

2. 富马酸亚铁片剂及胶囊 含铁量33%。

3. 葡萄糖酸亚铁(含铁12%)、琥珀酸亚铁(含铁35%)和右旋糖酐铁等。一些临床对比研究显示,各种临床常用的铁剂均有较好的疗效,本着方便、耐受、经济的原则,一般不需要严格选择种类。

服药应注意:

(1) 合剂和糖浆颗粒适合婴幼儿,片剂和胶囊适合年长儿,缓释剂可以减少胃肠刺激,要求整粒吞服。

(2) 因铁剂大多影响食欲,服药时间可选择两餐之间或餐后,也可从少量开始,逐渐加量。

(3) 可同时服用维生素C以促进铁的吸收,同时要避免和茶水同时服用。

(4) 儿童一般不需要注射铁剂治疗。很多治疗贫血的中药也含有铁剂,对IDA也有疗效。补铁不仅要使血红蛋白恢复正常,还要补充储存铁。对于IDA的治疗,除补铁外,更重要的是分析缺铁的病因,采取针对性的纠正措施。

📖 知识链接

铁在体内的代谢

正常人维持体内铁平衡需每天从食物中摄取铁,婴幼儿、青少年、妊娠和哺乳期妇女容易发生缺铁性贫血。上海地区人群调查显示:铁缺乏症的年发病率在6个月~2岁婴幼儿为75.0%~82.5%,妊娠3个月以上妇女为66.7%、育龄妇女为43.3%、10~17岁青少年为13.2%。铁缺乏症主要影响因素有:婴幼儿辅食添加不足、青少年偏食、妇女月经过多、妊娠或哺乳期铁需求增大及某些疾病等。

人体内的铁包括:功能铁(血红蛋白铁、肌红蛋白铁)、贮存铁(铁蛋白、含铁血黄素)。铁的正常来源为食物摄入动物(Fe^{2+})或植物(Fe^{3+})以及衰老红细胞中血红蛋白(Hb)释放的铁。铁一般在小肠经主动转运过程吸收。铁的吸收部位主要在十二指肠及空肠上段,食物铁状态(二价铁、三价铁)、胃肠功能(酸碱度等)、体内铁贮存量、骨髓造血状态及某些药物(如维生素C)均会影响铁的吸收。铁主要分布在红细胞、肌肉等,主要贮存于单核吞噬细胞系统中(骨髓、肝、脾等)。铁主要参与的生理功能有红细胞氧气运输和细胞呼吸酶的关键部分。铁的转化排泄是由体表或消化道细胞脱落,主要通过大便排出,哺乳期妇女乳汁排泄也是重要途径。

三、常用中药及其复方作用及作用机制

对于缺铁性贫血的临床治疗,应在辨证论治的基础下,脾胃为关键,肾虚为根源,尤以脾虚最为重要。通过健运脾胃,改善消化吸收功能,益气生血,是治疗缺铁性贫血行之有效的方法。

1. 健脾生血丸 脾胃为后天之本,气血生化之源,因此,补血剂中配健脾和胃之品,不仅能助其生化,且可滋而不腻、补而不滞。健脾生血丸由党参、白术、茯苓、陈皮、煅磠矾等组

成,临床研究结果表明,贫血一般症状改善率、消化道症状改善率明显提高。

2. 归脾丸(颗粒) 由炙黄芪,党参,炒酸枣仁,龙眼肉,炒白术,当归,茯苓,制远志,木香,炙甘草,大枣(去核)组成。具有益气健脾、养血安神的功能,用于心脾两虚、气短心悸、失眠多梦、头晕、肢倦乏力、食欲缺乏、崩漏便血。临床应用与研究显示,该中成药能增强细胞吞噬功能,促进免疫,增强造血功能。

3. 养阴生血合剂 由地黄、黄芪、当归、玄参、麦冬、石斛、川芎组成。具有养阴清热、益气生血的功效,主治阴虚内热、津液亏损、气血不足所致食欲减退、倦怠无力等证候。临床应用与研究显示,该中成药有助于减轻放疗患者的骨髓抑制反应,提高致死剂量照射动物 30 天和小剂量多次照射 60 天及荷瘤小鼠 1 次照射后 20 天的存活率,促进脾细胞 DNA 修复,诱导脾细胞产生白介素-2,保护骨髓的造血功能。

4. 当归补血丸 由当归、黄芪组成。具有补气生血之功效,用于气虚血弱之出血证等。临床应用与研究显示,本中成药能促进红细胞再生。

四、应避免联合使用的中西药物及作用机制

1. 铁剂与磁朱丸 磁朱丸系由磁石、朱砂、六神曲 3 味中药组成,当与具有还原性的硫酸亚铁合用时,朱砂(主要成分为硫化汞)中的 Hg^{2+} 可被还原成 Hg,使毒性增加。

2. 铁剂与含石膏、明矾、滑石的中成药 牛黄上清丸、明目上清丸等含石膏,白金丸、如圣丹等含明矾,六一散、导赤散等含滑石,这些复方可与铁剂形成溶解度低的复合物。

3. 铁剂与华山参片 缺铁性贫血患者服用铁剂(高铁剂)期间,忌用华山参片等,因为抗胆碱中药会减低胃液酸度,不利于 Fe^{3+} 还原为 Fe^{2+},从而影响铁的吸收。

4. 硫酸亚铁与含鞣质类成分中药 绿茶合剂中含有大量鞣质,能与铁离子生成鞣酸铁盐沉淀,难以吸收,使铁剂的生物利用度降低。

5. 硫酸亚铁与含钙中药 含钙中药,如乌贝散,与硫酸亚铁在胃肠道形成难溶的复合物或沉淀,降低铁的吸收;还能加重铁剂引起便秘的不良反应。

6. 硫酸亚铁与碱性中药 亚铁盐在酸性环境中易溶解,而在碱性环境中仅略溶,硫酸亚铁与碱性中药合用,可减低溶解度。如胃宁散由麦芽、龙胆、碳酸氢钠、三硅酸镁、颠茄流浸膏、薄荷脑组成。由于胃宁散既含有三硅酸镁,又呈碱性,故能使胃液的 pH 升高,可降低亚铁盐的溶解度和解离度;三硅酸镁又可能与亚铁盐形成不易吸收的巨分子亚铁复合物。铁剂与乌贝散等碱性中成药同服,疗效降低。

7. 硫酸亚铁与含砷中药 六神丸、牛黄消炎丸等含雄黄,雄黄主要化学成分为硫化砷(AsS),含砷中药在胃肠道与具有还原性的亚铁盐($FeSO_4$)相遇可生成硫代砷酸盐,使药效减弱。

8. 硫酸亚铁与红管药片 中成药红管药片系由单味中药红管药组成,主要成分为槲皮素(红管药乙素)及皂苷等。槲皮素与硫酸亚铁的亚铁离子(Fe^{2+})形成络合物,降低药物的生物利用度,从而影响疗效。

9. 硫酸亚铁与含不饱和脂肪酸类的中药 因人参含有挥发油类物质,其主要成分是人参油,它是人参特有的不饱和脂肪酸,遇铁离子则生成脂肪酸铁而沉淀。人参油经分解后降低其药用价值,与铁剂合用,两者药效互受影响而下降。

10. 硫酸亚铁与噙化上清丸 噙化上清丸与硫酸亚铁同服,其中硼砂便与硫酸亚铁沉淀而影响吸收,致使硫酸亚铁生物利用度降低。

五、中西药联用能增效减毒的相关药物及作用机制

1. 铁剂与富含维生素 C 的物质 缺铁性贫血患者服用铁剂(高铁剂)时,同服维生素 C

或维生素 C 含量高的果汁(如橘子汁)、水果(如猕猴桃等),以及食物中还原物质如果糖、半胱氨酸(含巯基等),可提高疗效。因为维生素 C 可使铁从其他结合物中释放出来,促使 Fe^{3+} 还原成 Fe^{2+} 而易被吸收;再则维生素 C 能使亚铁螯合酶等的巯基处于活性状态,以便有效地发挥作用。此外,叶酸在体内还原成四氢叶酸亦需要维生素 C 参与,故维生素 C 成为治疗贫血的重要辅助药物。维生素 C 还能使血浆铁蛋白中的 Fe^{3+} 还原成 Fe^{2+},然后参入铁蛋白,再以铁蛋白 Fe^{3+} 的形式贮存,而动员贮存铁时也需要维生素 C 才能完成。

2. 硫酸亚铁与党参等中药　健脾生血颗粒由硫酸亚铁、党参、茯苓、炒白术、炒鸡内金等中西药物配制而成,为补血造血之剂。临床用于治疗缺铁性贫血。健脾生血颗粒具有和胃、健脾作用,并且本品铁的剂量在低于单用硫酸亚铁 3~10 倍情况下,仍具有与硫酸亚铁相同的抗贫血作用。本品拆方试验表明,其所含的中药具有促进铁离子吸收作用。该组方既有协同作用,促进铁离子吸收,又能拮抗铁剂的副反应。

第二节　再生障碍性贫血

一、概述

(一)疾病介绍

再生障碍性贫血(aplastic anemia,AA)是一组由化学、物理、生物因素及不明原因引起的骨髓造血干细胞及造血微环境损害,骨髓造血衰竭及全血细胞减少的综合征。

再生障碍性贫血的分类:根据病情、血象、骨髓象及预后,AA 可分为重型 AA(SAA)和非重型 AA(NSAA)。

近年来,随着 AA 在基础和临床医学中研究的日益增多,对本病的发病机制、诊断、治疗的研究探索也取得重大进展。

(二)中西药物治疗情况

1. 西药治疗　AA 发病机制十分复杂,目前多数学者认为 AA 是一种异质性疾病,发病机制可能包括造血干/祖细胞内在增殖缺陷、造血微环境支持功能缺陷、异常免疫损伤造血干细胞、遗传倾向和化学毒物、药物、病毒等。实际上,免疫异常已成为近年来 AA 研究最活跃的领域之一。

治疗包括支持治疗和针对发病机制的治疗两部分。支持治疗包括保护措施(预防感染、避免出血、杜绝接触危险因素)、对症治疗(纠正贫血、控制出血、控制感染、护肝治疗);目标治疗包括免疫抑制治疗(抗淋巴/胸腺细胞球蛋白、环孢素等)、促进造血治疗(雄激素、造血生长因子)、造血干细胞抑制等方面。

2. 中药治疗　AA 属于中医"虚劳""血证"范畴。病因多因先天不足、肾精亏损、后天失养、脾胃虚弱、外邪入髓、烦劳过度等,影响到肾、脾、肝、心等,出现虚劳、血虚诸证。肾为先天之本,主骨藏精生髓;脾为后天之本,气血生化之源;肝主藏血;心主血脉,各脏腑相互关联,与气血密切相关。一般认为,急性再生障碍性贫血以肾精亏虚为本,温热毒邪为标;慢性再生障碍性贫血以脾肾两虚为主,因此,AA 的中医治疗重视脾胃,滋养肾脏的辨证要点。健脾补肾益髓汤配合西药治疗 AA 有较好的发展前景。

二、常用西药药物作用及作用机制

1. 雄激素　雄激素是再生障碍性贫血治疗的基础促造血用药,对慢性再生障碍性贫血疗效更佳。常用雄激素有 4 类。①17α-烷基雄激素类：如司坦唑醇(康力龙)；②睾丸素酯类：如十一酸睾酮(安雄)；③丙酸睾酮；④中间活性代谢产物：如达那唑。睾酮进入体内,在肾组织和巨噬细胞内通过 5α-降解酶的作用,形成活力更强的 5α-双氢睾酮,促使肾脏产生红细胞生成素,巨噬细胞产生粒细胞-巨噬细胞集落刺激因子；在肝脏和肾髓质内存在 5β-降解酶,使睾酮降解为 5β-双氢睾酮和本胆烷醇酮,后两者对造血干细胞具有直接刺激作用,促使其增殖和分化。

部分患者对雄激素有依赖性,停药后复发率达 25%~50%。复发后再用药,仍可有效。丙酸睾酮的男性化不良反应较大,出现痤疮、毛发增多、声音变粗、女性闭经、儿童骨成熟加速及骨骺早期融合,且有一定程度的水钠潴留。丙酸睾酮注射液肌内注射多次后局部常发生硬块,宜多处轮换注射。17α-烷基类雄激素男性化不良反应较丙酸睾酮注射液为轻,但肝毒性反应大于丙酸睾酮注射液,多数患者服药后出现谷丙转氨酶升高,严重者发生肝内胆汁淤积性黄疸,少数甚至出现肝血管肉瘤和肝癌,但血管肉瘤停药后可消散。

2. 免疫抑制剂　免疫抑制剂适用于年龄>40 岁或无合适供髓者的严重型再生障碍性贫血。最常用的是抗胸腺细胞球蛋白(ATG)和抗淋巴细胞球蛋白(ALG)。其机制主要可能是通过去除抑制性 T 淋巴细胞对骨髓造血的抑制,也有认为尚有免疫刺激作用,通过产生较多造血调节因子促进干细胞增殖,此外可能对造血干细胞本身还有直接刺激作用。疗效要 1 个月以后,有的要 3 个月以后才开始出现。不良反应有发热、寒战、皮疹等过敏反应,以及中性粒细胞和血小板减少引起感染及出血,静脉滴注可发生静脉炎,血清病在治疗后 7~10 天出现。不宜应用大剂量肾上腺皮质激素,以免引起股骨头无菌性坏死。

环孢素(CSA)也是治疗严重型再生障碍性贫血的常用药物,由于应用方便、安全,因此比 ALG/ATG 更常用,其机制可能选择性作用于 T 淋巴细胞亚群,抑制 T 抑制细胞的激活和增殖,抑制产生 IL-2 和 γ-干扰素。对严重再生障碍性贫血的有效率也可达 50%~60%,出现疗效也需要 1~2 个月以上。不良反应有肝肾毒性反应、多毛、牙龈肿胀、肌肉震颤,为安全用药宜采用血药浓度监测。

三、常用中药及其复方作用及作用机制

八珍汤可通过诱导骨髓细胞分泌较高的类造血因子活性物质,促进造血干/祖细胞增殖、分化,进而促进血细胞生成,抑制骨髓细胞凋亡,使机体造血功能恢复。研究认为中医药不仅能够改善缺陷的造血干细胞、调节免疫、修复骨髓微环境,达到治疗再生障碍性贫血的目的,还可弥补西医治疗中不良反应大和价格昂贵等不足。

四、应避免联合使用的中西药物及作用机制

1. 当归与抗凝药　抗凝药如肝素、华法林、阿司匹林、链激酶。当归含有约 6 种香豆素衍生物的活性成分,从而产生抗凝和抗心律失常作用,对于当归与华法林的相互作用,可能是因为协同作用,也可能是华法林能够把当归从其与血浆蛋白的结合中置换出来,从而使当归的血药浓度升高,过量的当归因含有香豆素类成分而产生抗凝作用。因此,当归及其制剂不宜与阿司匹林、肝素、华法林、链激酶等抗凝血和溶栓药联用。

2. 当归与青霉素　当归与青霉素联用会增加过敏反应的危险性,应慎用。

3. 当归与酸性药物　酸性药物如磺胺、大环内酯类、利福平等。含有机酸成分的中药当归与磺胺、大环内酯类、利福平等酸性药物联用时,因为尿液酸化,使乙酰化后的磺胺不易溶解,在肾小管中析出结晶,引起结晶尿、血尿,直至尿闭、肾衰竭；增加大环内酯类的肝毒性,甚至引起听觉障碍；可使利福平和阿司匹林的排泄减少,加重肾脏的不良反应。

笔记栏

4. 黄芪与抗凝、抗血小板药　抗凝药如肝素、华法林；抗血小板聚集的西药，如阿司匹林。黄芪中的黄芪总苷和黄芪多糖能降低血小板黏附力，具有抑制体内血栓形成和体外直接溶解血凝块作用，当与抗凝药如肝素、华法林及具有抗血小板聚集的西药阿司匹林等联用时，可以增强这类药物的抗凝血作用，增加出血的风险性。

5. 丹参与雄激素　因为丹参中含有的活性成分丹参酮具有拮抗雄激素的作用，因此它与雄激素类药物如甲睾酮、丙酸睾酮配伍使用，可降低雄激素的活性，从而影响后者的疗效。

6. 女贞子与氢氧化铝、氨茶碱等　女贞子含有机酸类成分，与氢氧化铝、氨茶碱等碱性西药联用会引起中和反应，使药效降低甚至失去药效。

五、中西药联用能增效减毒的相关药物及作用机制

十一酸睾酮与再障生血片　中成药再障生血片由阿胶、白芍、白术、补骨脂、当归、党参、枸杞子、红参、黄精、黄芪、鸡血藤、鹿茸等 21 味中药组成。功能补肝健脾，益气养血。主治肝肾不足，气血亏虚所致的再生障碍性贫血。十一酸睾酮系雄激素口服制剂，对骨髓造血有直接作用，对多能干细胞、早期红系祖细胞、晚期红系细胞可促进其增殖；对单核系祖细胞、甚至巨核系祖细胞也有作用；并可增加促红素的生成，加强造血细胞对促红素的反应。十一酸睾酮及再障生血片联用，可从不同环节产生协同作用。

第三节　地中海贫血

一、概述

（一）疾病介绍

地中海贫血，亦称海洋性贫血（thalassemia），是一组遗传性溶血性贫血，其共同特点是由于珠蛋白基因的缺陷使血红蛋白（Hb）中的珠蛋白肽链有一种或几种合成减少或不能合成，致使 Hb 的组成成分改变，所以又称珠蛋白生成障碍性贫血。

根据珠蛋白基因缺失或点突变的不同而致肽链合成障碍的不同，通常将地中海贫血分为 α、β、$\delta\beta$、δ 四种类型，其中以 α-和 β-地中海贫血较为常见。临床上按其表现的病情分为轻型、中间型及重型。轻型地中海贫血无须特殊治疗，而重型 β-地中海贫血应采取一种或数种方法予以治疗。

（二）中西药物治疗情况

1. 西药治疗　本病尚无根治方法。无贫血或者仅有轻度贫血的轻型地中海贫血一般不需要治疗，对诱发溶血的因素如感染等应积极预防。国内治疗地中海贫血的主要方法依然为输血联合去铁治疗，造血干细胞移植，脾脏手术。脾切除适用于伴脾功能亢进及明显压迫症者。近年来基因治疗和中西医结合治疗得到较大发展。

2. 中药治疗　中医认为地中海贫血的基本病因病机为先天禀赋不足，精血不充。肾为先天之本，若先天不足，必然肾精亏虚，而精血同源，日久必然导致血虚。脾为后天之本，气血生化之源，脾虚则气血生化乏源，故当前中医众多理念认为地中海贫血的发生多因先天禀赋不足，后天调摄失养为主。病机方面此病属于本虚标实，存在气血两虚之本，又多夹杂有积聚、湿热、气滞等标实之证。目前中药从补肾健脾等角度入手，组方中药复方，辅助治疗地中海贫血成果显著。

二、常用西药药物作用及作用机制

1. 输血联合铁螯合剂 接受规则高量输血和系统正规去铁治疗的患者可长期存活,提高生活质量。目前临床上针对铁负荷过重,使用的铁螯合剂主要有去铁胺(DFO),去铁酮(DFP)和地拉罗司(DFX)。它们的作用机制是:通过铁螯合剂与铁离子特异性结合,形成大分子铁胺复合物,而从尿液、粪便中排出,防止体内铁负荷过重和铁沉着于各器官,预防并发症,并减轻铁负荷过重引起的脂质过氧化物反应和自由基生成,减轻贫血。

2. 造血干细胞移植后用药 异基因造血干细胞移植(allogeneic hematopoietic stem cell transplantation, allo-HSCT)是目前根治重型 β-地中海贫血的方法。在重型 β-地中海贫血人类白细胞抗原(HLA)全相合或不全相合、allo-HSCT、单倍体脐血或骨髓移植中,环磷酰胺、氟达拉宾、抗胸腺细胞球蛋白、羟基脲、噻替哌等不同化疗药物之间的联合应用预处理方案,成为移植手术成功的关键。

3. 基因疗法用药 目前临床上的基因疗法一方面是将正常的 β-珠蛋白基因导入患者的造血干细胞,纠正 β-地中海贫血的遗传缺陷;另一方面是采用某些药物调节珠蛋白基因的表达,重建人 α-与 β-珠蛋白肽链之间的平衡。

三、常用中药的作用及作用机制

中药当归的有效成分当归素,可直接清除氧自由基,并可以和红细胞膜不饱和脂肪酸结合形成复合物,使红细胞膜免受过氧化损伤。当归素使地中海贫血患者的红细胞、血红蛋白含量明显上升,脾脏回缩,输血间期延长,对 α-地中海贫血疗效最为显著。红参提取物可抑制氧自由基损伤、溶破红细胞。

四、应避免联合使用的中西药物及作用机制

当归与川芎是本类疾病的常用药物,当归与磺胺类药物、当归与抗凝药、当归与青霉素、川芎与磺胺类药物联合应用时需要注意的问题,请参考再生障碍性贫血的章节。

第四节 紫癜性疾病

一、概述

(一)疾病介绍

紫癜(purpura)性疾病约占出血性疾病总数的1/3,包括血管性紫癜(vascular purpura)和血小板性紫癜(thrombocytic purpura)。前者由血管壁结构或功能异常所致,多见于内皮细胞或内皮下基膜及胶原纤维等内皮下组织的病变,如遗传性出血性毛细血管扩张症、过敏性紫癜、单纯性紫癜等。后者血小板性紫癜由血小板疾病所致。如血小板减少,包括再生障碍性贫血、免疫性血小板减少性紫癜和血栓性血小板减少性紫癜等;血小板功能异常,包括血小板病、血小板无力症、原发性血小板增多症以及尿毒症等。临床上以皮肤、黏膜出血为主要表现。

(二)中西药物治疗情况

1. 西药治疗 临床常见紫癜包括过敏性紫癜、血小板减少性紫癜、凝血功能障碍性紫癜等,大部分紫癜疾病的病因病机尚不明确,其病因涉及感染、食物、药物、疾病、遗传等。其

发病机制多涉及免疫学异常、凝血与纤溶机制紊乱、基因多态性改变、肾脏病理上存在微血管与间质损害等。过敏性紫癜西医治疗主要为消除致病因素、抗过敏、改善血管通透性、糖皮质激素治疗、对症治疗等。血小板减少性紫癜主要治疗为一般治疗、糖皮质激素治疗、脾切除、免疫抑制治疗等。凝血功能障碍性紫癜主要是一般止血处理治疗、替代疗法、药物治疗等。

2. 中药治疗 中医病因不外素体正气亏虚,外感风热时邪及其他异气。若先天禀赋不足,或病久,耗气伤阴,可致气虚阴伤。气虚则统摄无权,气不摄血,血溢脉外;阴虚火旺,血随火动,渗于脉外。由于气血未充,卫外不固,当感受时令之邪,六气易从火化,蕴于皮肉之间。风热之邪与气血相搏,热伤血络,迫血妄行,血溢脉外,渗于皮下,发为紫癜。由于离经之血常易瘀阻于内,瘀血滞留,致血行障碍,血不归经,可使出血加重或反复出血。简而言之,紫癜的病机关键为"热""瘀""虚"。治疗以活血化瘀,清热解毒,益气补血为主。

二、常用西药药物作用及作用机制

1. 一般治疗 急性期卧床休息,注意补充营养,保持水、电解质平衡;寻找变应原并加以避免;若有感染,应给予有效的抗生素治疗;对于有荨麻疹和血管神经性水肿的患儿,可使用抗组胺药和钙剂;腹痛时应用解痉剂,消化道出血时应禁食;补充维生素 C 2~5g/d,以改善血管通透性;应用抗组胺药物,减轻过敏性紫癜的过敏症状;脱敏治疗能明显减少复发率。

2. 激素治疗 激素治疗作为常规治疗,对于多种紫癜疾病普遍应用,尤其对于伴有关节痛、腹痛及消化道出血患者的效果显著。

3. 抗凝、抗血小板治疗 阿司匹林口服,如以过敏性紫癜性肾炎为主要表现时,可用肝素钙皮下注射。

4. 丙种球蛋白治疗 对于危重患者,如消化道出血、腹痛剧烈、肾脏受累严重患儿,可使用大剂量丙种球蛋白,可有效缓解症状。

三、常用中药及其复方作用及作用机制

本病分为风热、脾气虚弱、脾肾两虚 3 型。

1. 风热型 治宜清热解毒、凉血止血,方用连翘败毒散加减(金银花、连翘、荆芥、防风、蝉蜕、当归、川芎、牡丹皮、赤芍、生地黄)。

2. 脾气虚弱型 治以健脾益气、养血止血。方用四君子汤加减(党参、白术、茯苓、山药、黄芪、当归、大枣、仙鹤草、生地黄、甘草)。

3. 脾肾两虚型 药用六味地黄汤加减(生地黄、山茱萸、山药、女贞子、墨旱莲、丹参、牡丹皮、黄芪、党参、白茅根、大蓟、小蓟、雷公藤),以达补肾健脾、养血止血之功效。

四、应避免联合使用的中西药物及作用机制

1. 肾上腺皮质激素与具有肾上腺皮质激素样作用的中药 两者合用会加重激素的副作用,如高血压、水肿等。甘草、三七、何首乌等中药具有肾上腺皮质激素样作用,不宜与肾上腺皮质素类西药同用。

2. 抗凝药华法林与人参 人参含有人参皂苷,可增加华法林代谢,从而降低其抗凝效果。

3. 抗凝药华法林与活血化瘀药 该病常用的活血化瘀药包括当归、丹参、三七等,当归

中含有香豆素成分,有一定的抗凝作用,与华法林合用时可能增强其抗凝血效果,存在潜在的出血风险。丹参、三七、银杏等药物可抑制血小板聚集,与华法林合用时会增大其出血风险。

五、中西药联用能增效减毒的相关药物及作用机制

1. 泼尼松与雷公藤　过敏性紫癜是一种毛细血管变应性疾病,主要采用抗炎、抗过敏、降低血管通透性、抑制免疫反应等治疗措施。而雷公藤与泼尼松均有抗炎、抗过敏及抑制免疫反应的作用,单用泼尼松治疗这两种疾病均有效,但剂量必须足够大才能起作用。尤其是雷公藤的治疗量接近中毒量,有一定的不良反应,主要表现为造血系统及胃肠道反应。动物实验证明,雷公藤可通过兴奋下丘脑-垂体-肾上腺轴发挥抗炎作用,雷公藤与泼尼松药理作用存在互补性。因此,雷公藤与泼尼松均用常规剂量的一半联用,既能产生协同增效作用,又可降低不良反应。

2. 山莨菪碱与雷公藤多苷　中药制剂雷公藤多苷片功能祛风通络,活血消肿,主要具有免疫调节和抗炎作用。本品能抑制细胞免疫和体液免疫异常中的亢进方面,影响反馈机制,从而对免疫系统起调节作用。其抗炎作用不仅由于其阻断免疫病理环节及其引起的炎症反应,而且对炎症本身亦有直接的对抗作用,对炎症血管通透性增加,炎症细胞的趋化,前列腺素及其他炎症介质的产生和释放,血小板聚集及炎症后期的纤维增生等都有明确的抑制作用。山莨菪碱可改善微循环,降低皮损处毛细血管通透性,能减轻抗原-抗体复合物反应,防止血管壁的免疫性损害。两药联用在阻断免疫病理环节及其引起的炎症反应,防止血管的免疫性损害方面起协同作用,从而增强疗效,缩短病程。

(柴欣楼　宋小莉)

复习思考题

1. 简述缺铁性贫血治疗中硫酸亚铁应避免与哪些西药联合使用。
2. 简述当归与酸性药物避免联合使用的作用机制。
3. 简述当归与抗凝药避免联合使用的作用机制。
4. 具有肾上腺皮质激素样作用的中药有哪些?肾上腺皮质激素与该类药物联合应用为什么需要避免?

◆◆◆ 第六章 ◆◆◆

内分泌系统疾病中西药物合理配伍与应用

学习目标

1. 掌握肥胖症、糖尿病及血脂异常的含义及中西药物治疗情况。

2. 熟悉上述疾病常用西药药物作用及作用机制、常用中药及其复方作用及作用机制。

3. 了解应避免联合使用的中西药物及作用机制、中西药联用能增效减毒的相关药物及作用机制。

第一节 肥 胖 症

一、概述

（一）疾病介绍

肥胖症（obesity）指体内脂肪堆积过多和/或分布异常、体重增加，是遗传因素、环境因素等多种因素相互作用所引起的慢性代谢性疾病。按发病机制及病因，肥胖症可分为原发性和继发性两大类。原发性肥胖症是指无明显内分泌、代谢病等病因引起的肥胖症。继发性肥胖症是指继发于神经-内分泌-代谢紊乱基础上引起的。根据体重指数（body mass index，BMI）≥28 诊断为肥胖，24≤BMI<28 诊断为超重。超重和肥胖症在全球流行，已成为严峻的公共卫生危机之一。我国肥胖症患病率迅速上升，《中国居民营养与慢性病状况报告（2020年）》显示，6~17 岁儿童和青少年超重率和肥胖率分别为 11.1% 和 7.9%；6 岁以下儿童超重率和肥胖率分别为 6.8% 和 3.6%。肥胖可促进高血压、糖尿病、动脉粥样硬化、高脂血症和某些癌症的发生发展，控制体重对人类健康具有重要意义。

（二）中西药物治疗情况

1. 西药治疗 建立正确的饮食行为，合理调配饮食结构，适当限制热量摄入和加强运动消耗，通过多种方式增加患者治疗的依从性，是控制体重的主要手段和肥胖症的基础治疗。药物仅作为综合方案中的一种辅助治疗，在基础治疗效果不佳时适当选用，不可单独使用。

降低体重药物是指能够抑制食欲，产生饱腹感，或抑制脂肪吸收及脂肪酸合成，辅助肥胖症的综合治疗以减轻体重的药物，又称减肥药。根据作用机制可分为中枢性食欲抑制药和抑制胃肠道脂肪吸收药，包括兼有减重作用的降糖药物。

2. 中药治疗 中医对此病病因病机的认识可归纳为 3 个方面。①气虚或痰湿偏盛：有专家提出内因为脾胃虚弱、气机失调，外因为嗜食肥甘厚味，外源性脂质摄入过多，互为因果导致发胖,并认为脾虚为肥胖症的病理基础,也是各类肥胖症的共同特点。②肝肾失调:根据患者常有面红怕热、易出汗、消谷善饥、二便不利等表现,有专家提出肾实热结为肥胖症的发病机制,并认为青少年者多属肾实热结,中老年者多属气阴两虚。③病久渐涉多脏或夹杂血瘀:中医认为肥胖症先因脾胃湿困;次及于肝,肝脾不调,代谢失常;久病及肾,脾肾两虚。根据病因确定治法,减肥大法当以健脾益气、化痰祛湿、疏肝行气、活血化瘀、补益肾气、润肠通便为主,辅以行气消食、降脂消痰、疏理三焦等法,从而调解整个机体功能,加速体内多余的脂肪分解,达到减肥消胖之目的。

二、常用西药药物作用及作用机制

(一)中枢性食欲抑制药

中枢性食欲抑制药的作用机制尚未完全明了。一般认为其主要影响中枢神经的单胺类递质代谢,通过抑制突触间隙 5-HT、NA、DA 的再摄取,增强饱腹感,从而达到控制能量摄入的目的。

氟西汀(fluoxetine) 氟西汀为高选择性 5-HT 再摄取抑制剂。口服易吸收,$t_{1/2}$ 为 5 天。能有效阻断神经元突触前膜摄取 5-HT,发挥抑制摄食中枢的作用。部分肥胖症患者用药 1 年内能保持体重减轻,但多数患者在持续治疗期间的减肥作用不能有效维持。不良反应有失眠、无力、多汗、恶心、腹泻、震颤、焦虑等。

(二)非中枢性作用减重药

1. 脂肪酶抑制剂 奥利司他是胃肠道胰脂肪酶、胃脂肪酶抑制剂,减慢胃肠道中食物脂肪水解过程,减少对脂肪的吸收,促进能量负平衡而达到减重效果。适用于饮食控制和运动未能控制体重的肥胖症治疗,也可用于并发 2 型糖尿病、冠心病的肥胖症和高脂血症的治疗。不良反应主要为胃肠道不良反应,常见恶心、呕吐、腹痛、大便次数增多、软便或稀便、脂肪便、大便失禁等,也可减少脂溶性维生素 E 和维生素 A 的吸收。偶可出现瘙痒、皮疹、荨麻疹、血管神经性水肿等过敏反应。慢性吸收不良综合征、胆汁淤积、对本品过敏的患者禁用。

2. 兼有减重作用的降糖药物

(1)二甲双胍:促进组织摄取葡萄糖和增加胰岛素的敏感性,有一定的减重作用,但尚未获批用于肥胖症的治疗,对伴有糖尿病和多囊卵巢综合征的患者有效。其不良反应主要是胃肠道反应,乳酸性酸中毒少见。

(2)胰高血糖素样肽-1(glucagon like peptide-1,GLP-1)受体激动剂:通过作用于中枢神经系统产生饱腹感,而且能延缓胃排空,从而抑制食欲和减少进食量以起到减重效果,其不良反应主要为恶心、呕吐、腹泻、腹痛等胃肠道反应。

(3)钠-葡萄糖协同转运蛋白 2(sodium glucose co-transporter 2,SGLT-2)抑制剂:能够抑制肾脏对葡萄糖的重吸收,对合并超重或肥胖的糖尿病患者具有一定减重作用,其不良反应主要为泌尿系感染。

三、常用中药及其复方作用及作用机制

(一)治疗肥胖的常用中药作用及作用机制

现代药理研究证明,很多单味中药具有减肥降脂的作用。

1. 大黄 大黄具有明显的降低高胆固醇、高甘油三酯、高低密度脂蛋白的作用。且大黄酸可以阻断脂肪合成,为降脂的重要有效成分。

2. 决明子 决明子含蒽醌类衍生物,有降低血清总胆固醇和甘油三酯的作用。

3. 泽泻 泽泻可以降低脂肪指数和甘油三酯含量,具有一定的减肥作用。

4. 葛根 葛根素具有明显的减肥及改善脂质代谢的作用。

5. 海藻 海藻减肥的可能机制是增加脂肪细胞的脂肪分解及抑制食欲。

6. 荷叶 生物碱、黄酮类物质是其降脂减肥作用的主要成分。

7. 姜黄 姜黄素可能是通过加速血清总胆固醇和甘油三酯分解、转化,减少脂肪细胞中脂肪含量,达到良好的减肥功能。

8. 黄芪 黄芪多糖通过降低血清甘油三酯、胆固醇、低密度脂蛋白的含量,起到减肥的作用。

9. 山楂 山楂中黄酮提取物可以降低极低密度脂蛋白和低密度脂蛋白水平,减少胆固醇含量,对减肥起到一定的效果。

具有减肥作用的中药还有半夏、陈皮、大腹皮、柴胡、丹参、红花、党参、虎杖、薏苡仁、山药、绿茶等。

（二）治疗肥胖的常用中药复方作用及作用机制

以下方剂主要用于治疗轻型肥胖症患者,病情严重者仍需配合其他治疗措施。

1. 防己黄芪汤

主要组成:防己、黄芪、白术、炙甘草。

功能主治:补气利水。治疗肌肉松软、多汗、容易疲劳,身体沉重或下肢浮肿等虚证的肥胖患者。

作用机制:可降低胆固醇、甘油三酯、非酯化脂肪酸水平。

2. 五苓散加味

主要组成:猪苓、茯苓、白术、泽泻、桂枝、山药、山楂、荷叶、知母、薏苡仁、天花粉、甘草。

功能主治:温阳化气,利湿行水。治疗头晕、心悸胸闷、气短、乏力、汗出异常、耳鸣目眩等脾虚湿盛的肥胖症患者。

作用机制:降低 BMI 及甘油三酯、胆固醇水平。

四、中西药联用能增效减毒的相关药物及作用机制

1. 健脾调脂化瘀汤联合二甲双胍片 健脾调脂化瘀汤由黄芪、白术、茯苓、荷叶、黄芩、法半夏、陈皮、泽泻、虎杖、丹参、姜黄、柴胡、青皮、白芍、黄精组成;联合二甲双胍片治疗肥胖症,可降低肥胖患者的 BMI,显著改善患者肝功能,调节血脂异常,具有良好的协同作用,且未见明显不良反应发生,安全有效。

2. 化痰消脂汤联合二甲双胍 化痰消脂汤由葛根、山楂、丹参、白术、茯苓、当归、半夏、虎杖、陈皮、枳壳组成。本方具有利湿化痰,活血祛瘀的功效;联合二甲双胍可有效减轻患者的症状,改善微循环及脂肪代谢的作用,并且可减少西药的用量和不良反应。

3. 五苓散加味联合二甲双胍 五苓散加味可温阳化湿、益气健脾;联合二甲双胍能改善患者由肥胖引起的症状及脂代谢异常状态,提高生活质量。

第二节 糖 尿 病

一、概述

（一）疾病介绍

糖尿病是一种在遗传和环境因素的长期共同作用下,由于胰岛素分泌绝对不足或相对

不足,引起渐进性糖、脂肪、蛋白质、水和电解质代谢紊乱的疾病,以高血糖为主要标志。临床表现为多饮、多尿、多食、消瘦、疲乏无力。根据国际糖尿病联盟 2019 年发布的最新全球糖尿病地图显示,截至 2019 年,全世界 20~79 岁人口中糖尿病患者总数为 4.63 亿,约占20~79 岁总人口数的 9.26%,该数据相比于 2017 年发布的第八版数据增长了 8.97%,并且可能将在 2045 年跃升至 7 亿。

糖尿病主要有 2 种类型。①1 型糖尿病(胰岛素依赖型,insulin-dependent diabetes mellitus,IDDM):自身免疫反应损害胰岛 β 细胞,胰岛素分泌绝对不足,需要外源性给予胰岛素治疗,口服降血糖药无效。②2 型糖尿病(非胰岛素依赖型,noninsulin-dependent diabetes mellitus,NIDDM):胰岛 β 细胞功能低下,胰岛素相对缺乏与胰岛素抵抗。

中医对于本病的治疗积累了丰富的经验,早在《黄帝内经》提出"消渴"之名。消渴是以多饮、多食、多尿、身体消瘦或尿有甜味为特征的疾病。根据临床表现,中国传统医学的消渴病与现代医学的糖尿病基本一致。

(二)中西药物治疗情况

1. 西药治疗 糖尿病的发病率呈逐年上升趋势,已成为最常见的慢性病之一。合理控制血糖,有效预防和治疗糖尿病并发症是目前治疗糖尿病的基本原则。1 型糖尿病的常规治疗为定期注射胰岛素;吸入胰岛素制剂的研制,有望克服注射胰岛素的诸多不利。2 型糖尿病通常采用口服降血糖药物治疗,但仍有 20%~30% 的患者需用胰岛素治疗。新近上市的普兰林肽、依克那肽、西他列汀、达格列净等为新型的抗糖尿病药物,为糖尿病的治疗增加了用药选择。

2. 中药治疗 消渴的病机主要在于阴津亏损,燥热偏胜,病变的脏腑主要在肺、胃、肾,尤以肾为关键。三脏腑之中虽可有所偏重,但往往又互相影响。如肺燥津伤,津液失于敷布,则脾胃不得濡养,肾精不得滋助;脾胃燥热偏盛,上可灼伤肺津,下可耗伤肾阴;肾阴不足则阴虚火旺,亦可上灼肺胃,终致肺燥、胃热、肾虚,故"三多"之症常可相互并见。本病的基本病机是阴虚为本,燥热为标,故清热润燥、养阴生津为本病的治疗大法。

二、常用西药药物作用及作用机制

目前常用的西药降血糖药物按作用机制可分为胰岛素及其类似物、促胰岛素分泌剂(磺酰脲类、格列奈类)、双胍类、噻唑烷二酮类(胰岛素增敏剂)、α-葡萄糖苷酶抑制剂、醛糖还原酶抑制剂等 6 类;随着糖尿病及其机制的深入研究,发现作用靶点不同的新药,包括 GLP-1受体激动剂、DPP-4 酶抑制剂、SGLT-2 抑制剂等。

(一)胰岛素及其类似物

胰岛素可用于治疗各型糖尿病,尤其是 1 型糖尿病,是其最重要的治疗药物。还可用于以下情况:①经饮食控制、运动和口服降血糖药物未能控制的 2 型糖尿病;②发生各种急性或严重并发症(如酮症酸中毒、非酮症高渗性昏迷)的糖尿病;③合并中毒感染、高热、妊娠、分娩及大手术等的糖尿病;④经饮食控制和口服降血糖药物治疗无效的其他类型糖尿病。

根据起效快慢、达峰时间和作用持续时间长短,胰岛素制剂分为速效胰岛素(门冬胰岛素、赖脯胰岛素和谷赖胰岛素)和短效、中效、长效胰岛素(甘精胰岛素、地特胰岛素以及德谷胰岛素)。短效胰岛素静脉注射可用于抢救糖尿病酮症酸中毒,且起效快,主要用于控制当餐饭后高血糖。对于病情比较稳定、需长期注射胰岛素者可选择中效、长效、中效加短效或长效加短效等治疗。中长效胰岛素只能皮下注射,不能静脉注射。中效胰岛素主要控制第

1、2 餐后血糖,以后者为主;长效胰岛素无明显作用高峰,主要提高基础胰岛素。

不良反应:皮下注射局部可出现红肿、硬结和皮下脂肪萎缩等,低血糖反应、过敏反应、胰岛素抵抗、胰岛素水肿。此外,尚可出现体重增加、屈光不正等不良反应。

(二)口服降糖药

口服降糖药使用较胰岛素方便,但作用慢而弱,主要用于轻至中度 2 型糖尿病的治疗,尚不能完全替代胰岛素。

1. 促胰岛素分泌剂

(1)磺酰脲类:磺酰脲类药物具有磺酰脲结构,是最早被广泛应用且应用时间最长的口服降血糖药物,且为目前临床控制 2 型糖尿病高血糖的主要用药。目前临床常用的有格列本脲、格列吡嗪、格列齐特、格列喹酮和格列美脲等。最主要的降血糖作用机制为刺激胰岛 β 细胞释放胰岛素,还有加强胰岛素与受体结合的作用,增加靶组织对胰岛素的敏感性。常见不良反应为胃肠道反应、过敏性皮疹、嗜睡、眩晕、神经痛以及体重增加等;也可出现黄疸及肝损害、粒细胞减少、溶血性贫血等,一般在服药后 1~2 个月内发生。低血糖反应在老年人及肾功能不良者中易发生,故老年人和肾功能不良者忌用。

(2)格列奈类:包括瑞格列奈、那格列奈。化学结构不同于磺酰脲类,但降糖作用机制与磺酰脲类相似。瑞格列奈突出的优点是可以模拟胰岛素的生理性分泌,有效控制餐后高血糖,被称为"餐时血糖调节剂",主要不良反应为低血糖反应。那格列奈可减少胰岛素的总释放量,减弱餐后的葡萄糖波动,因而诱发低血糖反应的危险性更小。

2. 双胍类 双胍类药物主要有二甲双胍和苯乙双胍。苯乙双胍具有明显的乳酸性酸中毒等严重不良反应,包括我国在内的许多国家目前已停止使用。二甲双胍对不论有无胰岛 β 细胞功能的糖尿病患者均有降血糖作用,对正常人则无。作用机制较为复杂,目前研究认为二甲双胍可能通过抑制肠壁细胞吸收葡萄糖、增加骨骼肌和周围组织对葡萄糖的摄取和利用(无氧酵解)、抑制肝糖原异生、提高靶组织对胰岛素的敏感性、抑制胰高血糖素的释放等环节而发挥降低血糖的作用。本品不增加患者体重,且能够降低糖尿病相关血管并发症的危险,临床主要用于肥胖性 2 型糖尿病的治疗。

该类药物最严重的不良反应为诱发乳酸性酸中毒,其他尚有食欲下降、恶心、腹部不适、腹泻、低血糖等不良反应,禁用于肾病、严重肺病或心脏病患者。在使用碘化造影剂进行造影检查时,应暂时停用二甲双胍。

3. 噻唑烷二酮类 噻唑烷二酮类化合物为胰岛素增敏剂的重要一类,常用药物有罗格列酮、吡格列酮。本类药物改善胰岛素抵抗以及降血糖的作用机制与竞争性激活核内过氧化物酶体增殖物激活受体 γ(PPARγ),调节胰岛素反应性基因的转录有关。本类药物具有良好的安全性和耐受性,低血糖反应发生率低。常见的不良反应为体重增加和水肿,与胰岛素合用时更为明显。其他不良反应可见嗜睡、肌肉和骨骼疼痛、头痛、消化道反应等。罗格列酮禁用于以下患者:有心力衰竭病史或有心力衰竭危险因素的患者;有心脏病病史,尤其是缺血性心脏病病史的患者;骨质疏松症或发生过非外伤性骨折病史的患者;严重血脂紊乱的患者。吡格列酮禁用于现有或既往有膀胱癌病史或存在不明原因肉眼血尿的患者。

4. α-葡萄糖苷酶抑制剂 α-葡萄糖苷酶抑制剂可在小肠上皮刷状缘竞争性抑制 α-葡萄糖苷酶,从而抑制寡糖分解为单糖,减少淀粉、糊精和双糖在小肠中吸收,控制餐后血糖的升高。临床用于各型糖尿病,通常与口服降血糖药或胰岛素合用,也可单用于老年患者或餐后明显高血糖的患者。由于本类药物阻碍碳水化合物在肠道分解和吸收,使之滞留时间延长,因而导致细菌酵解产气增加,可出现肠道多气、腹痛、腹泻等不良反应。临床应用的药物主要有阿卡波糖、伏格列波糖、米格列醇等。

5. 醛糖还原酶抑制剂　醛糖还原酶是聚醇代谢通路中的关键酶,其活性升高可导致多种糖尿病并发症的发生。醛糖还原酶抑制剂可有效改善机体聚醇代谢通路异常,从而发挥预防和延缓糖尿病并发症的作用,代表药物为依帕司他。

（三）其他新型降血糖药

1. 胰高血糖素样肽-1 受体激动剂和二肽基肽酶-4 抑制剂　胰高血糖素样肽（GLP）是由人胰高血糖素基因编码,并由肠道细胞分泌的一种肠促激素,作用于胰岛 β 细胞,促进胰岛素基因的转录,增加胰岛素的合成和分泌,抑制胰高血糖素的分泌,抑制食欲与摄食,延缓胃排空等作用,有利于降低餐后血糖并使血糖维持在恒定水平。

（1）胰高血糖素样肽（GLP-1）受体激动剂:通过激动 GLP-1 受体而发挥降糖作用,均需皮下注射,临床常用制剂有艾塞那肽和利拉鲁肽。本类药物可单独或与其他降糖药物合用治疗 2 型糖尿病,尤其是肥胖、胰岛素抵抗明显者,不易引起低血糖反应。常见胃肠道不良反应（如恶心、呕吐）,多为轻到中度,有胰腺炎者禁用。

（2）二肽基肽酶-4（dipeptidyl peptidase 4,DPP-4）抑制剂:抑制 DPP-4 活性而减少 GLP-1 的失活,提高内源性 GLP-1 水平。单独使用不增加低血糖发生的风险,也不增加体重。临床常用药物有西格列汀、沙格列汀、维格列汀。本类药物可单药使用,或与二甲双胍联合应用治疗 2 型糖尿病。可能出现头痛、超敏反应、肝酶升高、上呼吸道感染、胰腺炎等不良反应,多可耐受。孕妇、儿童和对 DPP-4 抑制剂有超敏反应的患者禁用。

2. 钠-葡萄糖协同转运蛋白 2（SGLT-2）抑制剂　SGLT-2 抑制剂通过抑制近端肾小管钠-葡萄糖重吸收,促进尿糖排泄,从而达到降低血糖的作用,常用药物包括达格列净、恩格列净和卡格列净等。单独使用时不增加低血糖发生的风险,联合胰岛素或磺酰脲类药物时,可增加低血糖发生风险。在 2 型糖尿病患者中应用 SGLT-2 抑制剂的临床研究结果显示,该药物可降低主要心血管和肾脏不良事件的发生率,心力衰竭住院率显著下降。本类药物常见不良反应为生殖泌尿道感染,罕见的不良反应包括酮症酸中毒。SGLT-2 抑制剂在中度肾功能不全的患者应减量使用,在重度肾功能不全患者应禁用。

三、常用中药及其复方作用及作用机制

（一）治疗糖尿病的常用中药作用及作用机制

现代药理研究证明,很多单味中药具有降糖作用。

1. 黄芪　黄芪多糖具有双向调节血糖作用。可通过增加糖原合成酶活性、胰岛素受体底物活性、蛋白激酶 B 和蛋白激酶 C 活性,使骨骼肌细胞心肌组织葡萄糖转运蛋白水平增加,使糖原合成酶活性增加而增加胰岛素敏感性,从而发挥降血糖作用。临床常用黄芪配合滋阴药如生地黄、玄参、麦冬等治疗糖尿病。

2. 黄连　煎剂有降低血糖作用。黄连主要成分小檗碱可通过提高胰岛素受体的表达、促进糖酵解、增强胰岛素敏感性、促进胰岛素的释放与分泌、增加肝细胞对葡萄糖的消耗起到降糖作用,还可减少体重,显著改善葡萄糖耐量,增加脂肪燃烧,减少脂肪合成。

3. 人参　人参多糖有降血糖作用。其主要机制有抑制肠道对葡萄糖与脂肪的吸收;影响糖脂代谢通路,增加能量消耗;改善胰岛素抵抗;促进胰岛素分泌和减少摄食量;增强胰岛素对糖代谢的影响。

4. 鬼箭羽　有降血糖的作用,并促使胰岛细胞增殖及胰岛 β 细胞增生。

笔记栏

5. 麦冬 可降低血糖,并促使胰岛细胞恢复,肝糖原增加。

有降糖作用的中药还有葛根、枸杞子、山茱萸、茯苓、玉竹、桑叶、桑白皮、桑椹、菟丝子、玄参、丹参、知母、仙鹤草、地骨皮、天花粉、肉桂等。

(二)治疗糖尿病的常用中药复方作用及作用机制

老年 2 型糖尿病患者由于长期服用降血糖药,可能使一些重要器官受损。临床证明,部分中药加小剂量降血糖药治疗老年 2 型糖尿病疗效确切,而且不良反应小,甚至可以防止肝受损,具有减毒增效的作用。目前,《中华人民共和国药典》中已收载的治疗糖尿病的中药复方制剂有:津力达颗粒、消渴灵片、渴乐宁胶囊、金芪降糖片、养阴降糖片、降糖甲片、芪蛭降糖胶囊、参芪降糖胶囊、消渴丸等。

1. 津力达颗粒

主要组成:人参、黄精、麸炒苍术、苦参、麦冬、地黄、制何首乌、山茱萸、茯苓、佩兰、黄连、知母、炙淫羊藿、丹参、粉葛、荔枝核、地骨皮。

功能主治:益气养阴,健脾运津。用于 2 型糖尿病气阴两虚证,症见口渴多饮,消谷易饥,尿多,形体渐瘦,倦怠乏力,自汗盗汗,五心烦热,便秘等。

作用机制:促进胰岛素分泌,改善胰岛素抵抗,保护胰岛 β 细胞。

2. 渴乐宁胶囊

主要组成:黄芪、黄精(酒炙)、地黄、太子参、天花粉。

功能主治:益气养阴,生津止渴。用于气阴两虚所致的消渴病,症见口渴多饮,五心烦热,乏力多汗,心慌气短;2 型糖尿病见上述证候者。

作用机制:可使胰岛 β 细胞增生,刺激胰岛素分泌,提高 C 肽水平,抑制肝糖原分解。

3. 金芪降糖片

主要组成:黄连、黄芪、金银花。

功能主治:清热益气。用于消渴病气虚内热证,症见口渴喜饮,易饥多食,气短乏力。轻、中度 2 型糖尿病见上述证候者。

作用机制:金芪降糖片具有多组分多靶点协同抗糖尿病的作用,机制涉及抑制 α-葡萄糖苷酶、抑制脂肪酶、清除自由基、抑制醛糖还原酶、抑制 NO 释放。

四、应避免联合使用的中西药物及作用机制

1. **降糖药与甘草、五味子** 可诱导细胞色素 P450(CYP450)的活性,临床上生甘草或五味子及其制剂如复方甘草片等与格列本脲联用,有可能使西药代谢加速,代谢物或不良反应增加。白芷可抑制 CYP450 的活性,减少甲苯磺丁脲代谢,使不良反应增加。

2. **降糖药与通便中药** 治疗习惯性便秘最常用的中药缓泻药番泻叶、鼠李皮、芦荟、大黄等含有蒽醌及其衍生物成分,在使肠蠕动增加的同时抑制了西药的吸收。中西药联用抑制吸收的可能机制有:①酸碱中和反应,改变肠道的酸碱度而使血药浓度降低;②中草药中含有鞣质,形成鞣酸盐沉淀物,不易被吸收;③由于中草药中含有的二、三价金属离子产生络合物,妨碍药物成分的吸收,降低疗效,加剧不良反应。

3. **降糖药与补益类中药** 补益类中药如鹿茸、阿胶中含有肾上腺皮质激素,甘草、鹿茸具有糖皮质激素作用,呈现水钠潴留和排钾效应,还能促进糖原异生,加速蛋白质和脂肪的分解,使甘油及乳酸和各种成糖氨基酸转化为葡萄糖。将这些中药与胰岛素、格列本脲、甲苯磺丁脲等降糖药物联用,则可降低降糖药物的降糖效果。例如人参鹿茸丸、再障升血片、鹿茸片等含鹿茸的复方不宜与降血糖西药格列本脲、格列喹酮等同服。

4. 降糖药与酒剂 酒剂是中药的一种特殊剂型,如史国公药酒、虎骨酒、骨刺消痛液等,其中的乙醇可使胰岛素代谢增快,半衰期变短,故而导致治疗效果的降低。

5. 降糖药与珍菊降压片 珍菊降压片具有抑制胰岛 β 细胞释放胰岛素的作用,而氯磺丙脲则是作用于胰岛 β 细胞,促进胰岛素的分泌而发挥降血糖作用。合用时可产生药理性拮抗,致使其降血糖作用减弱。

五、中西药联用能增效减毒的相关药物及作用机制

1. 刺五加与低精蛋白胰岛素 刺五加能调节机体新陈代谢的功能,增强机体对非特异性刺激的抵抗力,具有双向调节内分泌功能,能减轻四氧嘧啶对胰岛细胞的损伤,促进胰岛素的分泌。因此,刺五加注射液与低精蛋白胰岛素联用有协同增效作用,故能明显改善血糖。但阴虚内热者不宜使用。

2. 黄连与格列本脲 近期疗效提示黄连中的小檗碱合用小剂量格列本脲治疗糖尿病与单一降糖药比较,疗效优于单一用药。小檗碱的降糖机制:小檗碱不但对胰岛素抵抗具有明显的改善作用,还能有效恢复胰岛功能;抑制糖原异生和促进外周组织对葡萄糖的酵解;增加胰岛素敏感性;作为 α-葡萄糖苷酶抑制剂。老年 2 型糖尿病患者由于长期服用降血糖药,可能会使一些重要器官受损,而小檗碱合用小剂量格列本脲不仅不良反应小,且降糖效果好。

3. 渴乐宁胶囊与格列本脲 两者均能刺激胰岛素分泌,联合相互协同作用,标本兼治。联用不仅减少格列本脲用药剂量和不良反应,而且提高了降血糖疗效。同时增强外周组织对胰岛素的敏感性,有利于避免高胰岛素血症的发生。

4. 参麦注射液与格列齐特 两者均有促进胰岛素分泌,提高靶细胞对胰岛素的敏感性,并有改善机体微循环及降低血液黏稠度等作用。

5. 复方丹参注射液与格列齐特 两者均可促进胰岛 β 细胞分泌胰岛素,提高靶细胞对胰岛素的敏感性,促进周围组织对糖的摄取。

6. 舒宁茶与二甲双胍 二甲双胍降糖作用可能是降低肠道葡萄糖吸收,增加胰岛素敏感性,促进组织摄取葡萄糖。舒宁茶与其作用方向一致,具有协同作用。

7. 津力达颗粒与小剂量磺酰脲类和二甲双胍 中西药联合应用,在解除高血糖毒性的基础上,糖化血红蛋白(HbA1c)及血脂也得到了改善,能有效纠正胰岛素早期快速分泌峰缺失,起到了保护胰岛 β 细胞功能的作用。此外,中药能调整机体脏腑功能,增强体质,减少西药不良反应,标本同治,患者依从性强,无低血糖发生,未出现肝、肾功能损害。

8. 中西药联合治疗糖尿病代表药 如消渴丸和消糖灵胶囊,均为含有西药格列本脲的复方中西药混合类口服降血糖药物。消渴丸主要成分为地黄、葛根、黄芪、山药、天花粉、南五味子、玉米须和西药格列本脲。消糖灵胶囊主要成分是白芍、丹参、杜仲、枸杞子、黄连、黄芪、人参、沙苑子、天花粉、五味子、知母及西药格列本脲。

中西药联合治疗糖尿病临床应用特点:①可增强降血糖的作用;②具有调整胰岛分泌功能和增加肝糖原含量的作用;③具有防治糖尿病并发症的作用,并可减少格列本脲的不良作用;④能增强体质,迅速改善患者的临床症状。

应用中西药联合治疗糖尿病是运用辨证论治与现代药理研究相结合来施方配药,是科学、合理的。糖尿病是一种慢性终身性疾病,在药物治疗的同时要强调控制饮食、增加运动、调节情绪等。合理的综合治疗手段可以使病情得到良好的控制,并可以减少或防止慢性并发症的发生发展,从而提高患者的生活质量。

病案分析

　　王某,女,64岁,2010年3月8日初诊。发现血糖升高8年,曾服用多种降糖西药治疗,现服二甲双胍、格列喹酮(糖适平),血糖控制不佳,空腹血糖10mmol/L,餐后血糖10mmol/L。刻下症见:口干,乏力,易汗出,时有胸闷心悸,视物模糊,双足凉,纳可,眠差,夜尿3~5次,大便可。当日空腹血糖10mmol/L,餐后2小时血糖18mmol/L。舌胖大,质淡红,舌底静脉迂曲,苔白厚干,脉沉滑数。中医诊断:消渴;中医辨证:气阴亏虚,脾虚胃热;西医诊断:2型糖尿病。

　　方药:干姜黄芩黄连人参汤加减(干姜9g,黄芩30g,黄连30g,西洋参6g,天花粉30g,鸡血藤45g)。14剂水煎服。

　　服上方14剂,西药同前。复诊诉口干缓解50%,乏力略改善,汗止,胸闷、心悸偶作,双足仍凉,视物模糊,夜尿3~4次,餐后2小时血糖13.1mmol/L,HbA1c:10.6%。舌脉同前。于原方加金樱子30g,服药28剂,西药同前。全身乏力明显改善,口干轻,夜尿1~2次,足冷缓解,纳眠可,空腹血糖8mmol/L,餐后2小时血糖10.4mmol/L,HbA1c:8.3%。舌淡,舌底静脉迂曲,苔白,脉沉滑数。于上方加知母30g。其后患者续服上方,随访血糖控制较稳定。

第三节　血脂异常和异常脂蛋白血症

一、概述

(一)疾病介绍

　　血脂异常(dyslipidemia)指血浆中脂质量和质的异常,通常指血浆中总胆固醇(TC)和/或甘油三酯(TG)升高,也包括高密度脂蛋白胆固醇(high density lipoprotein cholesterol,HDL-C)的降低。由于脂质不溶或微溶于水,在血浆中与蛋白质结合以脂蛋白的形式存在。因此,血脂异常实际上表现为异常脂蛋白血症(dyslipoproteinemia)。血脂异常以及与其他心血管风险因素相互作用导致动脉粥样硬化,增加心、脑血管病的发病率和病死率。防治血脂异常对降低心脑血管疾病发生率、提高生活质量、延长寿命具有重要意义。

　　生活方式的改善应作为治疗血脂异常的基础,包括建立正确的饮食行为,根据血脂异常的程度、分型以及性别、年龄和劳动强度等合理调配饮食结构,增加有规律的体力活动,控制体重,保持合适的BMI,戒烟、限盐、限制饮酒、禁烈性酒等。

(二)中西药物治疗情况

　　1. 西药治疗　经过生活方式干预后血脂异常仍未能满意控制者应考虑药物治疗。目前临床常用的调脂药物主要包括他汀类、胆汁酸结合树脂、胆固醇吸收抑制剂、贝特类及烟酸类等。

　　在调脂药物的选择上有如下考虑:

　　(1)高胆固醇血症:首选他汀类,如单用他汀类不能使血脂达到治疗目标值可加用依折麦布或胆酸螯合剂,强化降脂作用,但联合用药的临床证据仍然较少。

　　(2)高甘油三酯血症:首选贝特类,也可用烟酸类和n-3脂肪酸制剂。对于重度高甘油三酯血症可联合应用贝特类和n-3脂肪酸制剂。

（3）混合性高脂血症：如以 TC 与低密度脂蛋白胆固醇（LDL-C）增高为主，首选他汀类；如以 TG 增高为主则选用贝特类，当血清 TG≥5. 65mmol/L（500mg/dl），应首先降低 TG，以避免发生急性胰腺炎的危险；如 TC、LDL-C 与 TG 均显著升高或单药效果不佳，可考虑联合用药。他汀类单用无法控制 TG 时，与 n-3 脂肪酸制剂联用可进一步降低 TG 水平，安全性高、耐受性好。

（4）低 HDL-C 血症：可供选择的药物相对较少。烟酸目前为升高 HDL-C 水平较为有效的药物，升高 HDL-C 幅度为 15%～35%。他汀类和贝特类升高 HDL-C 幅度一般限于 5%~10%。

2. 中药治疗 中医学对血脂异常早已有深刻认识，认为"膏""脂"与血脂同类，并且根据患者临床表现将血脂异常归于"痰浊""血瘀"范畴。《素问·通评虚实论》中："凡治消瘅、仆击、偏枯萎厥，气满发逆，甘肥贵人，则膏粱之疾也。"由此可见，血脂异常与饮食不节、喜食肥甘厚味、情志失调、年老体衰等原因相关。喜食肥甘厚味易滋生痰湿，阻滞气机，郁而化热，湿热日久，灼津成痰，阴伤日久易致瘀。因此在药物的选择上多采用具有活血、化瘀、化痰功效的药物。

血脂异常为本虚标实之证，且以标实及标本兼病者为多，基于痰瘀角度论治血脂异常疗效确切。但是在临床治疗中应注意：①分清主次，或治痰为主辅以化瘀，或化瘀为主辅以治痰等；②在强调痰、瘀对血脂异常影响的同时，不能弱化脏腑亏损的病理意义，通过整体调理五脏功能而达到痰化瘀消，脂浊自降。

二、常用西药药物作用及作用机制

（一）主要降低总胆固醇（TC）及低密度脂蛋白胆固醇（LDL-C）的药物

1. 他汀类（statin） 羟甲基戊二酸单酰辅酶 A（HMG-CoA）还原酶催化作用于内源性胆固醇合成的早期，是胆固醇合成的限速酶，抑制 HMG-CoA 还原酶则减少内源性胆固醇的合成。他汀类药物是 HMG-CoA 还原酶的竞争性抑制剂，是目前临床上最重要、应用最广的调脂药物，系治疗血脂障碍最有效的药物。另外，该类药物大剂量也能轻度降低血浆甘油三酯（TG）水平，也可轻度增加高密度脂蛋白胆固醇（HDL-C）的水平。近年来大量研究证实，他汀类药物除了调血脂作用外，还有调节内皮功能、抗血栓形成、稳定斑块、抗氧化、抑制血管炎症等多方面作用。包括：洛伐他汀、辛伐他汀、普伐他汀、氟伐他汀、阿托伐他汀、瑞舒伐他汀等。

临床应用：适用于杂合子家族性高胆固醇血症、原发性高胆固醇血症等疾病，对糖尿病性和肾性高脂血症也有效。多数他汀类药物对纯合子家族性高脂血症无效，而阿托伐他汀对该类型高胆固醇血症有效。

不良反应：不良反应较少且轻。大剂量应用时偶可出现胃肠道反应、皮肤潮红、头痛、转氨酶升高等。严重不良反应包括肌痛、肌炎及横纹肌溶解症，尤其与贝特类、烟酸、大环内酯类、吡咯类抗真菌药物、环孢素合用可增加横纹肌溶解症的发生风险。而与香豆素类抗凝药联合使用时，可能使凝血酶原时间延长。因此患者用药期间应监测肝功能、凝血功能及肌酸激酶（creatine kinase，CK）。肝病患者慎用，儿童、孕妇、哺乳期妇女和准备生育的妇女不宜服用。

2. 胆汁酸结合树脂 代表药为考来烯胺（cholestyramine）和考来替泊（colestipol），均为碱性阴离子交换树脂，不溶于水，进入肠道后不被吸收，与胆酸牢固结合阻滞胆汁酸的肝肠循环和反复利用，减少胆固醇的吸收。本品能降低 TC 和 LDL-C，其强度与剂量有关，也相应降低 Apo B，但对 HDL 几无改变，对 TG 和 VLDL 的影响较小。

临床应用:适用于Ⅱa及Ⅱb及家族性杂合子高脂蛋白血症,对纯合子家族性高胆固醇血症无效。对Ⅱb型高脂蛋白血症者,应与降TG和VLDL的药物配合应用。

不良反应:由于应用剂量较大,考来烯胺有特殊的臭味和一定的刺激性,少数人用后可能有便秘、腹胀、嗳气和食欲减退等,一般在2周后可消失,若便秘过久应停药。偶可出现短时的转氨酶升高、高氯酸血症或脂肪痢等。本类药物在肠腔内与他汀类、氯噻嗪、保泰松、苯巴比妥、洋地黄毒苷、甲状腺素、口服抗凝药、脂溶性维生素(A、D、E、K)、叶酸及铁剂等结合,影响这些药物的吸收,应尽量避免伍用,必要时可在服此药1小时前或4小时后服上述药物。

3. 胆固醇吸收抑制剂 依折麦布是第一个上市的胆固醇吸收抑制剂,其口服后被迅速吸收,结合成依折麦布-葡萄糖醛酸苷,作用于小肠细胞刷状缘,抑制胆固醇和植物甾醇吸收;促进肝脏LDL受体合成,加速LDL的清除,降低血清LDL-C水平。适应证为高胆固醇血症和以胆固醇升高为主的混合性高脂血症。该药耐受性良好,常见不良反应为胃肠道反应、头痛及肌肉疼痛,有可能引起转氨酶升高。妊娠期和哺乳期妇女禁用。

4. 前蛋白转化酶枯草溶菌素9(PCSK9)抑制剂 PCSK9是由 *PCSK9* 基因编码的丝氨酸蛋白酶,主要产生于肝脏,能够与LDL-C竞争结合LDL-R,与之相互作用形成的PCSK9/LDL-R复合物被肝内溶酶体降解,导致LDL-R含量下降,血清LDL-C升高。因此,抑制PCSK9的活性已成为治疗高脂血症的潜在靶标。PCSK9抑制剂主要用于降低LDL-C水平,同时对降低载脂蛋白B(Apo B)、非高密度脂蛋白(non-HDL)及LP(a)水平有效,但降低甘油三酯的效果不显著。常与他汀类联用,以应用于他汀类治疗无效的患者。最常见的不良反应包括局部注射部位反应如红斑、瘙痒、肿胀、疼痛等,少数人可出现严重的过敏反应,整体而言安全性较好。

5. 抗氧化药 普罗布考(probucol)通过渗入脂蛋白颗粒中影响脂蛋白代谢,而产生调脂作用。可降低TC和LDL-C,而HDL-C也明显降低,但认为可改变后者的结构和代谢,使其逆向转运胆固醇的功能得到提高。适应证为高胆固醇血症,尤其是纯合子型家族性高胆固醇血症。常见不良反应为恶心,偶见心电图Q-T间期延长,为最严重的不良反应。

(二)主要降低甘油三酯(TG)及极低密度脂蛋白(VLDL)的药物

1. 贝特类 贝特类又称苯氧酸类,20世纪60年代上市的氯贝丁酯是第一个应用于临床的贝特类药物,能明显降低TG和VLDL,但不良反应多,现已少用。目前应用的新型贝特类吉非贝齐、苯扎贝特和非诺贝特等,调血脂作用增强而不良反应减少。贝特类药物通过激活过氧化物酶体增殖物激活受体(PPAR)α,刺激LPL、Apo A Ⅰ和Apo A Ⅱ基因表达,抑制Apo C Ⅲ基因表达,增强LPL的脂解活性,促进VLDL和TG分解以及胆固醇的逆向转运等机制发挥调血脂作用。主要降低血清TG、VLDL-C,也可在一定程度上降低TC和LDL-C,升高HDL-C。另外,贝特类具有降低某些凝血因子的活性,减少纤溶酶原激活物抑制物(PAI-1)的产生等非调血脂作用。主要适应证为高甘油三酯血症和以甘油三酯升高为主的混合性高脂血症。主要不良反应为胃肠道反应如食欲缺乏、恶心、腹胀等;少数出现皮疹、血白细胞减少、一过性肝转氨酶和肌酸激酶升高。贝特类能增强抗凝药物作用,两药合用时需调整剂量。禁用于肝肾功能不良者以及儿童、孕妇和哺乳期妇女。

2. 烟酸类 烟酸(nicotinic acid)属B族维生素,大剂量烟酸可以通过抑制肝TG的产生和VLDL的分泌而降低TG、LDL和LP(a)水平,同时升高HDL-C水平。此外,烟酸还抑制TXA$_2$的生成,增加PGI$_2$的生成,发挥抑制血小板聚集和扩张血管的作用。烟酸属广谱调血脂药,对Ⅱb和Ⅳ型作用最好。适用于混合性高脂血症、高甘油三酯血症、低HDL血症及高LP(a)血症,若与他汀类或贝特类合用,可提高疗效。主要不良反应为面部潮红、瘙痒、高血糖、高尿酸血症及胃肠道症状,偶见肝功能损害,有可能使消化性溃疡恶化。禁用于慢性肝病和严重痛风,慎用于溃疡病、肝毒性和高尿酸血症,一般难以耐受,现多已不用。

阿昔莫司(acipimox)的化学结构类似烟酸。口服吸收快而全,t_{max} 约 2 小时,不与血浆蛋白结合,原型由尿排出,$t_{1/2}$ 约 2 小时。药理作用类似烟酸,可使血浆 TG 明显降低,HDL 升高,与胆汁酸结合树脂伍用可增强其降 LDL-C 作用,作用较强而持久,不良反应较少而轻。除用于 Ⅱb、Ⅲ 和 Ⅳ 型高脂血症外,也适用高 LP(a)血症及 2 型糖尿病伴有高脂血症患者。此外,尚能降低血浆纤维蛋白原和全血黏度。

3. 多烯脂肪酸(polyenoic fatty acid) 又称为多不饱和脂肪酸类,根据不饱和键在脂肪酸链中开始出现位置,分为 n-3(或 ω-3)型及 n-6(或 ω-6)型多烯脂肪酸。n-3 脂肪酸是海鱼油的主要成分,作用机制尚不清楚,可能与作用于过氧化物酶体增殖物激活受体并降低 ApoB 分泌有关,可降低 TG 和轻度升高 HDL-C,对 TC 和 LDL-C 无影响。适应证为高甘油三酯血症和以甘油三酯升高为主的混合性高脂血症。鱼油腥味所致恶心、腹部不适是常见的不良反应。有出血倾向者禁用。

三、常用中药及其复方作用及作用机制

(一)治疗血脂异常的常用中药作用及作用机制

现代药理研究证明,很多单味中药可用于治疗血脂和异常脂蛋白血症。

1. 黄连 含有小檗碱,可以使甘油三酯、总胆固醇、低密度脂蛋白胆固醇水平下降,且能提高高密度脂蛋白胆固醇水平。

2. 甘草 含有甘草皂苷,甘草皂苷肌内注射对实验性高脂血症家兔有明显的降脂作用,可使血浆血清总胆固醇和甘油三酯含量明显下降,减轻动脉粥样硬化的程度。

3. 山楂 山楂黄酮提取物可以明显降低甘油三酯、总胆固醇、低密度脂蛋白胆固醇水平,具有调脂、降糖、降压、保护心血管、改善心功能、抗氧化、抗动脉粥样硬化、增强免疫的作用,对治疗高脂血症、降低血液黏滞性有一定疗效。

4. 银杏叶 能改善血液流变学特性,降低血流阻力,增加器官血流量,还能降低血清胆固醇,升高磷脂及改善胆固醇与磷脂比例,具有一定的降压、降血脂作用;且银杏叶可显著降低血液黏滞度,使血小板聚集率下降,血中纤维蛋白原降解,缓解缺血性心脑血管病患者的血液高凝状态,改善局部和全身血液循环。

5. 大黄 可促进胃液分泌,降低十二指肠、小肠和近段结肠的张力,增加中段和远段结肠张力,抑制钠在肠道中的重吸收,使水分滞留肠腔而促进排便产生导泻作用,从而减少胆固醇在体内的重吸收,最后达到降低血脂的作用。

6. 水牛角粉 治疗血脂过高有良好疗效,且可以降低体重,故尤其适用于肥胖伴高血脂人群。

7. 薤白 含有甲基烯基三硫、甲基烯丙基硫等其他含硫化合物成分,有降血脂和抗动脉粥样硬化的功效。

单药有降脂作用的还有丹参、黄芪、牛黄、当归、川芎、陈皮、葛根、何首乌、女贞子、虎杖、决明子、海藻、桃仁、红花、水蛭、泽泻、荷叶等。

(二)治疗血脂异常的常用中药复方作用及作用机制

1. 二陈汤加味

主要组成:陈皮、清半夏、茯苓、泽泻、白术、山楂、茵陈、甘草。

功能主治:适用于痰湿内阻型血脂异常和异常脂蛋白血症患者。

作用机制:可降低 TC、TG 含量,升高 NO 含量,降低内皮素含量。

2. 三仁汤、白金丸加减

主要组成:薏苡仁、苦杏仁、白豆蔻、菟丝子、厚朴、通草、半夏、茵陈、黄芩、郁金、苍术、决明子、泽泻。

功能主治:适用于湿热内蕴型血脂异常和异常脂蛋白血症患者。

作用机制:可降低 TC、LDL 含量,能明显降低高脂大鼠全血及血浆的比黏度作用。

3. 桃红四物汤加减

主要组成:桃仁、红花、当归尾、赤芍、川芎、丹参、瓜蒌、半夏、陈皮、枳壳、茯苓、甘草。

功能主治:适用于痰湿阻痹、血脉瘀滞型血脂异常和异常脂蛋白血症患者。

作用机制:可降低 TC、TG 含量,升高 NO 含量,降低内皮素含量,且有明确的扩张血管、抗炎作用。

4. 芩连平胃散、五参汤加减

主要组成:黄芪、何首乌、黄精、沙参、丹参、苦参、茵陈、黄芩、黄连、半夏、厚朴、郁金、决明子、苍术、白术、菟丝子、薏苡仁、茯苓、泽泻。

功能主治:适用于湿热伤脾,气阴两虚型血脂异常和异常脂蛋白血症患者。

作用机制:可降低 TC、TG 含量。

5. 荷丹片

主要组成:荷叶、丹参、山楂、番泻叶、盐炒补骨脂。

功能主治:适用于痰浊瘀阻型血脂异常和异常脂蛋白血症者。

作用机制:降低血清 TC、TG 和 LDL-C 的水平,并升高血清中高密度脂蛋白胆固醇/血清总胆固醇比值,表现出明显的降脂作用。

四、应避免联合使用的中西药物及作用机制

血脂康与他汀类药物 血脂康由红曲组成,被称为"天然他汀",与他汀类药物联用会增加他汀类药物的副作用,增加肌痛、肌炎和横纹肌溶解的发生可能。

五、中西药联用能增效减毒的相关药物及作用机制

1. 通脉降脂片与阿托伐他汀钙 通脉降脂片中的笔管草能够降脂化浊、活血通脉,并辅以三七、川芎等药材,能够改善血流,降低血液黏稠度,利于血栓溶解,激活血管内皮素。此两种中西药物联合应用,能够提高治疗效果,治疗高脂血症效果显著。

2. 银杏叶片与阿托伐他汀 阿托伐他汀联合银杏叶片治疗血脂异常合并血液流变学异常的患者 1 个月后,血脂和血液流变学改善情况均明显优于单纯应用降脂药的对照组,且安全易接受。

3. 大黄与辛伐他汀 用中药生大黄粉加辛伐他汀治疗高脂血症,能充分发挥两者的优势,协同发挥调脂作用,取得显著疗效。

4. 荷丹片与他汀类药物 荷丹片与他汀类药物联合用药,在显著降低临床指标,改善患者临床症状方面的效果明显优于他汀类药物单用,治疗高脂血症效果显著,且没有不良反应。

5. 蒲参胶囊与瑞舒伐他汀 与单用瑞舒伐他汀相比,蒲参胶囊联合瑞舒伐他汀治疗中老年混合性高脂血症的效果更佳,且无不良反应,适合高脂血症患者长期服用。

6. 灯盏生脉胶囊与瑞舒伐他汀 灯盏生脉胶囊具有降脂、降纤维蛋白的良好功效,其安全性高,引发的不良反应少。联合瑞舒伐他汀可明显改善患者的血压水平和血脂状况。

7. 银丹心脑通软胶囊与阿托伐他汀 银丹心脑通软胶囊联合阿托伐他汀治疗高脂血

症疗效显著,可显著降低患者的脂质水平,并有效减少传统他汀类药物对肝脏的损伤,保护肝细胞。

8. 血脂康联合依折麦布 血脂康联合依折麦布治疗可显著降低 LDL-C 和 TG 水平,升高 HDL-C 水平,且安全性良好。

（柴欣楼 王 磊）

复习思考题

1. 简述肥胖症的中西药物治疗情况。
2. 简述糖尿病的常用西药及作用机制。
3. 简述血脂异常的常用中药及其复方的作用机制。

◇◇◇ 第七章 ◇◇◇

免疫系统疾病的中西药物配伍与合理应用

学习目标

1. 掌握中医药治疗风湿性疾病的主要药物及复方。
2. 了解免疫系统疾病的常见分类、特点及其治疗原则。
3. 理解中西药联用治疗本章疾病的相关药物及作用机制。

第一节 风湿性疾病

一、概述

（一）疾病介绍

风湿性疾病（rheumatic disease）是泛指影响骨、关节及其周围软组织，如肌肉、滑囊、肌腱、筋膜、神经等的一组疾病，其病因可以是感染性、免疫性、代谢性、内分泌性、退行性、地理环境性、遗传性、肿瘤性等。临床表现可以是周身性或系统性的，也可以是局限性的；可以是器质性的，也可以是精神性或功能性的。风湿性疾病是一类常见病，有弥漫性结缔组织病，包括系统性红斑狼疮、类风湿关节炎等；与脊柱炎相关的关节炎，包括强直性脊柱炎；退行性关节炎，包括骨关节炎等。风湿性疾病的病理改变有炎症性反应及非炎症性病变，不同的疾病其病变出现在不同靶组织（受损最突出的部位），由此而构成其特异的临床症状。炎症性反应除痛风性关节炎是因尿酸盐结晶所导致外，其余的大部分因免疫反应引起，后者表现为局部组织出现大量淋巴细胞、巨噬细胞、浆细胞浸润和聚集。血管病变是风湿性疾病另一常见的共同病理改变，亦以血管壁的炎症为主，造成血管壁的增厚、管腔狭窄使局部组织器官缺血，弥漫性结缔组织病（connective tissue disease，CTD）的广泛损害和临床表现与此有关。

风湿性疾病大多有关节和肌肉疼痛、麻木、肿胀、变形、僵直等症状，属中医"痹病"范畴。所谓"痹病"是指人体营卫气血失调，感受风寒湿热诸邪，合而为痹，或病久正虚，内生痰浊、瘀血、毒热，正邪相争，使肌肤、经络、血脉、筋骨气血痹阻，失于濡养，甚至累积脏腑的一类病症。早在汉代张仲景所著的《伤寒论》和《金匮要略》中对痹病的辨证论治就有着精辟的论述，提出了"风湿"与"历节"的病名，首次提出了以宣痹通络为主的治疗原则。

（二）中西药物治疗情况

1. 西药治疗 风湿性疾病强调早期诊断，早期治疗，很多风湿性疾病目前尚无特效治疗，因此临床上常采用对症及控制疾病进展的两类药物进行治疗。前者主要针对关节痛或肿、腰或脊柱痛、高热等采取对症治疗；后者则诱导疾病进入缓解状态，并保持关节、器官、组织的功能。主要包括非甾体抗炎药、糖皮质激素、改变病情抗风湿药3类。

2. 中药治疗 祛风湿中药大多味辛苦，主入肝、脾、肾经，分为祛风寒湿药、祛风湿热药、祛风湿强筋骨药。辛能散风，苦以燥湿，肝主筋，肾主骨，脾主肌肉，故有祛除肌肉、筋骨、关节之间的风湿邪气作用。主要用于风寒湿邪所致的肌肉、筋骨、关节等处疼痛、重着、麻木和关节肿大、筋脉痉挛、屈伸不利等。

二、常用西药药物作用及作用机制

（一）非甾体抗炎药

非甾体抗炎药（nonsteroidal anti-inflammatory drug，NSAID）是一类化学结构式各异，但有共同药理作用的药物，即抑制组织细胞产生环氧合酶（cyclooxygenase，COX），减少 COX 介导产生的炎症介质——前列腺素。临床应用广泛，用作改善风湿病急性期的对症治疗，但不能抑制原发病的病情进展。

NSAID 兼有抑制 COX-1 和 COX-2 的作用，抑制 COX-2 达到抗炎镇痛的疗效，抑制 COX-1 后出现胃肠道不良反应，严重者甚至出现溃疡、出血、穿孔。肾的 COX-1 受抑制后出现水肿、电解质紊乱、血压升高，严重者出现可逆性肾功能不全。选择性抑制 COX-2 认为是治疗炎症的新途径，如塞来昔布等；选择性 COX-2 抑制剂的疗效与传统 NSAID 相似，但减少了胃肠道反应。高度选择性 COX-2 抑制剂对 COX-1 产生的血栓素无抑制作用，故可能有血栓形成的风险，已有一些研究报道提示塞来昔布可增加心血管意外事件的发生率。

常用于风湿性疾病治疗的 NSAID 有布洛芬、酮洛芬、氟比洛芬、洛索洛芬、吲哚美辛、双氯芬酸钠、美洛昔康、氯诺昔康、尼美舒利、塞来昔布等，而阿司匹林由于其较多的不良反应，现已很少作为抗风湿的对症药应用。

（二）糖皮质激素

糖皮质激素是治疗多种 CTD 的一线药物，具有强大的抗炎作用，能抑制多种原因造成的炎症反应，但非根治药物。临床应用时须掌握适应证和药物剂量，同时监测其不良反应。

糖皮质激素抗炎作用的主要机制是基因效应，其通过细胞膜与胞质内的糖皮质激素受体（glucocorticoid receptor，GR）结合形成受体复合物，易位进入细胞核，在细胞核内与特异性 DNA 位点相结合，影响基因转录，改变介质相关蛋白的水平，进而对炎症细胞和分子产生影响而发挥抗炎作用。此外，快速效应也是糖皮质激素发挥作用的重要机制。

糖皮质激素对免疫过程的多个环节均有抑制作用，小剂量主要抑制细胞免疫，大剂量则能抑制由 B 细胞转化成浆细胞的过程，减少抗体生成干扰细胞免疫。具体机制包括诱导淋巴细胞 DNA 降解、影响淋巴细胞的物质代谢、诱导淋巴细胞凋亡以及抑制核转录因子 NF-κB 的活性等。

糖皮质激素按作用时间长短分为：短效的有可的松、氢化可的松，中效的有泼尼松、泼尼松龙、甲泼尼龙等，长效的有地塞米松、倍他米松等。激素虽是一种强劲的抗炎药，但有较多的不良反应，尤其对长期服用者。不良反应有感染、高血压、高血糖症、骨质疏松、撤药反跳、股骨头无菌性坏死、肥胖、精神兴奋、消化性溃疡等。

（三）改变病情抗风湿药

改变病情抗风湿药（disease modifying antirheumatic drug，DMARD）是指可以防止和延缓类风湿关节炎（rheumatoid arthritis，RA）关节骨结构破坏的药物，包括多种传统上原未用于关节炎的药物如青霉胺、金制剂、柳氮磺吡啶、抗疟药（氯喹、羟氯喹），近年来国内生产的植物药如雷公藤多苷、雷公藤甲素、白芍总苷等，以及甲氨蝶呤、来氟米特、环磷酰胺、环孢素等免疫抑制药。这些药物各自的作用机制不相同，各自抑制免疫反应中某一环节或成分而控制病变的进展,特点是起效慢,停药后作用的消失亦慢。这组药物借其抑制淋巴细胞作用(抗疟药例外)而达到缓解 RA 或其他 CTD 的病情,但不能消除低度的免疫炎症反应,因此属于非根治药物。

除原有的 DMARD 外,近年来上市的生物制剂如 TNF-α 拮抗剂、IL-1 拮抗剂、CD20 单克隆抗体等生物制剂有特异性"靶"拮抗作用,可以阻断免疫反应中某个环节而起效,临床试验提示它们有抗炎及防止骨破坏的作用。其主要的不良反应包括注射部位局部的皮疹,感染(尤其是结核感染),长期使用将使肿瘤患病率增加,TNF-α 单抗可能诱发感染、短暂自身免疫性疾病,出现自身抗体。

三、常用中药及其复方作用及作用机制

(一)治疗风湿性疾病的常用中药作用及作用机制

现代药理研究表明,祛风湿中药具有抗炎、镇痛、抑制机体免疫功能作用,如祖师麻、豨莶草、雷公藤、昆明山海棠、雪莲花、青风藤等。

1. **祖师麻** 祛风除湿,活血止痛。临床用于风湿痹痛、头痛、胃痛、腰痛、跌打伤痛,对于风寒湿痹日久不愈、筋脉拘挛以及关节变形之顽痹作用颇佳,对于血瘀有寒者最为适宜。药理研究表明,其具有抗炎、镇痛、抗心肌缺血以及镇静等作用。

2. **豨莶草** 祛风湿,利关节,解毒。临床用于风湿痹痛、筋骨无力、腰膝酸软、四肢麻痹、半身不遂、风疹湿疮。药理研究表明,其具有抗炎、镇痛、免疫抑制及抗血栓等作用。

3. **雷公藤** 祛风除湿,活血通络,消肿定痛。临床用于治疗顽痹,对于关节变形者尤为适宜。药理研究表明,其具有免疫抑制、抗炎、镇痛、改善血液流变学、抗肿瘤及抗生育等作用。雷公藤具有生殖毒性,女性表现为月经减少、闭经,男性表现为精子减少。

4. **昆明山海棠** 祛风除湿,舒筋活络,清热解毒。临床用于风湿日久、邪毒入络、风湿顽痹。药理研究表明,其具有免疫抑制、抗炎、抗自由基损伤、抗生育及抗肿瘤作用。昆明山海棠可引起骨髓抑制,发生周围白细胞减少、血小板减少或贫血,使用时应注意检测周围血象,不宜过服久服。昆明山海棠可引起女性月经紊乱或闭经、男性精子减少,影响生育。

5. **雪莲花** 祛风湿,补肾阳,活血通经。临床用于风湿痹证、腰膝酸软等,尤宜用于治疗风寒湿痹、迁延日久、肝肾亏损、腰膝软弱者。药理研究表明,其具有抗炎、免疫调节、抗耐缺氧和收缩子宫等方面作用。

6. **青风藤** 祛风湿,通经络,利小便。临床用于风湿痹证;水肿,脚气;胃痛;皮肤瘙痒。药理研究表明,其具有抗炎、消肿、镇痛和调节免疫等方面作用。

(二)治疗风湿性疾病的常用中药复方作用及作用机制

痹病常见寒湿痹阻、湿热痹阻、瘀血痹阻和正虚痹阻诸证,多以祛邪活络、通痹止痛为治则,形成祛寒通痹、清热通痹、活血通痹、补虚通痹等中药复方,用于风湿性关节炎、类风湿关节炎、强直性脊柱炎、骨性关节炎等以肢节痹痛为临床特征者。

1. **祛寒通痹复方**

主要组成:多采用川乌头、草乌头、马钱子、桂枝、防风、羌活、独活、苍术、白术、秦艽等祛风散寒、通络止痛中药。成药有大活络丸、活络丸、复方雪莲胶囊、寒痹停片、寒湿痹颗粒、马钱子散、木瓜丸、祛痹舒肩丸、疏风定痛丸、小活络丸、寒热痹颗粒、伸筋活络丸、坎离砂、骨苓通痹丸、痹痛宁胶囊等。

功能主治:祛风散寒,通络止痛。用于痹病寒湿痹阻证,症见关节冷痛、遇寒痛增、得热痛减、关节屈伸不利、阴雨天加重、口淡不渴、恶风寒等。

药理研究:上述成药大多具有抗炎、镇痛、调节免疫等作用。如复方雪莲胶囊对佐剂性

关节炎大鼠的急性原发性炎症和继发性免疫性炎症均有抑制作用,并抑制醋酸所致小鼠扭体反应;马钱子散对角叉菜胶所致大鼠足肿胀和大鼠棉球性肉芽组织增生有抑制作用。祛寒通痹复方中,通常含有川乌头、草乌头、马钱子、雷公藤等毒性药物,不宜过量和久用,且可能有生殖毒性。

2. 清热通痹复方

主要组成:主要由黄柏、苍术、牛膝、薏苡仁、土茯苓、黄芩、苦参、连翘、葛根、雷公藤、地龙、桑枝、豨莶草等清热燥湿与通络止痛药物组合而成。成药有二妙丸、三妙丸、四妙丸、湿热痹颗粒、豨桐胶囊、风湿圣药胶囊、当归拈痛丸等。

功能主治:清热燥湿,通络止痛。用于痹病湿热痹阻证,症见关节红肿热痛、筋脉拘急、发热、口渴、汗出、小便黄和大便干等。

药理研究:上述成药大多具有抗炎作用。如三妙丸能抑制二甲苯所致小鼠耳肿胀、大鼠蛋清性和5-羟色胺致足肿胀及琼脂性肉芽组织增生,并能抑制醋酸所致小鼠扭体反应,提高小鼠热刺激致痛痛阈;当归拈痛丸能减轻尿酸钠诱导的大鼠急性足肿胀,并能降低高尿酸血症大鼠血清中尿酸和黄嘌呤氧化酶水平。

3. 活血通痹复方

主要组成:主要由血竭、乳香、没药、当归、桃仁、红花、赤芍、丹参等活血化瘀与通络止痛药物组合而成。成药有风湿马钱片、盘龙七片、疏风活络片、追风舒经活血片、通痹片等。

功能主治:活血化瘀,通络止痛。用于痹病瘀血痹阻证,症见关节刺痛、疼痛夜甚、关节屈伸不利、皮下结节等。

药理研究:上述成药大多具有抗炎、镇痛作用。如追风舒经活血片对大鼠角叉菜胶性足肿胀和对二甲苯所致小鼠耳肿胀均有抑制作用,对醋酸腹腔注射所致小鼠扭体反应有抑制作用,并能降低大鼠全血高切、低切黏度;通痹片对醋酸所致小鼠腹腔毛细血管通透性亢进有抑制作用,对于大鼠佐剂性关节炎可抑制炎症的发展,并可减少醋酸所致小鼠扭体反应次数。

4. 补虚通痹复方

主要组成:主要由补益肝肾、强壮筋骨药与祛风湿药组合而成。常用药物有淫羊藿、川续断、桑寄生、骨碎补、补骨脂、杜仲、狗脊、菟丝子等;伴气血亏虚,结合配伍黄芪、党参、熟地黄、白术、茯苓。成药有天麻片、妙济丸、尪痹颗粒、杜仲壮骨丸、骨仙片、玄七通痹胶囊、益肾蠲痹丸等。

功能主治:补益肝肾,强筋骨,祛风湿。用于痹病肝肾不足、气血两虚证,症见肢体拘挛、手足麻木、腰膝酸痛等。

药理研究:上述成药大多具有抗炎、镇痛作用。如尪痹颗粒对大鼠蛋清性、甲醛性足肿胀均有抑制作用,对组胺所致大鼠皮肤毛细血管通透性增加也有抑制作用,并可降低类风湿关节炎所致系膜增生性肾炎大鼠血清肌酐水平;骨仙片能抑制角叉菜胶所致的大鼠足肿胀和大鼠棉球性肉芽组织增生,能减少醋酸所致小鼠扭体次数,并促进骨修复和改善血液变性。

四、应避免联合使用的中西药物及作用机制

阿司匹林对胃黏膜有直接刺激作用,易引起胃黏膜损害和出血,乙醇可加重这种损害。若用阿司匹林治疗风湿性疾病,同时服用含乙醇的中成药如风湿痛药酒、冯了性风湿跌打药酒等,能增加胃肠道的刺激性,甚至引起胃出血或胃穿孔。

杜仲可增强肾上腺皮质功能,并具有党参、黄芪样免疫促进作用,增强非特异性免疫功能,可对抗氢化可的松的免疫抑制作用,因此含杜仲的复方不宜与可的松及氢化可的松联用。

五、中西药联用能增效减毒的相关药物及作用机制

风湿性疾病病情复杂,单用西药或单用中药均有其不足之处。采用中西医结合方案治疗取得良好的临床效果,可以最大程度地发挥药效,改善症状,彻底缓解病情,并且克服或减轻药物的不良反应。

糖皮质激素常与中药配伍用于类风湿关节炎、系统性红斑狼疮等风湿性疾病的治疗,主要依据有两点:一是利用中药拮抗糖皮质激素的不良反应、并发症以及撤减糖皮质激素后的反跳现象;二是辨证使用中药,可以起到缓解各类症状以及提高机体免疫力等作用。临床上许多患者单独使用西药治疗很难撤减糖皮质激素,而加用中药治疗后糖皮质激素用量可逐渐减少或停用。

1. 雷公藤制剂与糖皮质激素 两者合用可增强疗效,使糖皮质激素用量降低,也可减少雷公藤所致白细胞计数降低等不良反应。

2. 祖师麻与糖皮质激素 祖师麻具有激素样抗炎作用,与糖皮质激素类药物合用可提高疗效。

3. 秦艽与糖皮质激素 秦艽具有抗炎和抗风湿作用,与非甾体抗炎药、糖皮质激素类药物有相加效应。但是,秦艽无糖皮质激素的水钠潴留不良反应。

4. 青风藤与糖皮质激素 青风藤与可的松合用时,镇痛作用增强。

5. 雷公藤多苷/雷公藤片与甲氨蝶呤联合治疗类风湿关节炎可以显著改善患者炎症指标,但应对药物可能产生的不良反应风险进行监护。

6. 五酯胶囊与环孢素 五酯胶囊具有保肝作用,能降低血清谷丙转氨酶,与环孢素联用可降低肝功能损害的风险;同时能够提高环孢素的体内暴露量,降低其用量,可能的机制是五酯胶囊中的活性成分(五味子木质素类成分)对环孢素、环磷酰胺的相关代谢酶具有抑制效应。

第二节 高尿酸血症与痛风

一、概述

(一)疾病介绍

高尿酸血症(hyperuricemia,HUA)与痛风(gout)是嘌呤代谢障碍引起的代谢性疾病,但痛风发病有明显的异质性,除高尿酸血症外可表现为急性关节炎、痛风、慢性关节炎、关节畸形、痛风肾病和尿酸性尿路结石。高尿酸血症患者只有出现上述临床表现时,才称之为痛风。

高尿酸血症是指正常嘌呤饮食状态下,非同日2次空腹血尿酸水平:男性>420μmol/L,女性>360μmol/L。根据血尿酸水平和尿尿酸排泄情况分为尿酸生成过多型、尿酸排泄不良型和混合型,90%的原发性高尿酸血症属于尿酸排泄不良型。原发性高尿酸血症常伴有肥胖、糖尿病、动脉粥样硬化、冠心病和高血压等,目前认为与胰岛素抵抗有关。

中医学上并无高尿酸血症的病名,但早在元代,朱丹溪就明确地提出了"痛风"的病名,其在《格致余论·痛风论》中指出:"痛风者,四肢百节走痛,书中谓之白虎历节风证是也。"痛风的发病多和"湿"邪有关,病机关键在湿,多夹痰热瘀,也与脾虚肾亏有关。国医大师朱良春提出痛风是"浊瘀痹"的新病名,认为痛风的病机本质是"浊毒瘀滞",创立了贯穿痛风治疗全过程的"泄浊化瘀、调益脾肾"治疗大法。

(二)中西药物治疗情况

1. 西药治疗 高尿酸血症与痛风是一种终身性疾病,无肾功能损害及关节畸形者,经

有效治疗可维持正常的生活和工作。急性关节炎和关节畸形会严重影响患者生活质量,若有肾功能损害则预后不良。急性痛风性关节炎期西药多以控制炎症反应为主,缓解期则以促进尿酸代谢、抑制尿酸生成为主。

药物治疗的主要目的是使血尿酸维持正常水平,包括排尿酸药物苯溴马隆及丙磺舒、抑制尿酸生成药物非布司他、别嘌醇以及用于急性痛风性关节炎的药物秋水仙碱、非甾体抗炎药、糖皮质激素。

2. 中药治疗 痰、湿、瘀为痛风之标,脾肾亏虚为痛风之本。因此,治疗宜以清热利湿、化痰逐瘀、健脾补肾为法。中医痛风急性期属风湿热痹,宜清利湿热、通络止痛;痛风慢性间歇期属痰瘀痹阻、脾胃不和,宜化痰祛瘀、健脾利湿;久病者属肝肾亏虚,宜补益肝肾、化瘀泄浊。

二、常用西药药物作用及作用机制

(一)高尿酸血症

1. 排尿酸药 通过抑制近端肾小管对尿酸盐的重吸收,从而增加尿酸的排泄,降低尿酸水平,适合肾功能良好者;当内生肌酐清除率<30ml/min 时无效;已有尿酸盐结石形成,或每日尿排出尿酸盐>3.57mmol(600mg)时不宜使用。苯溴马隆(benzbromarone)亦可促进尿酸结晶的重新溶解,故必须在痛风性关节炎的急性症状控制后方能应用。

2. 抑制尿酸生成药物 通过抑制黄嘌呤氧化酶,使尿酸的生成减少,从而降低血清尿酸浓度,如别嘌醇、非布司他。

别嘌醇(allopurinol)必须在痛风性关节炎的急性炎症症状消失后(一般在发作后 2 周左右)方开始应用,否则本品促使尿酸结晶重新溶解时可再次诱发并加重关节炎急性期症状。已有研究证明别嘌醇相关的严重超敏反应与白细胞抗原密切相关,因此用药前宜进行基因检测。

非布司他适用于痛风患者高尿酸血症的长期治疗,但不推荐用于无临床症状的高尿酸血症。在服用本品初期可能会引起痛风的发作,这是因为血尿酸水平的改变导致组织沉积的尿酸盐被动员出来。为预防服用本品起始阶段的痛风发作,可同时服用非甾体抗炎药或秋水仙碱。

(二)急性痛风性关节炎期

1. 秋水仙碱(colchicine) 秋水仙碱能够与中性粒细胞微管蛋白的亚单位结合而改变细胞膜功能,包括抑制中性粒细胞的趋化、黏附和吞噬作用;抑制磷脂酶 A_2,减少单核细胞和中性粒细胞释放前列腺素和白三烯;抑制局部细胞产生 IL-6 等,从而达到控制关节局部的疼痛、肿胀及炎症反应。适用于痛风性关节炎的急性发作。

长期服用本品可引起肌炎和周围神经病变,后者往往不易恢复,目前已不主张将本品作为长期预防痛风性关节炎发作的药物。

2. 非甾体抗炎药 用于控制痛风性关节炎的症状,禁用于活动性消化性溃疡、消化道出血等。常用药物包括吲哚美辛、双氯芬酸钠、布洛芬等,禁止同时服用 2 种或多种非甾体抗炎药,否则会加重不良反应。

3. 糖皮质激素 上述药物治疗无效或不能使用秋水仙碱和非甾体抗炎药时,可考虑使用糖皮质激素短程治疗,其特点是起效快、缓解率高,但停药后容易出现症状"反跳"。

三、常用中药及其复方作用及作用机制

(一)治疗高尿酸血症与痛风的常用中药作用及作用机制

治疗痛风的常用中药以清热药(如黄柏、知母、忍冬藤、金银花)、活血药(如牛膝、当归、

笔记栏

丹参、红花)、利水渗湿药(如茯苓、薏苡仁、萆薢、泽泻)、芳香化湿药(如苍术)等药物为主，治法以清热燥湿、利水渗湿消肿、活血化瘀为主。

1. 黄柏　具有清热燥湿、泻火除蒸、解毒疗疮之功效，临床用于风湿痹痛之症。药理研究表明，其水煎剂可降低高尿酸血症小鼠血清尿酸水平，抑制小鼠肝脏黄嘌呤氧化酶活性，黄柏与苍术合用也能显著降低高尿酸血症小鼠的血清尿酸水平。

2. 金银花　具有清热解毒、疏散风热之功效，临床用于瘀热内阻之痛风。药理研究表明，金银花中8个酚酸类化合物和4个黄酮类成分在体外具有抑制黄嘌呤氧化酶活性的作用，其中3,4-二咖啡酰奎宁酸甲酯、槲皮素和木犀草素有很好的活性。

3. 忍冬藤　具有清热解毒、疏散风热之功效，兼能通利经络，临床常用于风湿热痹、关节红肿热痛、屈伸不利。

4. 土茯苓　具有解毒、除湿、通利关节之功效，临床用于湿热蕴结之痛风。药理研究表明，土茯苓水提物对高尿酸血症模型小鼠血清尿酸升高有明显抑制作用，并对小鼠肾功能有保护作用。

5. 薏苡仁　具有利水渗湿、健脾止泻、除痹、排脓、解毒散结之功效，临床用于湿热蕴结之痛风。药理研究表明，60%乙醇提取物对黄嘌呤氧化酶活性的抑制率可达83.6%。

6. 萆薢　具有利湿去浊、祛风除痹、通利关节之功效，临床用于痛风。药理研究表明，萆薢总皂苷有降低慢性高尿酸血症模型大鼠的血尿酸水平作用，其机制可能是上调大鼠胃、肝、肾、小肠和大肠组织有机阴离子转运蛋白1a1(oatp1a1)的表达水平。

7. 苍术　具有燥湿健脾、祛风散寒之功效，临床用于风湿痹痛之症。药理研究表明，苍术提取物对高尿酸血症小鼠具有明显降低血清尿酸水平作用。

8. 五加皮　具有祛风除湿、补益肝肾、强筋壮骨、利水消肿之功效，临床用于风湿痹痛、关节不利等。

9. 虎杖　具有利湿退黄、清热解毒、散瘀止痛、止咳化痰之功效，临床用于风湿关节之痹痛等症。药理研究表明，虎杖乙酸乙酯、正丁醇提取物对黄嘌呤氧化酶具有抑制作用；虎杖醇提液可通过抑制肝脏黄嘌呤氧化酶活性而促进尿酸排泄，从而发挥降尿酸作用。虎杖内含有的大黄素、白藜芦醇具有明显的降尿酸、抗炎作用，其改善痛风性关节炎与降低前列腺素 E_2(prostaglandin E_2,PGE_2)的表达水平、增强 PPARγ 蛋白的表达和 PPARγ mRNA 的复制、抑制细胞间黏附分子-1(intercellular cell adhesion molecule-1,ICAM-1)和 NF-κB p65 的表达等相关。

（二）治疗高尿酸血症与痛风的常用中药复方作用及作用机制

根据临床特点，可将痛风分为以下4型：

1. 湿热痹阻型　治法以清热利湿、舒经通络为主，方药用白虎加桂枝汤合宣痹汤加减，主要组成为知母、甘草、石膏、粳米、桂枝、防己、苦杏仁、滑石、连翘、栀子、薏苡仁、半夏、蚕沙、赤小豆皮等。成药有痛风定胶囊、复方伸筋胶囊、痛风舒胶囊等。

（1）痛风定胶囊

主要组成：秦艽、黄柏、延胡索、赤芍、川牛膝、泽泻、车前子、土茯苓等。

功能主治：清热祛湿、活血通络定痛。临床用于湿热瘀阻所致的痹病，症见关节红肿热痛，伴有发热、汗出不解、口渴心烦、小便黄、舌红苔黄腻、脉滑数；痛风见上述证候者。

药理研究：本品对家兔急性痛风性膝关节炎模型有改善作用，并对滑膜组织 IL-8 和 TNF-α 水平有抑制作用。临床研究表明，本品有助于溶解痛风石，改善患者红细胞沉降率指标。

（2）复方伸筋胶囊

主要组成：虎杖、伸筋草、三角风、香樟根、飞龙掌血、大血藤、茯苓、泽泻、透骨香、牡丹皮、山茱萸、山药等。

功能主治：清热除湿、活血通络。临床用于湿热瘀阻所致关节疼痛、屈伸不利。

药理研究：多中心临床研究表明，本品治疗湿热瘀阻型痛风的有效率达 77.42%。

（3）痛风舒胶囊

主要组成：大黄、车前子、泽泻、川牛膝、防己等。

功能主治：清热、利湿、解毒。临床用于湿热瘀阻所致的痛风病，包括痛风性关节炎、痛风结节及痛风引起的并发症等。

药理研究：本品具有较好的抗炎效果，并能明显改善家兔急性痛风性关节炎病理变化。其抗炎作用机制可能与主要通过抑制前列腺素 E（PGE）的合成或释放而使局部炎症组织前列腺素水平下降，减少 TNF-α 生成以及抗脂质过氧化有关。

2. 瘀热阻滞型　治法以清热化瘀、活血通络为主，方药用桃红饮或身痛逐瘀汤加减，主要组成为秦艽、川芎、桃仁、红花、甘草、羌活、没药、当归、五灵脂、香附、牛膝、地龙等。

3. 痰浊阻滞型　治法以祛痰化浊、搜风通络为主，方药用四妙丸合指迷茯苓丸加味，主要组成为苍术、黄柏、牛膝、薏苡仁、茯苓、枳壳、半夏、芒硝、生姜等。

4. 肝肾阴虚型　治法以滋补肝肾、通痹和络为主，方药用健步丸合大补阴丸加减，主要组成为黄柏、知母、熟地黄、当归、白芍、牛膝、龟甲、陈皮、干姜、锁阳等。

若局部红肿明显者可加知母、石膏、半枝莲；局部肿胀明显加滑石、防己、车前子；关节疼痛明显者加三七、延胡索、姜黄；关节畸形活动不利者加乌梢蛇、伸筋草；脾气虚弱者加党参、炒白术；肾阳衰微者加淫羊藿、仙茅、补骨脂、肉苁蓉、骨碎补等。

四、应避免联合使用的中西药物及作用机制

1. 非甾体抗炎药与含乙醇的中成药　吲哚美辛、双氯芬酸钠、布洛芬等非甾体抗炎药对胃黏膜有刺激性，易引起胃黏膜损害和出血，乙醇可加重这种损害。若用非甾体抗炎药治疗急性痛风性关节炎，同时服用含乙醇的中成药如九藤酒、清痹通络药酒等，能增加胃肠道的刺激性，甚至可引起胃出血或胃穿孔。

2. 虎杖与生物碱类药物　虎杖、连翘等含有鞣质较多的中药与生物碱类西药联用，会产生沉淀，从而影响后者在体内的吸收。

3. 黄柏与含碘离子的西药　黄柏含生物碱，不宜与复方碘溶液、胺碘酮等含有碘离子的西药联用，因为内服后在胃酸的作用下，碘离子可使大部分生物碱沉淀，影响其吸收，降低两者的生物利用度。

4. 金银花与酸性药物　金银花等含皂苷类成分的中药与阿司匹林等酸性药物联用，在酸性环境下，体内酶易水解皂苷而造成酸性药物的疗效降低。

5. 牛膝与洋地黄类强心苷　痛风定胶囊、痛风舒胶囊等成药中含有牛膝，牛膝中富含钾，与洋地黄类强心苷联用，会因钾离子与洋地黄竞争心肌细胞膜受体，从而降低强心苷的疗效。

五、中西药联用能增效减毒的相关药物及作用机制

1. 半夏厚朴汤与秋水仙碱　近年研究发现，采用低剂量的秋水仙碱（0.5mg，每日 3 次；或 1mg，每日 2 次）代替以往的常规剂量进行治疗，足以控制痛风的急性发作，但仍可出现胃

肠道症状。可以半夏厚朴汤为基础方配合使用,从而明显减轻秋水仙碱的胃肠道不良反应。

2. 桂枝芍药知母汤与非甾体抗炎药　非甾体抗炎药用于急性痛风性关节炎治疗,关键是早期、足量、全程,对于有肝肾功能损害、胃肠道溃疡以及心脑血管疾病的老年患者,可以桂枝芍药知母汤为基础方随症加减,常常起到增效减毒的作用。

3. 金匮肾气丸与糖皮质激素　患者对秋水仙碱和非甾体抗炎药不能耐受或有禁忌证时,可采用短期、小剂量的糖皮质激素治疗,一旦缓解,迅速撤减。长期大剂量应用激素时,可以金匮肾气丸为基础方辨证加减治疗,减轻糖皮质激素的不良反应。

4. 加味四妙丸与非甾体抗炎药　近年临床研究发现,加味四妙丸(苍术、薏苡仁、牛膝、黄柏、泽泻、山慈菇、乌梢蛇、桂枝、土茯苓)联合双氯芬酸钠缓释片,能有效降低急性痛风性关节炎患者的血尿酸水平及关节疼痛、红肿等症状。

第三节　骨质疏松症

一、概述

(一)疾病介绍

骨质疏松症(osteoporosis,OP)是一种代谢性全身性疾病,表现为骨密度降低、骨间质微结构破坏、矿物质减少,发病多缓慢,以骨骼疼痛、易于骨折为特征,其生化检查基本正常。骨质疏松症是中老年人特别是绝经后妇女的一种常见病、多发病,90%老年骨折患者与骨质疏松症有关。目前将骨质疏松症分为3类:①原发性骨质疏松症,包括绝经妇女骨质疏松症(postmenopausal osteoporosis,PMOP,Ⅰ型)和老年性骨质疏松症(Ⅱ型);②继发性骨质疏松症,主要由其他疾病或药物等诱发所致;③特发性骨质疏松症,多见于青少年,一般有家族史。骨质疏松症病因及发病机制较为复杂,目前认为主要与激素调控、营养因素、物理因素、遗传因素以及药物因素等有关。

骨质疏松症属于中医"骨痹""骨痿"的范畴。中医认为本病的发生、发展与"肾气"密切相关,其病因病机主要为脾肾亏虚及气滞血瘀,即,血瘀是其病理产物和促进因素,肝郁与其密切相关。

(二)中西药物治疗情况

1. 西药治疗　近年来,随着西医对本病病因病机的认识,骨营养补充剂、骨吸收抑制剂、骨形成促进剂等西药已成为骨质疏松症的主要治疗方法。

2. 中药治疗　临床上通常将原发性骨质疏松症分为肾阳虚证、肝肾阴虚证、脾肾阳虚证、肾虚血瘀证、脾胃虚弱证、血瘀气滞证等6种证型,治疗的总原则是"辨证施治,病证结合,整体调节,防治结合",辨证施治以补肾壮骨、益肝健脾、活血通络为主。补肾能够改善本病患者的骨代谢,增强骨骼的支撑能力,可以防止骨质疏松性骨折的发生;健脾能够提高本病患者骨骼肌的能量代谢,增强骨骼肌的收缩能力,从而保护骨骼,促进骨的生成。

二、常用西药药物作用及作用机制

(一)骨营养补充剂

主要包括钙剂、维生素类及微量元素等。充足的钙片和维生素D是治疗本病的前提,由于这类药物不良反应较少且成本较低,已成为防治本病的基础用药。此外,维生素K对于绝经后及糖皮质激素导致的骨质疏松症具有积极作用,可作为防治绝经后及糖皮质激素所致骨质疏松症的二线用药。

非活性维生素 D 主要用于本病的预防,而活性维生素 D 可促进肠钙吸收,增加肾小管对钙的重吸收,抑制甲状旁腺激素(PTH)分泌,故可用于本病的治疗。

（二）骨吸收抑制剂

1. 双磷酸盐类 主要作用为抑制骨吸收,减少破骨细胞的募集和活化,抑制破骨细胞的活性和增加破骨细胞的凋亡。双磷酸盐进入人体后,24~48 小时就可检测到其抑制骨吸收的作用,骨形成的降低出现较晚,约历时 3 个月,骨吸收和骨形成之间达到一个新的平衡。

双磷酸盐类是治疗骨质疏松症的一线药物,主要用于骨吸收明显增强的代谢性骨病（如变形性骨炎、多发性骨髓瘤、甲状旁腺功能亢进症等）,亦可用于高转换型原发性和继发性骨质疏松症、高钙血症危象和骨肿瘤的治疗,对类固醇性骨质疏松症也有良效;但老年性骨质疏松症不宜长期使用该类药物,必要时应与 PTH 等促进骨形成类药物合用。

2. 降钙素 降钙素能特异地抑制破骨细胞活性,减少骨丢失,尤其适用于高转换型骨病,如 Paget 病。对延缓绝经妇女骨质疏松症的快速骨丢失有效,还能降低腰椎骨折率,但对椎体以外部位骨折没有预防作用。该药具有独特的外周及中枢镇痛作用,适用于各种有疼痛症状的相关骨病,它也是治疗各种高钙血症的药物之一。

目前用于临床的主要有鲑降钙素及依降钙素（鳗鱼降钙素类似物）,可皮下或肌内注射,前者也有鼻腔给药途径。应用降钙素制剂前需补充数日钙剂和维生素 D。但欧洲药品管理局（EMA）人用医药产品委员会（CHMP）建议该类药品仅用于由于骨折导致突然固定而引起的急性骨质流失以及由癌症引起的高钙血症,使用最小的有效剂量并尽可能缩短治疗期;不再用于治疗骨质疏松症,因为长期接受降钙素治疗的患者中发生各种类型癌症的患者比例要高于服用安慰剂的患者。

3. 选择性雌激素受体调节剂 选择性雌激素受体调节剂（selective estrogen receptor modulator,SERM）在化学结构上与雌激素不同,但能够和体内各种类型靶细胞核内的雌激素受体结合,选择性激活或拮抗雌激素样作用。目前用于临床的主要有盐酸雷洛昔芬,可增加骨量,减少椎体骨折,但能加重绝经后症状和静脉炎。

4. 雌激素 雌激素可与成骨细胞上的受体结合,促进成骨细胞生长因子、细胞因子的释放,促进骨内有机物质的合成,并可通过降钙素、甲状旁腺激素和活性维生素 D_3 产生间接的抑制骨吸收的作用。其补充治疗主要用于绝经妇女骨质疏松症的预防,有时也可作为治疗方案之一。

雌激素补充治疗的原则是:①确认患者有雌激素缺乏的证据;②优先选用天然雌激素制剂（尤其是长期用药时）;③青春期及育龄妇女的雌激素用量应使血雌二醇的目标浓度达到中、晚卵泡期水平（150~300pg/ml 或 410~820pmol/L）,绝经后 5 年内的生理性补充治疗目标浓度为早卵泡期水平（40~60pg/ml）;④65 岁以上绝经后妇女使用时应选择更低的剂量。但长期使用雌激素会增加子宫内膜癌、乳腺癌的发生风险,并引发心肌梗死、脑卒中、深静脉血栓、肺栓塞病等。

依普黄酮属于植物性雌激素类药物,能加强雌激素作用,减慢骨重建,抑制骨丢失,并可刺激成骨细胞,临床用于治疗骨质疏松症。其作用机制包括:①抑制破骨细胞前体细胞分化并抑制成熟破骨细胞活性,降低破骨细胞对甲状旁腺激素的敏感性,抑制骨吸收;②促进成骨细胞增殖分化和骨形成;③协同雌激素促进降钙素分泌。其不良反应有胃纳减退、恶心、呕吐、腹痛、腹胀等。

（三）骨形成促进剂

甲状旁腺激素(PTH)是体内主要的钙调节激素之一,血中持续升高会导致骨溶解、骨吸收,在血中短暂升高会促进骨形成。

目前用于临床的为重组人甲状旁腺激素(rhPTH),能促进体内成骨细胞增殖和分化,抑制成骨细胞凋亡,促成骨作用超过促破骨作用,骨量增加,骨的力学强度增强。对老年性骨质疏松症、PMOP、雌激素缺乏的年轻妇女和糖皮质激素所致的骨质疏松症均有治疗作用。rhPTH 可单用,疗程 18~24 个月,以后不得重复治疗;或与雌激素、降钙素、双磷酸盐或活性维生素 D 联合应用。

（四）具有抑制骨吸收和促进骨形成双重作用的药物

雷奈酸锶是第一个既能刺激骨形成,又能减少骨吸收的药物,临床主要用于采用其他骨质疏松药物治疗无效的高危骨折绝经妇女和老年男性。体外研究发现,雷奈酸锶在骨组织培养中增加骨生成,在骨细胞培养中提高成骨细胞前体的复制和胶原的合成;通过减少破骨细胞的分化和吸收活性来减少骨吸收,从而恢复骨转换的平衡,有利于新骨的形成。本品使用中有发生严重超敏反应综合征的报道,特别是伴有嗜酸性粒细胞增多症和全身症状的药物反应(DRESS),偶有致命性。DRESS 综合征典型表现为:皮疹、发热、嗜酸性粒细胞增多和全身症状(如腺体疾病、肝炎、间质性肾炎、间质性肺病)。发病时间一般为 3~6 周,大多数情况下停止使用本品和开始皮质激素治疗后结果良好,但恢复缓慢。

三、常用中药及其复方作用及作用机制

（一）治疗骨质疏松症的常用中药作用及作用机制

临床上通常不采用单味中药治疗骨质疏松症,目前研究的单味中药主要是补肾、健脾、活血的中药,如淫羊藿、骨碎补、补骨脂、续断、丹参、牡蛎等。

1. 淫羊藿　具有补肾阳、强筋骨、祛风湿之功效,为补肾要药。临床用于肾阳虚衰、阳痿遗精、筋骨痿软、风湿痹痛、麻木拘挛等。药理研究表明,本品具有性激素样、增强免疫、保肝肾、改善心脑功能、延缓衰老等作用。有效成分淫羊藿苷通过促进人卵巢颗粒细胞系 KGN 细胞中芳香化酶 mRNA 和蛋白质的表达,从而增加 KGN 细胞的雌激素合成,促进成骨细胞的分化。

2. 骨碎补　具有疗伤止痛、补肾强骨之功效,为常用的活血中药。临床用于跌扑闪挫、筋骨折伤、肾虚腰痛、筋骨痿软、耳鸣耳聋、牙齿松动等。药理研究表明,骨碎补总黄酮可以有效提高老年性骨质疏松症患者体内血清骨钙素水平及腰椎和髋关节骨密度,能够减缓低转换型骨质疏松症的骨吸收状况。

3. 牡蛎　具有重镇安神、潜阳补阴、软坚散结之功效,临床用于儿童钙质缺乏及老年性骨质疏松症的辅助治疗。药理研究发现,牡蛎钙补肾中药血清可以提高成骨细胞中骨形成蛋白-4(BMP-4)和 *Smad5* 基因表达,降低 *Smad6* 基因表达。

（二）治疗骨质疏松症的常用中药复方作用及作用机制

传统中医认为,各种原因引发的肾虚是导致骨质疏松症的主要原因,因此临床上治疗骨质疏松症具有较好疗效的中药方剂多以六味地黄丸、左归丸、右归丸为基本方,在此基础上加减而成。

中药复方治疗本病的机制包括:①类激素样作用。通过上调下丘脑-垂体-性腺轴的功能,增加性腺激素的分泌;如右归丸可有效调节 Ⅰ 型原发性骨质疏松模型大鼠垂体-肾上腺轴的病理变化和功能状态,抑制雌激素水平降低后的异常骨吸收。②对骨细胞的作用。抑制破骨细胞增殖,促进成骨细胞增殖和分化,恢复骨骼代谢平衡;如六味地黄丸可能通过调控 JAK-STAT 信号通路、激活 Wnt/β-catenin 信号通路等促进骨生成;左归丸可能通过活化 p38 MAPK 信号通路、JNK 信号通路等促进骨形成;右归丸可能通过激活 PKA-CREB 信号通

路等发挥治疗骨质疏松症的作用。③对钙代谢的作用。通过影响钙代谢激素的分泌,促进钙质吸收,防止钙质丢失,协调钙代谢平衡。④调节体内的微量元素。中药所含的多种微量元素可促进骨形成或抑制骨吸收。

1. 肾阳虚证 治法为补肾壮阳、强筋健骨,方药用补肾壮骨颗粒和右归丸加减,主要组成为熟地黄、肉桂、鹿角胶、山药、山茱萸、枸杞子、当归、杜仲、菟丝子、巴戟天、骨碎补、三棱等。成药有淫羊藿总黄酮胶囊、强骨胶囊等。

(1) 淫羊藿总黄酮胶囊

主要组成:淫羊藿总黄酮。

功能主治:温阳补肾,强健筋骨。用于原发性骨质疏松,肾阳虚证,症见腰脊疼痛,腰膝酸软,形寒肢冷,下肢无力,夜尿频多,舌淡,苔薄白。

药理研究:本品有抗骨质疏松作用,研究表明其具有促进骨形成和抑制骨吸收的双重活性,既可以促进骨髓间充质干细胞的成骨性分化、提高成骨细胞功能,又可以抑制破骨细胞发生及成熟破骨细胞的骨吸收活性,其机制可能与激活 MAPK、BMP/Smad、Wnt/β-catenin 和 NO 信号通路等有关。

(2) 强骨胶囊

主要组成:骨碎补总黄酮。

功能主治:补肾,壮骨,强筋,止痛。用于肾阳虚所致的骨痿,症见骨脆易折、腰背或四肢关节疼痛、畏寒肢冷或抽筋、下肢无力、夜尿频多;原发性骨质疏松症、骨量减少见上述证候者。

药理研究:本品可促进成骨细胞的增殖、分化,提高成骨细胞活性;促进血钙在骨内的沉积,增强骨矿化,促进骨形成;调节骨代谢过程中的细胞因子,抑制骨吸收;通过调节雌激素水平,改善骨调节激素的紊乱状态,延缓骨量流失,从而达到改善骨三维结构、增强骨矿化、促进骨形成的目的。因此,本品能够提高骨密度,具有抗炎、镇痛和促进骨折愈合的作用,对骨质疏松症主要症状和重要并发症均有较好的治疗作用。

2. 肝肾阴虚证 治法为滋补肝肾、填精壮骨,方药用六味地黄丸加减,主要组成为熟地黄、山药、山茱萸、茯苓、牡丹皮、泽泻。阴虚火旺症状明显者,可酌加知母、黄柏;酸痛明显者,可酌加桑寄生、牛膝等。成药有芪骨胶囊、肾骨胶囊等。

芪骨胶囊

主要组成:淫羊藿、制何首乌、黄芪、石斛、肉苁蓉、骨碎补、菊花。

功能主治:滋养肝肾,强筋健骨。用于女性绝经后骨质疏松症肝肾不足证,症见腰膝酸软无力、腰背疼痛、步履艰难、不能持重。

药理研究:本品具有调控血管生成,骨形成的作用,其机制可能与抑制 HIF mRNA 和蛋白表达,抑制 VEGF mRNA 和蛋白表达,促进 BMP2 mRNA 和蛋白表达等有关。

3. 脾肾阳虚证 治法为补益脾肾、强筋壮骨,方药用金匮肾气丸加减,主要组成为山药、茯苓、白术、附子、熟地黄、山茱萸、牛膝、淫羊藿、骨碎补、杜仲、菟丝子、甘草等。成药主要有金匮肾气丸等。

金匮肾气丸

主要组成:地黄、山药、山茱萸(酒炙)、茯苓、牡丹皮、泽泻、桂枝、附子(炙)、牛膝(去头)、车前子(盐炙)。

功能主治:温补肾阳,化气行水。用于肾虚水肿,腰膝酸软,小便不利,畏寒肢冷。

药理研究:对绝经妇女骨质疏松症具有良好的临床疗效,其作用机制可能与调控 Wnt/β-catenin 信号通路,进而影响干细胞向成骨细胞分化等有关。

4. 肾虚血瘀证　治法为补肾强骨、活血化瘀,方药用补肾活血汤加减,主要组成为熟地黄、菟丝子、杜仲、枸杞子、当归尾、山茱萸、肉苁蓉、没药、独活、红花等。成药有仙灵骨葆胶囊、金天格胶囊等。

（1）仙灵骨葆胶囊

主要组成:淫羊藿、续断、丹参、知母、补骨脂、地黄。

功能主治:滋补肝肾。接骨续筋。强筋壮骨。临床用于骨质疏松症、骨折、骨关节炎、骨无菌性坏死等。

药理研究:治疗绝经妇女骨质疏松症(PMOP)具有良好的临床疗效,其作用机制可能与上调血清护骨素的表达、下调 NF-κB 受体活化因子配体(RANKL)的表达有关。

（2）金天格胶囊

主要组成:人工虎骨粉。

功能主治:具有健骨作用。用于腰背疼痛、腰膝酸软、下肢痿弱、步履艰难等症状的改善。

药理研究:本品可以降低膝骨关节炎(knee osteoarthritis,KOA)患者关节液中基质金属蛋白酶-3(MMP-3)、白介素-1β(IL-1β)水平,升高基质金属蛋白酶组织抑制剂-1(TIMP-1)、转化生长因子-β_1(TGF-β_1)的水平,从而起到保护关节软骨、改善 KOA 患者膝关节功能的作用。

5. 脾胃虚弱证　治法为益气健脾、补益脾胃,方药用四君子汤加减,主要组成为人参、白术、茯苓、甘草。成药有参苓白术散。

参苓白术散

主要组成:人参、茯苓、白术(炒)、山药、白扁豆(炒)、莲子、薏苡仁(炒)、砂仁、桔梗、甘草。

功能主治:补脾胃,益肺气。用于脾胃虚弱,食少便溏,气短咳嗽,肢倦乏力。

药理研究:本品具有改善骨密度值的作用,其机制可能与增强脾胃功能有关。

6. 血瘀气滞证　治法为理气活血、化瘀止痛,方药用身痛逐瘀汤加减,主要组成为秦艽、羌活、香附、川芎、桃仁、红花、当归、没药、牛膝、地龙、甘草、五灵脂等。成药有骨疏康颗粒(胶囊)、活血止痛散等。

骨疏康颗粒(胶囊)

主要组成:淫羊藿、熟地黄、骨碎补、黄芪、丹参、木耳、黄瓜子等。

功能主治:补肾益气。活血壮骨。用于肾虚气血不足所致的中老年骨质疏松症,症见腰脊酸痛、胫膝酸软、神疲乏力。

药理研究:本品具有增强成骨细胞活性、减少骨丢失、促进骨质愈合、抗炎、镇痛等作用;其含药血清对大鼠 UMR106 成骨样细胞具有增殖作用,升高细胞内游离钙离子浓度及 CampkⅡ活性。

四、中西药联用能增效减毒的相关药物及作用机制

目前临床上治疗骨质疏松症的药物种类繁多,但尚无特效药。应根据患者病情选择不同的药物或采用中西药联用方案,如骨化三醇胶丸联合仙灵骨葆胶囊、六味地黄丸联合碳酸钙 D$_3$ 片,治疗绝经妇女骨质疏松症均取得良好的临床效果。

1. 补肾中药与常规西药　补肾中药具有类性激素样作用,能调节机体内环境微量元素的平衡,促进骨生成,抑制骨吸收,降低骨转换率,提高骨质量,在防治 OP 中具有整体调治、疗效好、不良反应少等优势。如在服用西药治疗的基础上加以辨证论治,肾阴虚者服用左归

丸或芪骨胶囊,肾阳虚者服用右归丸或强骨胶囊,治疗前后临床积分情况及骨密度测定值进行比较,肾阴虚与肾阳虚的总有效率均显著优于单纯西药治疗。

2. 补脾中药与钙剂　脾为后天之本,气血生化之源,为气机升降之枢,能够化生并布散精微,灌溉四旁。脾气健则荣卫充,方能和调于五脏,洒陈于六腑,充养四肢百骸。因此,骨的正常生长亦离不开后天气血的荣润。若脾胃功能衰惫,健运失司,枢机滞塞,化源不振,则无以养骨荣髓。骨骼失养,发为骨枯髓减进而成为骨痿。如在钙剂治疗的基础上加服中成药归脾丸治疗骨质疏松症,其临床效果显著优于单纯钙剂治疗,这是由于补脾中药能够促进肠道对钙剂的吸收。

3. 金天格胶囊与阿仑膦酸钠维 D_3　金天格胶囊治疗骨质疏松症疗效显著,能有效地缓解症状,提高骨密度,与西药阿仑膦酸钠维 D_3 联合治疗效果更佳。

4. 金匮肾气丸与葡萄糖酸钙　金匮肾气丸联合葡萄糖酸钙可显著改善骨代谢,抑制高骨转换过程,使骨形成与骨吸收趋于偶联,并使破骨细胞的分化增殖能力减弱,减少骨吸收,对骨质疏松症有较好的防治作用。

第四节　类风湿关节炎

一、概述

(一)疾病介绍

类风湿关节炎(rheumatoid arthritis,RA)是累及多个关节的慢性炎症性自身免疫病。其基本病理改变是滑膜炎,急性期滑膜表现为渗出性和细胞浸润性。其主要症状为对称性的小关节晨僵、肿痛、功能障碍,部分患者伴有低热、乏力、血管炎等。

类风湿关节炎是遗传易感因素、环境因素及免疫系统失调等各种因素综合作用的结果,但其具体发病机制迄今尚无定论,MHC-Ⅱ抗原以及各种炎症介质、细胞因子、趋化因子在RA 发病过程中的作用都被深入研究过。目前认为免疫紊乱是 RA 的主要发病机制,以活化的 $CD4^+T$ 细胞和 MHC-Ⅱ型阳性的抗原提呈细胞(antigen presenting cell,APC)浸润滑膜关节为特点。

类风湿关节炎属于中医“痹病”范畴,有学者认为 RA 更接近于“历节病”,或称为“顽痹”“尪痹”。其病因病机多为先天禀赋不足,正气亏虚,腠理不密,或病后产后机体防御能力低下,腠理空虚,卫外不固,风寒湿热之邪乘虚而入,痹阻于肌肉骨节经络之间,使气血运行不畅导致痹证;日久痰瘀互结,阻闭经络,深入骨骼发为尪痹。本虚标实是本病的病机特点,本虚为气血阴阳脏腑亏损,标实为外受风寒湿热之邪,内生痰浊瘀血之患。

(二)中西药物治疗情况

1. 西药治疗　本病应在早期就进行合理治疗,否则易致骨破坏、关节畸形和功能丧失。RA 的治疗原则包括:①控制关节炎症,减轻患者痛苦;②控制疾病发展,阻止关节破坏;③促进关节修复,改善关节功能。治疗 RA 的常用西药分为三大类,即非甾体抗炎药、改变病情抗风湿药、糖皮质激素等。

2. 中药治疗　临床上将 RA 分为活动期和缓解期。活动期多以邪实为主,邪实有寒、热之不同,治法应以祛邪为主;缓解期或中晚期多属正虚邪恋或虚实夹杂,其中正虚多为肝肾亏虚、气血不足,邪则多指痰浊瘀血等内生之邪,治法应扶正祛邪。

二、常用西药药物作用及作用机制

1. 非甾体抗炎药　非甾体抗炎药(NSAID)用于减轻关节炎患者的关节肿痛症状,具有起效较快和改善患者生活质量的特点,但不能控制病情进展,故需与改变病情抗风湿药(DMARD)同时应用。常用药物有塞来昔布、美洛昔康、双氯芬酸、吲哚美辛、萘普生、布洛芬。无论选择何种NSAID,都可能出现胃肠道不良反应,使用中必须加以注意,剂量都应个体化。只有在一种NSAID足量使用1~2周后无效才更改为另一种;应避免2种或2种以上NSAID同时服用,因其疗效不叠加,而不良反应增多;老年人宜选用半衰期短的NSAID,对有溃疡病史的老年人,宜服用选择性COX-2抑制剂以减少胃肠道的不良反应。

2. 改变病情抗风湿药　DMARD较NSAID发挥作用慢,临床症状的明显改善需1~6个月,有改善和延缓病情进展的作用。一般认为RA诊断明确都应使用DMARD,药物的选择和应用方案应根据患者的病情活动性、严重性和进展而定。常用药物有甲氨蝶呤、来氟米特、柳氮磺吡啶、羟氯喹或氯喹、雷公藤多苷以及TNF拮抗剂、利妥昔单抗等。它们可以减轻RA的症状,有的有停止骨破坏的作用,但无根治作用。从疗效和费用等考虑,一般首选甲氨蝶呤(MTX),并将它作为联合治疗的基本药物,如甲氨蝶呤与羟氯喹联用,甲氨蝶呤、羟氯喹与柳氮磺吡啶联用。对传统DMARD反应不足的患者,可以选择生物制剂DMARDs或靶向合成DMARD,如英夫利西单抗、托珠单抗、利妥昔单抗等。

3. 糖皮质激素　糖皮质激素抗炎力强,可迅速控制关节肿痛症状,在某些关节炎患者可能起DMARD样作用。但由于它们不能根治本病,停药不当常常会导致症状复发。小剂量糖皮质激素(泼尼松10mg/d或等效其他激素)可缓解多数患者的症状,并作为DMARD起效前的"桥梁"作用或NSAID疗效不满意时的短期措施,必须纠正单用激素治疗RA的倾向,用激素时应同时服用DMARD。

激素治疗RA的原则是:不需用大剂量时则用小剂量;能短期使用者,不长期使用;并在治疗过程中注意补充钙剂和维生素以防止骨质疏松。关节腔注射激素有利于减轻关节炎症状,改善关节功能,但一年内不宜超过3次。过多的关节腔穿刺除了并发感染外,还可发生类固醇晶体性关节炎。

三、常用中药及其复方作用及作用机制

(一)治疗类风湿关节炎的常用中药作用及作用机制

目前临床上习惯使用动物类药物如全蝎、金钱白花蛇、蜈蚣、僵蚕,以及有毒药物如川乌、附子、马钱子等治疗RA。大多动物类药物具有搜风通络、缓解症状、抗炎镇痛的作用,应配伍补益气血之品,扶正祛邪兼顾,方能取效。使用有毒药物,是采用"以毒攻毒"的原理,可迅速减轻有关症状。

1. 全蝎　息风镇痉、通络止痛、攻毒散结。临床用于肝风内动、痉挛抽搐、小儿惊风、中风口㖞、半身不遂、破伤风、风湿顽痹、偏正头痛、疮疡、瘰疬等。药理研究表明,本品具有抗癫痫、抗惊厥、镇痛、抗凝血、抗血栓、抗肿瘤和增强免疫等作用。

2. 金钱白花蛇　祛风、通络、止痉。临床用于风湿顽痹、麻木拘挛、中风口眼㖞斜、半身不遂、抽搐痉挛、破伤风、麻风及疥癣等。

3. 附子　回阳救逆、补火助阳、散寒止痛。临床用于亡阳虚脱、肢冷脉微、心阳不足、胸痹心痛、虚寒吐泻、脘腹冷痛、肾阳虚衰、阳痿宫冷、阴寒水肿、阳虚外感、寒湿痹痛等。药理研究表明,本品具有强心、扩血管、镇痛、抗炎、抗溃疡、抗肿瘤和增强免疫等作用。

4. 马钱子　通络止痛、散结消肿。临床用于跌打损伤、骨折肿痛、风湿顽痹、麻木瘫痪、

痈疽疮毒、咽喉肿痛等。药理研究表明,本品具有抗炎、镇痛、抗血栓形成、抗肿瘤、抗心律失常、抗肿瘤和调节免疫等作用。

（二）治疗类风湿关节炎的常用中药复方作用及作用机制

中药治疗 RA 应辨证论治,活动期可分为风寒湿阻证、湿热痹阻证,而缓解期则分为痰瘀互结证、肾虚寒凝证、肝肾阴虚证、气血亏虚证、气阴两虚证等证型。

1. 风寒湿阻证　治法采用疏风散寒、祛湿宣痹,方药用蠲痹汤加减,主要组成为羌活、独活、桂枝、附子、秦艽、海风藤、桑枝等祛风散寒药,必要时酌情加入当归、川芎、乳香等行气血之药。

2. 湿热痹阻证　治法采用清热通络、疏风胜湿,方药用大秦艽汤加减,主要组成为羌活、独活、防风、白芷、细辛等祛风散邪药,活血通络用川芎、当归、白芍,祛风清热用秦艽、黄芩、石膏等。

3. 痰瘀互结证　治法采用活血化瘀、祛痰通络,方药用身痛逐瘀汤合指迷茯苓丸加减,主要组成为桃仁、红花、乳香、没药、牛膝、当归、川芎等活血化瘀药,祛痰通络用半夏、陈皮、茯苓、玄明粉等。

4. 肾虚寒凝证　治法采用祛风散寒、除湿补肾,方药用独活寄生汤加减,主要组成为桑寄生、牛膝、杜仲、当归、川芎、白芍、熟地黄、人参、茯苓等补肝肾、益气血药,祛风湿、止痛用独活、秦艽、防风、羌活、青风藤、海风藤等。

5. 肝肾阴虚证　治法采用清热滋阴,方药用左归丸加减,主要组成为枸杞子、牛膝、鹿角胶、龟甲胶、白芍、熟地黄、首乌藤等滋养肝肾之阴药,滋阴清热用知母、黄柏、石斛等。

6. 气血亏虚证　治法采用补益气血、祛邪通络,方药用黄芪桂枝五物汤加减,主要组成为当归、白芍、熟地黄、川芎、鸡血藤、首乌藤等补益气血药,祛邪通络用威灵仙、秦艽、海风藤、青风藤等。

7. 气阴两虚证　治法采用养阴益气、通络止痛,方用四神煎加减,主要组成为生黄芪、远志、牛膝、石斛、金银花等。

四、中西药联用能增效减毒的相关药物及作用机制

RA 病情复杂,临床治疗十分棘手,单用西药或单用中药均有其不足之处。因此,常采用以甲氨蝶呤(MTX)为基础治疗的中西药联用方案,比如:①RA 早期,单用昆仙胶囊、正清风痛宁、痹祺胶囊加西药 MTX。②重症 RA,关节肿胀、疼痛明显者,以上 3 种中成药加 MTX、NSAID,或加糖皮质激素,缓解后(1 个月左右)撤除 NSAID,糖皮质激素逐步减量,最后以中成药加 MTX 治疗;湿热证明显者,加服湿热痹片。③RA 稳定期,以尪痹片加益肾蠲痹丸,MTX 片仍用维持量以巩固。

1. 昆仙胶囊与甲氨蝶呤　昆仙胶囊是以昆明山海棠为主药的治疗 RA 的复方制剂,由昆明山海棠、淫羊藿、枸杞子、菟丝子四味中药材提取物组成,通过抑制细胞因子 TNF、IL-1、IL-2、L-6、IL-8 等的过度产生,抑制免疫细胞增殖和 T 细胞亚群分布和抗体产生,诱导滑膜细胞和淋巴细胞凋亡而发挥免疫调节作用。其与 MTX 联用具有协同作用,疗效优于单用 MTX 或昆仙胶囊。

2. 正清风痛宁片与甲氨蝶呤　正清风痛宁片的主要成分为从中药青风藤中提取的青藤碱,具有清热镇痛、祛风活血的作用。药理研究表明,其具有镇痛抗炎、抑制肉芽肿形成和免疫抑制作用,对非特异性免疫、体液免疫和细胞免疫均有抑制作用。其与非甾体抗炎药及小剂量甲氨蝶呤联用治疗类风湿关节炎,可提高疗效,减少不良反应。

3. 痹祺胶囊与甲氨蝶呤　痹祺胶囊系由君药马钱子(调制粉),臣药党参、白术、茯苓、

丹参,佐药三七、川芎、牛膝、地龙和使药甘草组成。具有益气养血、祛风除湿、活血止痛之功效。药理研究表明,其抗炎、镇痛、调节免疫作用非常显著。其与小剂量 MTX 联用,可提高类风湿关节炎的治疗效果,改善炎症和临床指标。

4. 雷公藤多苷片与甲氨蝶呤　雷公藤多苷片主要活性成分为雷公藤多苷,具有祛风解毒、除湿消肿、舒筋通络之功效。药理研究表明其具有抗炎及抑制细胞免疫和体液免疫等作用。其与小剂量 MTX 联用治疗类风湿关节炎,可提高临床疗效,改善患者的临床症状,控制炎症反应。

第五节　系统性红斑狼疮

一、概述

(一)疾病介绍

系统性红斑狼疮(systemic lupus erythematosus,SLE)是由自身免疫介导的,以免疫性炎症反应为突出表现的弥漫性结缔组织病。血清中出现以抗核抗体为代表的多种自身抗体和多系统受累是 SLE 的两个主要临床特征。本病病程以病情缓解和急性发作交替为特点,有内脏(肾、中枢神经)损害者预后较差。

临床上根据 SLE 患者的脏器受累等病情严重程度,分为轻度活动的 SLE、中度活动的 SLE、重度活动的 SLE 及狼疮危象。

SLE 特征性的皮肤黏膜损害有蝶形红斑、光过敏、脱发、盘状红斑和口鼻黏膜溃疡等。SLE 常出现对称性多关节疼痛、肿胀,通常不引起骨质破坏。50%~70%的 SLE 出现狼疮肾炎(lupus nephritis,LN),临床表现为蛋白尿、尿红细胞增多和晚期肾功能不全,对预后影响大。此外,还有神经精神狼疮(neuropsychiatric lupus,NPSLE)或侵害呼吸系统、心脏、肠系膜等。

SLE 因伴有较多的脏腑证候,难以将其准确纳入某一中医病证,常见于“温毒发斑”“红蝴蝶疮”“痹病”“水肿”“胁痛”“心悸”“悬饮”“阴阳毒”等病证中。基本病机是素体虚弱,真阴不足,热毒内盛,痹阻脉络,内侵脏腑。本病属本虚标实,心、脾、肾三脏俱虚和血虚为本,郁热、火旺、瘀滞、积饮为标。

(二)中西药物治疗情况

1. 西药治疗　目前还没有根治 SLE 的方法,但恰当的药物治疗可以使大多数患者达到病情缓解,糖皮质激素和免疫抑制药物是治疗 SLE 的主要药物。强调早期诊断和早期治疗,以避免或延缓不可逆的组织脏器的病理损害。治疗原则是活动且病情重者给予强有力的药物控制,病情缓解后则接受维持性治疗。

2. 中药治疗　治疗 SLE 的中药以清热药、补虚药和活血化瘀药为主。清热药中以清热凉血药为主,能够有效改善 SLE 热入营血的症状;补虚药以补气养阴药为主,能有效治疗 SLE 的乏力、心悸、水肿等常见症状。

二、常用西药药物作用及作用机制

1. 轻度活动的 SLE　患者虽有狼疮活动,但无明显内脏损害。治疗药物包括:①非甾体抗炎药,用于控制关节炎。②抗疟药,可控制皮疹和减轻光敏感,在减少病情活动、减少激素不良反应方面效果肯定。③糖皮质激素,轻度活动者一般不需要采用激素治疗,当羟氯喹或非甾体抗炎药不能控制病情时,可考虑使用小剂量激素(泼尼松≤10mg/d 或等效剂量的其他激素),有助于控制病情。必要时考虑使用硫唑嘌呤、甲氨蝶呤等免疫抑制剂。

羟氯喹可降低 SLE 患者的疾病活动度,减轻 SLE 患者的器官损害风险,延长 SLE 患者的生存,因此羟氯喹可作为 SLE 患者的基础用药,在无禁忌证的情况下推荐长期使用,并可用于治疗妊娠期 SLE 患者,但禁用于已知对 4-氨基喹啉类化合物过敏的患者和有眼底黄斑病变者。其初始剂量应使用 400mg/d 或接近 400mg/d,并应持续 3~6 个月;此后的维持治疗,可适当减少剂量。

2. 中度活动的 SLE　患者有明显重要脏器累及,且需要治疗。采用个体化糖皮质激素治疗是必要的,通常泼尼松剂量 0.5~1mg/(kg·d)或等效剂量的其他激素。在此基础上可联用其他免疫抑制剂,如甲氨蝶呤、硫唑嘌呤等。

甲氨蝶呤为二氢叶酸还原酶拮抗剂,通过抑制核酸的合成发挥细胞毒作用,主要用于关节炎、肌炎、浆膜炎和皮肤损害为主的 SLE。硫唑嘌呤为嘌呤类似物,可通过抑制 DNA 合成发挥淋巴细胞的细胞毒作用。

3. 重度活动的 SLE　狼疮累及重要脏器,其治疗分为诱导缓解和巩固治疗两个阶段。诱导缓解目的在于迅速控制病情,阻止或逆转内脏损害,力求疾病迅速缓解;根据病情选用 1mg/(kg·d)剂量的糖皮质激素泼尼松或等效剂量的其他激素,并联用免疫抑制剂如环磷酰胺、硫唑嘌呤、甲氨蝶呤、环孢素等,病情好转后再调整药物。维持治疗的目的是保持疾病的稳定;维持期糖皮质激素泼尼松剂量减为≤10mg/d,免疫抑制剂也可调整剂量和类别。

环磷酰胺是主要作用于 S 期的细胞周期非特异性烷化剂,通过影响 DNA 合成发挥细胞毒作用,其对体液免疫的抑制作用较强,能抑制 B 细胞增殖和抗体生成且抑制作用较持久,是治疗重度活动的 SLE 患者的有效药物。环磷酰胺与激素联合治疗能有效地诱导疾病缓解,阻止和逆转病变的发展,改善远期预后。

4. 狼疮危象　治疗目的在于挽救生命、保护受累脏器、防止后遗症。通常需要大剂量甲泼尼龙冲击治疗,针对受累脏器进行对症治疗和支持治疗,以帮助患者度过危象。后继按照治疗重度活动的 SLE 患者的原则,继续诱导缓解和维持巩固治疗。

甲泼尼龙冲击疗法对狼疮危象常具有立竿见影的效果,疗程多少和间隔期长短应视病情而异。甲泼尼龙冲击疗法只能解决急性期的症状,疗效不能持久,必须与其他免疫抑制剂如环磷酰胺冲击疗法配合使用,否则病情容易反复。

三、常用中药及其复方作用及作用机制

(一)治疗系统性红斑狼疮的常用中药作用及作用机制

1. 生地黄　清热凉血、养阴生津。临床对 SLE 的低热症状、狼疮性肾炎、狼疮性肝炎、狼疮性皮肤损害等均有明显的改善作用。药理研究表明,其具有增强免疫力、促进生血、降血糖、抗肿瘤、降压等作用。

2. 牡丹皮　清热凉血、活血化瘀。临床能有效改善 SLE 的皮肤损害。药理研究表明,其具有抗炎、镇痛、抗肿瘤及影响免疫系统等作用。

3. 黄芪　补气升阳、固表止汗、利水消肿、生津养血、行滞通痹、托毒排脓、敛疮生肌。临床能够有效改善狼疮肾炎全身浮肿、尿少的症状,对于 SLE 导致的雷诺现象、胃肠损害均有明显的改善作用。药理研究表明,本品具有提高机体免疫和非特异性免疫力、促进胃肠运动、利尿与抗肾损伤、促进造血、延缓衰老、抗肝损伤、降血糖、降血脂、降血压等作用。

(二)治疗系统性红斑狼疮的常用中药复方作用

中药治疗 SLE 应在辨证论治的基础上,强调标本兼顾、扶正祛邪,可分为热毒炽盛、风湿

笔记栏

热痹、肝郁血瘀、邪毒攻心、阴虚内热、气阴两虚、脾肾阳虚等证型。

1. **热毒炽盛证**　治法为清热解毒、凉血消斑，方药用犀角地黄汤合五味消毒饮加减，主要组成为白花蛇舌草、蒲公英、大青叶、紫花地丁、水牛角等清热解毒药，凉血消斑用赤芍、羚羊角、生地黄、生白芍、牡丹皮等。

2. **风湿热痹证**　治法为祛风除湿、清热和营，方药用独活寄生汤、四妙散合白虎桂枝汤加减，主要组成为秦艽、羌活、独活、牛膝、续断、桑寄生等祛风除湿药，清热和营用知母、生石膏、黄柏、当归等。

3. **肝郁血瘀证**　治法为疏肝解郁、活血化瘀，方药用柴胡疏肝散合膈下逐瘀汤加减，主要组成为柴胡、香附、枳壳、郁金、延胡索等疏肝解郁药，活血化瘀用丹参、桃仁、红花、当归、三七、赤芍等。

4. **邪毒攻心证**　治法为养心安神、活血败毒，方药用天王补心丹合丹参饮加减，主要组成为五味子、熟酸枣仁、生白芍、远志、枸杞子、柏子仁等养心安神药，活血败毒用丹参、鸡血藤、白花蛇舌草、半枝莲等。

5. **阴虚内热证**　治法为养阴清热、解毒透邪，方药用青蒿鳖甲汤合二至丸加减，主要组成为生地黄、知母、牡丹皮、玄参、女贞子、墨旱莲等养阴清热药，解毒透邪用白薇、白花蛇舌草、连翘、金银花、忍冬藤等。

6. **气阴两虚证**　治法为养阴益气，方药用生脉散合增液汤、补中益气汤加减，主要组成为人参、党参、太子参、黄芪、白术等益气药，养阴用西洋参、生地黄、生白芍、玄参等。

7. **脾肾阳虚证**　治法采用温肾健脾、化气行水，方药用附子理中丸合济生肾气丸，主要组成为熟附子、肉苁蓉、巴戟天、党参、白术等温肾健脾药，化气行水用桂枝、茯苓、泽泻、车前子等。

四、中西药联用能增效减毒的相关药物及作用机制

SLE病情复杂，临床治疗十分棘手，单用西药或单用中药均有其不足之处。采用中西医结合治疗，能明显改善患者症状，降低患者狼疮活动度指标，并能帮助患者早日撤减激素，提高SLE的治疗疗效。

活血化瘀中药与激素　活血化瘀等中医药治法的运用可以提高SLE的治疗疗效，减轻临床症状，降低激素和免疫抑制剂的用量，增强抗感染能力以及改善患者的预后。相关药理研究表明，活血化瘀中药如益母草不仅能减少已生成的抗体，且能抑制抗体形成细胞；牡丹皮通过多途径抑制天然和特异性的免疫反应；赤芍能抑制活性T淋巴细胞；桃仁、红花可抑制体液免疫；鸡血藤、丹参等对已沉积的抗体复合物具有促吸收和消除的作用。诸药合用，在调整机体免疫功能中可发挥重要作用。

第六节　狼疮肾炎

一、概述

（一）疾病介绍

狼疮肾炎（lupus nephritis，LN）是系统性红斑狼疮最常见的损害之一，50%~70%的SLE患者会出现临床肾脏受累，肾活检显示几乎所有SLE均有肾脏病理学改变，免疫炎症和血管异常是LN的基本病理改变。LN对SLE预后影响甚大，肾衰竭是SLE的主要死亡原因

之一。

中医学中并无"狼疮肾炎"病名,根据其临床特点可列入中医学的"水肿""阴阳毒""虚劳""温毒发斑""肾痹"等病证范畴。历代多数医家认为,LN 发生的病机是本虚标实、虚实夹杂,主要是由于肾阴亏虚、热毒内蕴所致,以肾虚为发病之本,热毒为致病之标,瘀血阻络贯穿于疾病始终。

（二）中西药物治疗情况

1. 西药治疗　目前 LN 尚无统一的治疗方案,以控制狼疮活动、阻止肾脏病变进展、最大限度地降低药物治疗的不良反应为主要目的。目前多以糖皮质激素、细胞毒药物及多种新方法（如干细胞移植、生物制剂、大剂量免疫球蛋白冲击疗法）治疗 LN,取得了一定疗效。

2. 中药治疗　LN 病机复杂、病程长,治疗棘手,在规范应用西药的同时,中医应该谨守病机、辨证辨病相结合,分型分阶段治疗。中药重点在于减轻不良反应、巩固疗效,防止病情复发。

二、常用西药药物作用及作用机制

除非存在禁忌证,糖皮质激素（简称激素）和硫酸羟氯喹应作为治疗 LN 的基础用药。免疫抑制剂与激素联合治疗能有效地诱导 LN 缓解,有利于激素减量并降低药物毒性,改善远期预后。小剂量糖皮质激素和/或环磷酰胺（CTX）用于局灶增殖性 LN,可控制 LN 活动和阻止病理类型进展。大剂量糖皮质激素[1mg/（kg·d）]联合细胞毒药物治疗肾病综合征。

活动性Ⅳ型 LN 伴近期肾功能显著恶化者,可使用甲泼尼龙冲击治疗,15mg/（kg·d）,静脉滴注,1 次/d,3 次为一疗程;必要时 2 周后可重复 1 次,一般不超过 3 疗程;冲击后常规激素治疗,泼尼松 1mg/（kg·d）×8 周,此后逐渐减量,直至 5~10mg/d 维持。常联合应用 CTX（包括 CTX 冲击治疗）。对大剂量激素及 CTX 治疗无效或不能耐受者,可用环孢素或吗替麦考酚酯,常与中小剂量泼尼松联合应用。

三、常用中药及其复方作用及作用机制

根据 LN 的临床表现及"虚、热、风、湿、瘀"的病机特点,对 LN 进行辨证论治,其证型主要有风水相搏证、阴虚内热证、脾肾阳虚证、气血亏虚证、湿浊瘀毒证。

1. 风水相搏证　治法为疏风清热、宣肺利水,方药用越婢加术汤合五苓散加减,主要组成为石膏、白术、生姜、大黄、浮萍、泽泻、茯苓、甘草、赤小豆等。

2. 阴虚内热证　治法为养阴清热,方药用玉女煎合竹叶石膏汤加减,主要组成为生地黄、石膏、麦冬、知母、玄参、淡竹叶、川牛膝、忍冬藤、接骨木、青蒿、莪术、山豆根、半夏、粳米、陈皮、甘草等。

3. 脾肾阳虚证　治法为温补脾肾,方药用真武汤合济生肾气丸加减,主要组成为茯苓、泽泻、猪苓、白术、淡附片、熟地黄、大腹皮、黑大豆、山茱萸、山药、竹茹等。

4. 气血亏虚证　治法为益气养血,方药用八珍汤加减,主要组成为太子参、白术、茯苓、当归、白芍、川芎、黄芪、桑寄生、五味子、黄精等。

5. 湿浊瘀毒证　治法为温阳补肾、解毒化瘀、通腑泄浊,方药用济生肾气丸加减,主要组成为生地黄、山茱萸、泽泻、茯苓、枸杞子、菊花、白芍、猪苓、龟甲、女贞子、墨旱莲等。

四、中西药联用能增效减毒的相关药物及作用机制

中西药联用的主要目的是对抗激素和细胞毒药物的不良反应,并为患者长期用药提供基础支持。有研究报道,在使用激素治疗的基础上,联合应用金匮肾气丸、补肾养阴汤、参芪

地黄汤等方药治疗狼疮肾炎具有较好的临床疗效,可保护肾功能,改善血清因子水平。

第七节　强直性脊柱炎

一、概述

(一)疾病介绍

强直性脊柱炎(ankylosing spondylitis,AS)是一种慢性炎症性疾病,主要侵犯脊柱和骶髂关节,临床主要表现为炎性腰背痛或僵硬,部分患者可有外周关节炎、肌腱端炎、眼炎等表现。该病主要累及青壮年,疾病晚期出现脊柱强直、畸形和功能受限。有明显的家族聚集倾向,与 HLA-B27 关联性强。

骶髂关节是本病最早累及的部位。病理表现为滑膜炎,软骨变性、破坏,软骨下骨板破坏,血管翳形成以及炎症细胞浸润等。后期纤维骨化导致骶髂关节封闭。典型病例的 X 线片表现为骶髂关节明显破坏,后期脊柱呈"竹节样"变化。

中医无"强直性脊柱炎"这一病名,通过对该病病因病机及临床症状的研究,认为 AS 属于中医学"脊痹""骨痹""肾痹""大偻"等范畴。多数中医学者认为,强直性脊柱炎是由于肾虚督寒,寒热湿阻,瘀血阻络,或气血亏虚,肝肾不足,筋脉失养,骨质受损而为病。

(二)中西药物治疗情况

1. 西药治疗　目前尚无肯定的疾病控制治疗方法。主要为缓解症状,保持良好姿势和减缓病情进展。治疗原则应视病情严重程度、预后指征和患者的期望值而定。最佳治疗是非药物治疗和药物治疗相结合,其中药物治疗首选非甾体抗炎药。

2. 中药治疗　中医秉承整体观念、辨证论治的特点,其治疗 AS 能够改善患者的生存质量。常用成药有尪痹颗粒、寒湿痹颗粒、湿热痹颗粒等。

二、常用西药药物作用及作用机制

1. 非甾体抗炎药　NSAID 是治疗关节疼痛和晨僵的一线药,对此类药物反应良好是本病的特点,但阿司匹林对本病疗效不佳。胃肠不耐受者可加胃黏膜保护剂,或改用选择性 COX-2 抑制剂。

2. 改变病情抗风湿药　目前仅有柳氮磺吡啶被认为对轻型病例尤其外周关节受累为主者有效。甲氨蝶呤、雷公藤多苷、来氟米特、硫唑嘌呤、环磷酰胺等疗效有待肯定。对上述传统治疗无效者可用 TNF-α 拮抗剂治疗,然而它不具有改善 AS 骨韧带结构性病变的作用。

3. 糖皮质激素　急性葡萄膜炎、肌肉骨骼炎症可局部使用。小剂量激素也可用于对 NSAID 治疗不耐受者。急性顽抗性病例可行 CT 引导下骶髂关节内长效激素注射,或短期使用较大剂量激素,如泼尼松 20~30mg/d,待 DMARD 发挥作用后尽快减量。

4. 其他　沙利度胺和帕米膦酸钠也用于本病的治疗。前者基于其免疫调节作用,后者则由于其骨质保护作用。沙利度胺初始剂量 50mg/d,常用量为 100~200mg/d。帕米膦酸钠用法是每个月 1 次,前 3 个月每次 30mg,后 3 个月每次 60mg。

三、常用中药及其复方作用及作用机制

(一)治疗强直性脊柱炎的中药作用及作用机制

马钱子具有通络止痛、散结消肿之功效,为风湿顽痹、麻木瘫痪及疗伤止痛之要药,临床

用于跌打损伤、骨折肿痛、风湿顽痹、麻木瘫痪、痈疽疮毒、咽喉肿痛等。药理研究表明,本品具有抗炎、镇痛、抗血栓形成、抗肿瘤、抗心律失常及调节免疫等作用;用于强直性脊柱炎治疗,可显著提高临床效果,改善症状和体征,保障患者生存质量。但需注意其不良反应,防止中毒和发生事故。

（二）治疗强直性脊柱炎的中药复方作用及作用机制

本病中医治疗采用辨证论治,按肾虚督寒证、肾虚湿热证等给予口服中药;兼见瘀血证者,可辨证使用注射用血塞通、丹参注射液等;兼见颈项脊背僵痛不舒者,可辨证使用葛根素注射液等。

1. **肾虚督寒证**　治法采用补肾强督、祛寒除湿,方药用补肾强督祛寒汤加减,主要组成为狗脊、熟地黄、制附片、鹿角霜、骨碎补、杜仲、桂枝、白芍、知母、独活、羌活、续断、防风、威灵仙、川牛膝等。成药有金乌骨通胶囊、天麻壮骨丸、尪痹颗粒、草乌甲素片、金匮肾气丸、昆仙胶囊、祖师麻片、益肾蠲痹丸、血塞通胶囊、七厘散、盘龙七片、痹祺胶囊等。

药理学研究表明,补肾强督法治疗肾虚督寒型 AS,可能通过调节 Th17 表达水平及其细胞因子如 IL-17 等表达水平而改善临床症状及相关实验室检查结果。

（1）尪痹颗粒

主要组成:地黄、熟地黄、续断、附子(黑顺片)、独活、骨碎补、桂枝、淫羊藿、防风、威灵仙、皂角刺、羊骨、白芍、狗脊(制)、知母、伸筋草、红花等。

功能主治:补肝肾、强筋骨、祛风湿、通经络。用于久痹体虚,关节疼痛,局部肿大、僵硬畸形,屈伸不利及类风湿关节炎见上述证候者,也可用于强直性脊柱炎、骨关节病的治疗。

药理研究:本品对大鼠蛋清性、甲醛性足肿胀均有抑制作用,抑制佐剂性关节炎大鼠继发性病变,并可降低类风湿关节炎所致系膜增生性肾炎大鼠血清肌酐水平,表明其具有抗炎及改善肾功能作用。

（2）寒湿痹颗粒

主要组成:附子(制)、制川乌、黄芪、桂枝、麻黄、白术(炒)、当归、白芍等。

功能主治:祛寒除湿、温通经络。用于风寒湿闭阻所致的痹病,症见肢体关节疼痛、困重或肿胀,局部畏寒;风湿性关节炎、类风湿关节炎、强直性脊柱炎等见上述证候者。

2. **肾虚湿热证**　治法采用补肾强督、清热利湿,方药用补肾强督清化汤加减,主要组成为狗脊、苍术、炒黄柏、牛膝、薏苡仁、忍冬藤、桑枝、络石藤、豆蔻、藿香、防风、防己、萆薢、泽泻、桑寄生等。成药有二妙丸、三妙丸、四妙丸、湿热痹颗粒、知柏地黄丸、昆仙胶囊、祖师麻片、血塞通胶囊、七厘散、盘龙七片、痹祺胶囊等。

湿热痹颗粒

主要组成:黄柏、苍术、忍冬藤、地龙、连翘、薏苡仁、防风、川牛膝、粉萆薢、桑枝、防己、威灵仙等。

功能主治:祛风除湿、清热消肿、通络定痛。用于湿热痹证,症见肌肉或关节红肿热痛,有沉重感,步履艰难,发热,口渴不欲饮,小便色黄。

药理研究:本品具有良好的镇痛抗炎作用。

四、中西药联用能增效减毒的相关药物及作用机制

1. **血塞通注射液与西药**　针对强直性脊柱炎急性活动期,在常规给予慢作用抗风湿药、非甾体抗炎药治疗基础上,加用含有三七总皂苷(PNS)成分的血塞通注射液,不仅能有效控制 AS 的急性炎症过程,而且可减少或避免糖皮质激素的应用。其可能机制:①三七总皂苷调节细胞因子水平,改善外周血 T 淋巴细胞亚群,调节 T 淋巴细胞释放保护性细胞因子

增多(如 IL-2),释放有害细胞因子减少;②三七总皂苷可阻止神经鞘钙离子水平,抑制磷脂酶 A_2 活性,减少地诺前列酮释放,并具有促进阿片样肽受体产生和抗炎镇痛的作用;③三七总皂苷能通过抑制肥大细胞释放组胺等活性物质抗渗出,改变炎症早期血管通透性,从而起到抗炎作用。因此,三七总皂苷可改善 AS 患者的关节症状及免疫内环境的紊乱状态,调节免疫功能,增强对急性期炎症的控制。

2. 口服中成药与柳氮磺吡啶　柳氮磺吡啶可改善 AS 外周关节的疼痛、肿胀、晨僵,在此基础上进行辨证论治,联合应用口服中成药可提高临床疗效,改善临床症状,降低炎症指标水平,如柳氮磺吡啶联用独活寄生汤、双蚁祛湿通络胶囊、风湿祛痛胶囊、苁蓉独活散、湿热痹清丸、顽痹清丸等。

第八节　干燥综合征

一、概述

(一)疾病介绍

干燥综合征(sjögren syndrome,SS)是一种以侵犯泪腺、唾液腺等外分泌腺体,具有高度淋巴细胞浸润为特征的弥漫性结缔组织病。异常的免疫反应造成了干燥综合征患者泪腺和唾液腺的破坏与功能异常,出现口、眼干燥等症状。许多患者的异常免疫反应还累及血液、肝、肾、肺等重要脏器,造成血细胞减少、小胆管炎、肾小管酸中毒、肺间质病变,病情严重者可危及生命。

中医虽无"干燥综合征"的病名,但从其症状来看,本病属于中医的"燥证""燥痹"等范畴。"虚"是干燥综合征的发病之本,有阴津亏虚、气虚失运、阳虚无以温化、血虚失养等,并常以脏腑亏损为表现特点。"燥"是干燥综合征的直接表现形式,无论是感受外邪致燥,还是内伤津液亏耗,临床多以燥象为特点。本病以肝肾阴虚、精血不足为本,不能濡润脏腑、四肢百骸,故有以燥象为主相伴而生的全身性阴虚内热诸症的出现。

(二)中西药物治疗情况

1. 西药治疗　目前西医尚无根治的特效治疗,主要使用人工泪液等对症治疗,严重者治疗以糖皮质激素和免疫抑制剂为主,然而其不良反应大,疗效亦有限。治疗目的是预防因长期口、眼干燥造成局部损伤,密切随诊观察病情变化,防治本病系统损害。

2. 中药治疗　中医药辨证论治干燥综合征,以滋补肝肾、养阴润燥为主要原则,对改善生活质量、缓解临床症状具有独特优势。

二、常用西药药物作用及作用机制

(一)改善口、眼干燥的药物

对症治疗缓解口、眼干燥的症状,如采用人工泪液、唾液等各种人工替代品,可减轻局部症状。近年来,随着对毒蕈碱受体 3(M_3)在原发性干燥综合征中作用的不断认识,M_3 受体激动剂已经成为新一代改善口、眼干燥的药物。

(二)系统性治疗药物

对于出现眼外表现,如关节炎、肺间质改变、肝肾及神经等系统改变的患者,应予糖皮质激素、免疫抑制剂等药物积极治疗。羟氯喹可缓慢降低本病高球蛋白血症,也可改善唾液腺、泪腺的功能。

（三）其他对症处理药物

纠正急性低钾血症以静脉补钾为主,平稳后改口服钾盐片,有的患者需终身服用,以防低钾血症再次发生。非甾体抗炎药对肌肉、关节疼痛有一定的疗效。出现恶性淋巴瘤者宜积极、及时地进行淋巴瘤的联合化疗。

三、常用中药及其复方作用及作用机制

（一）治疗干燥综合征的常用中药作用及作用机制

1. 鲜芦根　清热泻火、生津止渴、除烦、止呕、利尿。临床用于热病烦渴、肺热咳嗽、肺痈吐脓、胃热呕哕、热淋涩痛等证。药理研究表明,本品具有保肝、解热、镇痛及镇静作用。

2. 山药　补脾养胃、生津益肺、补肾涩精。为平补脾、肺、肾三经之良药,有养阴生津止渴之效,临床用于脾虚食少、久泻不止、肺虚喘咳、肾虚遗精、带下、尿频、虚热消渴等证。药理研究表明,本品具有调节胃肠功能、降血糖、增强免疫、延缓衰老、保肝等作用。

3. 枸杞子　滋补肝肾、益精明目。临床用于虚劳精亏、腰膝酸痛、眩晕耳鸣、阳痿遗精、内热消渴、血虚萎黄、目昏不明等。药理研究表明,本品具有增强免疫、延缓衰老、抗肝损伤、降血糖、降血脂、性激素样、抗疲劳等作用。

（二）治疗干燥综合征的常用中药复方作用及作用机制

1. 毒热阴虚证　治法采用清营解毒、养阴润燥,方药用犀角地黄汤加减,主要组成为水牛角、赤芍、生地黄、玄参、丹参、石膏、北沙参、山药、黑豆、赤小豆、桔梗等。关节、肌肉酸痛,加秦艽、鸡血藤以活血通络止痛。成药可用琼玉膏等。

琼玉膏

主要组成:地黄、茯苓、党参等。

功能主治:补虚健脾。临床用于气阴不足,肺虚干咳,形体消瘦。

2. 阴虚燥热证　治法采用养阴清热、生津润燥,方药用一贯煎加减,主要组成为生地黄、石斛、天花粉、太子参、浮小麦、枸杞子、墨旱莲、女贞子、黄柏、知母、山茱萸、五味子等。干咳,加北沙参、苦杏仁、麦冬以宣肺养阴止咳。成药可用玄麦甘桔胶囊(颗粒)。

玄麦甘桔胶囊(颗粒)

主要组成:玄参、麦冬、甘草、桔梗等。

功能主治:清热滋阴、祛痰利咽。临床用于阴虚火旺、虚火上浮、口鼻干燥、咽喉肿痛等。

药理研究:本品对二甲苯、角叉菜胶和棉球所致动物炎症均有抑制作用,可减少醋酸所致小鼠扭体反应的次数,并能抑制氨水诱发小鼠咳嗽次数和增加小鼠气管酚红的排泌量,表明其具有抗炎、镇痛、祛痰和镇咳作用。

3. 湿热蕴阻证　治法采用化湿清热、解毒通络,方药用龙胆泻肝汤加减,主要组成为龙胆、栀子、黄芩、柴胡、夏枯草、生地黄、天花粉、泽泻、川木通、板蓝根、僵蚕、甘草等。湿偏重、胸闷腹胀明显,加苍术、厚朴、广藿香、陈皮以理气芳香化湿。成药可用龙胆泻肝丸等。

龙胆泻肝丸

主要组成:龙胆、黄芩、栀子(炒)、盐车前子、泽泻、木通、酒当归、地黄、柴胡、炙甘草等。

功能主治:清肝胆、利湿热。临床用于肝胆湿热、头晕目赤、耳鸣耳聋、耳肿疼痛、胁痛口苦、尿赤涩痛、湿热带下等。

4. 气阴两虚证　治法采用益气养阴、凉血润燥,方药用七味白术散加减,主要组成为党参、白术、茯苓、木香、山药、生地黄、白芍、天冬、麦冬、山茱萸、白花蛇舌草、甘草、牡丹皮、赤

芍等。关节疼痛,加鸡血藤、首乌藤、秦艽以活血通络止痛;皮肤干痒,加乌梢蛇、全蝎、蜈蚣以搜风止痒。成药可用养阴清肺膏。

养阴清肺膏

主要组成:地黄、玄参、麦冬、川贝母、牡丹皮、白芍、薄荷、甘草等。

功能主治:养阴润燥、清肺利咽。临床用于阴虚肺燥、咽喉干痛、干咳少痰或痰中带血。

药理研究:本品具有镇咳、祛痰、抗炎、抗肺纤维化及增强免疫功能等作用。

5. 痰瘀壅滞证 治法采用活血化瘀、化痰散结,方药用血府逐瘀汤加减,主要组成为当归尾、桃仁、红花、赤芍、牡丹皮、玄参、土贝母、山慈菇、茯苓、夏枯草、连翘、甘草等。胁肋胀痛,加郁金、白芍、延胡索以理气疏肝止痛;颈部淋巴结硬肿,加猫爪草、土鳖虫、浙贝母以化痰软坚散结。成药可用复方丹参片。

四、中西药联用能增效减毒的相关药物及作用机制

采用中药联合西药与单纯使用西药对比,在泪腺功能改善等临床症状总体改善方面中西药联用具有明显优势。

1. 血府逐瘀口服液与转移因子口服液 两药合用治疗原发性干燥综合征的疗效明显优于单独采用转移因子口服液。血府逐瘀口服液的组方中有11种中药,包括当归、川芎、桃仁、红花、赤芍、麸炒枳壳、桔梗、柴胡、生地黄、甘草、牛膝,其配伍特点是气血兼顾、攻中寓补、升降同施,使气血流畅、祛瘀生新、气血生化为津液,从而使各部位的干燥症状缓解消失。

2. 益气养阴祛瘀方与羟氯喹 采用益气养阴祛瘀方联合西药羟氯喹治疗原发性干燥综合征的疗效明显优于单用西药。益气则能升清、化生精微,使营血运达、津液输布,益气可以生水以制燥火;养阴则阴复,可使精血津液充足,干燥诸症可润泽;祛瘀则使得气机通畅,致津液得以敷布,诸法合用则燥证自愈。方药由生地黄、麦冬、黄芪、太子参、水牛角片、丹参等组成,其中麦冬、生地黄等均有免疫调节作用,可以治疗干燥综合征的高球蛋白血症。

第九节 血 管 炎 病

一、概述

(一)疾病介绍

血管炎病(vasculitides)指因血管壁炎症和坏死而导致多系统损害的一组自身免疫病,分为原发性和继发性。原发性血管炎是指不合并另一种已明确疾病的系统性血管炎,系致病因素直接作用于血管壁引起。继发性血管炎是指血管炎继发于另一确诊的疾病,如感染、肿瘤以及系统性红斑狼疮、干燥综合征、类风湿关节炎等弥漫性结缔组织病,系由邻近组织炎症病变波及血管壁引起,只是多种组织的病理改变之一,与血管炎疾病不同。

血管炎发病机制复杂,不仅涉及细胞免疫和体液免疫,而且中性粒细胞、巨噬细胞、内皮细胞、淋巴细胞以及它们各自分泌的细胞因子也参与了血管炎的发病过程,抗中性粒细胞胞质抗体(ANCA)是第一个被证实与血管炎病相关的自身抗体。

中医学上并无"血管炎病"病名,根据其临床表现可归为"脉痹""皮痹""瘀血流注"等范畴,病变侵犯内脏时可归于"五脏痹"。中医病机尚缺乏统一的认识,但大都认为与热、湿、瘀、痰、风、气虚等相关。肾虚为发病之本,热毒为致病之标,瘀血阻络贯穿于病程的始终。

（二）中西药物治疗情况

1. 西药治疗　血管炎的治疗原则是早期诊断、早期治疗。血管炎病程呈复发与缓解交替，因此治疗要根据不同病期进行调整。大多数类型的血管炎对糖皮质激素类药物反应很好，还可加用免疫抑制剂等。

2. 中药治疗　奚九一教授针对周围血管病的特点，创立了"因邪致瘀、祛邪为先、分病辨邪、分期辨证"的学术观点，认为急则治标——"祛邪为先"，缓则治本——"活血生新、扶正善后"，倡导"内外同治"。

二、常用西药药物作用及作用机制

1. 糖皮质激素　糖皮质激素系血管炎病的基础治疗，可抑制抗原-抗体反应，改善毛细血管通透性。其剂量及用法因血管炎病变部位而异，对皮肤型及肾型疗效不佳，也不能预防肾炎的发生；但对关节型及腹型有效，可减轻肠道水肿，防止肠套叠。

2. 免疫抑制剂　凡有肾、肺、心脏及其他重要内脏受累者，除糖皮质激素外，还应及早加用免疫抑制剂。免疫抑制剂中最常用的为环磷酰胺，疗效较明确，但不良反应多且严重，应用过程中必须密切随诊患者的血常规、肝功能、性腺功能等。其他常用免疫抑制剂有甲氨蝶呤、环孢素等。

3. 其他　急性期和危重者可进行血浆置换、静脉注射大剂量免疫球蛋白。与感染有关的血管炎，如乙型肝炎病毒相关的结节性多动脉炎宜积极治疗乙型病毒性肝炎。

三、常用中药及其复方作用及作用机制

1. 湿热阻络、血热瘀结证　治法采用清热利湿、活血通络，方药用四妙勇安汤合四妙丸加减，主要组成为金银花、玄参、当归、黄柏、苍术、土茯苓、生薏苡仁、川牛膝、鸡血藤、川芎、红花、甘草等，热盛酌加凉血解毒之品。

2. 气虚血瘀、痰湿凝阻证　治法采用益气活血、托毒祛湿，方药用补阳还五汤合四妙勇安汤加减，主要组成为黄芪、当归、桃仁、红花、川芎、金银花、玄参、牛膝、鸡血藤、土茯苓、半夏、甘草等。

3. 阳虚寒凝、瘀湿阻络证　治法采用温阳散寒、利湿化瘀，方药用阳和汤加减，主要组成为熟地黄、白芥子、肉桂、黄芪、当归、川芎、牛膝、仙茅、淫羊藿、半夏、制附子、甘草等。

下肢肿胀者可随证加生薏苡仁、泽泻、泽兰；关节疼痛者加海风藤、秦艽；结节难消加川贝母、夏枯草；溃疡痛甚者加乳香、没药。

四、中西药联用能增效减毒的相关药物及作用机制

根据疾病治疗阶段，选用不同的中西药联用方案。

1. 诱导缓解阶段　应用大剂量糖皮质激素加免疫抑制剂，其病机表现常为阳热有余、阴津相对不足，中药治疗以清热解毒、凉血散瘀为主要治疗原则，辅以生津药物。

2. 维持缓解阶段　糖皮质激素逐渐减量，病机以阴虚内热、余热未清为主要矛盾，中药治疗以滋阴清热为主要治疗原则，同时配合应用环磷酰胺，出现白细胞减少者，中药可加用补气养血药。

3. 维持阶段　以小剂量糖皮质激素维持，病机则以气阴两虚为主，中药治疗以益气养阴、活血化瘀为主要治疗原则。

（杨　铭）

笔记栏

复习思考题

1. 举例说明在类风湿关节炎、高尿酸血症及干燥综合征治疗中,哪些中西药不宜配伍。
2. 举例说明在系统性红斑狼疮、强直性脊柱炎、血管炎,哪些中西药适宜配伍使用。

◆◆◆ 第八章 ◆◆◆

神经与精神系统疾病的中西药物配伍与合理应用

✎ **学习目标**

1. 掌握中医药治疗神经与精神类疾病的主要药物及复方。
2. 了解神经与精神系统疾病的常见分类、特点及其治疗原则。
3. 理解中西药联用治疗神经与精神类疾病的相关药物及作用机制。

第一节　脑血管疾病

脑血管病又称脑血管意外、脑中风或脑卒中,是指由各种原因导致的脑血管性疾病的总称。卒中为脑血管疾病的主要临床类型,包括缺血性卒中和出血性卒中,以突然发病、迅速出现局限性或弥散性脑功能缺损为共同临床特征,为一组器质性脑损伤导致的脑血管疾病。其发病率、病死率、致残率一直处于较高水平,是神经系统的常见病和多发病,也是目前人类死亡的三大主要疾病之一。脑血管疾病是中老年人的一种主要致死、致残性疾病,在存活者中有 50%~70% 的患者遗留有严重残疾,给社会和家庭带来沉重的负担。

脑血管疾病的分类:

1. 根据起病缓急可分为急性和慢性两类。急性者最多见,包括短暂性脑缺血发作、脑梗死、脑出血、蛛网膜下腔出血等。脑动脉硬化症、脑血管性痴呆等因发病及进展缓慢,属于慢性脑血管病。

2. 根据神经功能缺失症状持续的时间,将不足 24 小时者称为短暂性脑缺血发作,超过 24 小时者称为脑卒中。

3. 根据病理性质可将其分为缺血性卒中和出血性卒中两大类。前者又称为脑梗死,包括脑血栓和脑栓塞;后者包括脑出血和蛛网膜下腔出血。

脑血管疾病多归属于中医所说的中风范畴。

缺血性脑卒中

一、概述

（一）疾病介绍

缺血性脑卒中包括短暂性脑缺血发作和脑梗死。

1. 短暂性脑缺血发作（transient ischemic attack,TIA）　是由于局部脑或视网膜缺血引起的短暂性神经功能缺损,临床症状一般不超过 1 小时,最长不超过 24 小时,且无责任病灶的证据。凡神经影像学检查有神经功能缺损对应的明确病灶者不宜称为 TIA。

临床表现:TIA 好发于中老年人,男性多于女性,患者多伴有高血压、动脉粥样硬化、糖尿病或高脂血症等脑血管病危险因素。发病突然,局部脑或视网膜功能障碍历时短暂,最长不超过 24 小时,不留后遗症状。由于微栓塞导致的脑缺血范围很小,一般神经功能缺损的范围和严重程度比较有限。TIA 常反复发作,每次发作表现相似。颈内动脉系统临床表现与受累血管分布有关。大脑中动脉供血区的 TIA 可出现对侧肢体的单瘫、轻偏瘫、面瘫和舌瘫,可伴有偏身感觉障碍和对侧同向偏盲,优势半球受损常出现失语和失用,非优势半球受损可出现空间定向障碍。大脑前动脉供血区的 TIA 可出现人格和情感障碍、对侧下肢无力等。颈内动脉主干的 TIA 主要表现为眼动脉交叉瘫(患侧单眼一过性黑矇、失明和/或对侧偏瘫及感觉障碍),Horner 交叉瘫(患侧 Horner 征、对侧偏瘫)。椎-基底动脉系统的 TIA,常表现为眩晕、平衡障碍、眼球运动异常和复视。可有单侧或双侧面部、口周麻木,单独出现或伴有对侧肢体瘫痪、感觉障碍,呈典型或不典型的脑干缺血综合征。

2. 脑梗死　又称缺血性卒中,是指各种原因所致脑部血液供应障碍,导致局部脑组织缺血、缺氧性坏死,而出现相应神经功能缺损的一类临床综合征。脑梗死是最常见类型,占70%~80%。依据局部脑组织发生缺血坏死的机制,可将脑梗死分为 3 种病理生理学类型:脑血栓形成、脑栓塞和血流动力学机制所致的脑梗死。

临床表现:脑梗死的临床症状复杂,它与脑损害的部位、脑缺血性血管大小、缺血的严重程度、发病前有无其他疾病,以及有无合并其他重要脏器疾病等有关,轻者可以完全没有症状,即无症状性脑梗死;也可以表现为反复发作的肢体瘫痪或眩晕,即短暂性脑缺血发作;重者不仅可有肢体瘫痪,甚至可以急性昏迷、死亡。常见的症状如下。①主观症状:头痛、头晕、眩晕、恶心呕吐、运动性和/或感觉性失语,甚至昏迷;②脑神经症状:双眼向病灶侧凝视、中枢性面瘫及舌瘫、假性延髓性麻痹如饮水呛咳和吞咽困难;③躯体症状:肢体偏瘫或轻度偏瘫、偏身感觉减退、步态不稳、肢体无力、大小便失禁等。

(二)中西药物治疗情况

1. 西药治疗　缺血性卒中的本质是局部血管闭塞、能量代谢障碍引起的一系列病理生理变化,最终导致脑组织不可逆的损害而出现临床神经功能缺损。因此,维持和改善缺血区域的血流灌注成为治疗的关键环节。血管再通复流是最合理的治疗,溶栓是公认的最有效治疗。于溶栓治疗前或同时应用脑保护剂可延长溶栓治疗的时间窗,并增强其疗效;溶栓后的血管再通可保证脑保护剂在缺血区达到有效治疗浓度。

2. 中药治疗　缺血性脑卒中属于中医"中风"范畴,多责之于正气虚弱,内伤积损;七情失调,气血不畅,瘀阻脑脉;痰浊内生,痰热互结,风阳夹痰而横窜经络,上蒙清窍。在辨证论治方面,分为气虚血瘀、风痰阻络、痰热腑实、阴虚风动等证型,予以不同方药治疗。中医药在本病的急性期和恢复期治疗中均能取得较好疗效,并且毒副反应小,显示了治疗本病的优势和良好的发展前景。

二、常用西药药物作用及作用机制

1. 溶栓剂　溶栓疗法指人为地应用某些药物(溶栓剂),使脑动脉内的血栓或栓子溶解,堵塞的血管再通,脑血流恢复正常,从而达到使局部脑缺血、缺氧造成的神经功能缺损的症状、体征得以缓解或减轻的目的。常用药物有:降纤酶、蚓激酶、瑞替普酶等。常见不良反应有颅内出血或全身其他部位出血,凝血时间延长等。

2. 自由基清除剂　常用药物为依达拉奉,抑制黄嘌呤氧化酶和次黄嘌呤氧化酶的活性,刺激前列环素生成,减少炎症介质白三烯生成,抑制脂质过氧化。不良反应有肝功能异常、皮疹、恶心、呕吐、腹泻、头痛、失眠,严重会出现急性肾衰竭、血小板异常、弥散性血管内凝血。

3. 钙通道阻滞剂　防止钙离子从细胞外流入细胞内,起到轻微扩张脑血管,保护脑细胞,增加脑细胞利用氧和葡萄糖等作用。常用药物有尼莫地平、桂利嗪、氟桂利嗪、环扁桃酯等。不良反应常见嗜睡、疲惫、血压下降、抑郁、锥体外系反应和消化道症状等。

4. 血管扩张药　常用药物为尼麦角林,有较强的 α 受体拮抗作用和扩血管作用,增加脑血流量;促进多巴胺的转换而增加神经的传导,加强脑部蛋白质的合成,改善脑功能障碍;抗血小板聚集。不良反应有耳鸣、头晕、潮热、低热、胃肠不适、血压降低。

5. 改善微循环,调节血黏度药　主要通过改善微循环、降低血黏度、增加周围血管微循环和组织代偿能力;改善白细胞和红细胞变形能力,抑制中性粒细胞黏附激活能力;抑制细胞因子和 TNF-α 的产生。常用药物有己酮可可碱、丁咯地尔。不良反应有头晕、头痛、厌食、腹胀、呕吐、皮肤潮红和瘙痒等。

6. 抗血小板聚集药　抑制血小板的释放反应(如肾上腺素、胶原、凝血酶等引起的释放)和聚集反应(第二相聚集)。在体内能够延长出血时间,减少血栓的形成。常用药物有阿司匹林、氯吡格雷等,常见不良反应为肠道反应,如腹痛和肠道微出血,偶然出现皮疹、恶心、呕吐和腹泻、血小板减少性紫癜。

7. 抗凝治疗　通过抑制血液凝固来维持血液的正常流动,使血管保持通畅。常用药物有低分子量肝素、华法林。主要不良反应是出血,最常见为鼻出血、牙龈出血、皮肤瘀斑、血尿、子宫出血、便血、伤口及溃疡处出血。偶有恶心、呕吐、腹泻、白细胞减少、粒细胞增高、肾病、过敏反应等。

三、常用中药及其复方作用及作用机制

(一)常用中药的作用及作用机制

中药治疗缺血性脑卒中有多方面作用,包括改善脑部血液循环以及扩张血管,防止血栓的形成;通过抗氧化、抗炎路径减少脑组织缺血性损伤;以及通过免疫调节和促进神经组织修复,改善瘫痪、失语症状等。

1. 川芎　为伞形科植物川芎的干燥根茎。辛、温。归肝、胆、心包经。具有活血行气,祛风止痛的功效。川芎主要含生物碱、阿魏酸等酚性物质,以及川芎酚、双藁本内酯、川芎嗪、盐酸三甲胺、盐酸胆碱等。川芎防治缺血性脑卒中标志性的有效成分为川芎嗪。川芎嗪是一种新型的钙通道阻滞剂和自由基清除剂,能抑制组织钙离子的内流和减少自由基的产生,也是一种血栓素 A_2 合成酶抑制剂,具有抗血小板聚集、扩张小动脉、改善微循环和脑循环的作用。

2. 葛根　为豆科多年生落叶草质藤本植物野葛的干燥根。甘、辛,平。归脾、胃经。具有发表退热,生津止渴功效。葛根主要含黄酮类成分及淀粉等。葛根防治缺血性脑卒中标志性的有效成分为葛根素。葛根素属于异黄酮苷类化合物,具有舒张平滑肌、调节局部微血管的血流和运动幅度的增加、降低体温、降压作用,可使冠状动脉扩张、抑制凝血酶诱导的血小板中 5-HT 的释放。

3. 长春花　为夹竹桃科植物长春花的全草。微苦,凉。归肝、肾经。具有凉血降压,镇静安神功效。长春花主要含吲哚类生物碱,如长春碱、长春新碱、洛柯定碱等,其中长春西汀是从长春花中提取的一种天然药物,是一种脑循环和脑代谢促进剂,具有抑制磷酸二酯酶活性及增加血管平滑肌产生磷酸鸟苷的作用,能选择性地增加脑血流,改善脑供氧,促进脑组织摄取葡萄糖,改善脑代谢;增强红细胞变形能力,降低血黏度,抑制血小板聚集,改善微循环。不良反应有消化不良、恶心、头晕、焦虑、颜面潮红、失眠、头痛、口干。还可引起一过性

血压降低。

4. 丹参　为唇形科植物丹参的干燥根和根茎。苦,微寒。归心、肝经。具有活血祛瘀,通经止痛,清心除烦,凉血消痈的功效。丹参主要含脂溶性的丹参酮类化合物和水溶性的酚酸类化合物,其中丹参多酚酸盐、丹参酮Ⅱ$_A$、丹酚酸B、丹参素衍生物等是治疗缺血性脑卒中的有效成分,主要具有改善脑循环、保护神经、抗血栓、保护血-脑屏障和改善脑功能障碍等药理作用。

5. 三七　为五加科植物三七的干燥根和根茎。甘、微苦,温。归肝、胃经。具有散瘀止血,消肿定痛的功效。三七主要含有三七总皂苷、三七素、三七多糖等活性成分。具有通过调节机体能量代谢、抑制钙超载、抑制炎症反应、抗氧化应激反应、抗细胞凋亡、保护血-脑屏障、修复神经血管单元等方式,改善脑卒中引起的缺血再灌注损伤的药理作用。三七大量长期服用,可能会出现出血倾向,以及焦虑、情绪不安等症状,注意偶发药物过敏症状。

(二) 常用中药复方及作用

1. 偏瘫复原丸

主要组成:黄芪、人参、当归、熟地黄、炒白术、茯苓、泽泻、豆蔻仁、川芎、赤芍、丹参、三七、牛膝、天麻、炒僵蚕、全蝎、钩藤、矾制白附子、地龙、法半夏、秦艽、铁丝威灵仙、防风、杜仲炭、盐炭补骨脂、骨碎补、醋制香附、沉香、炒枳壳、肉桂、桂枝、冰片、安息香、麦冬、甘草。

功能主治:补气活血,祛风化痰。用于气虚血瘀、风痰阻络引起的中风瘫痪,半身不遂,口眼歪斜,痰盛气亏,言语不清,足膝浮肿,行步艰难,筋骨疼痛,手足拘挛。

2. 补阳还五汤

主要组成:黄芪、当归尾、赤芍、地龙、川芎、红花、桃仁。

功能主治:补气,活血,通络。用于中风后半身不遂,口眼歪斜,语言謇涩,口角流涎,下肢痿废,小便频数或遗尿不禁,苔白脉缓。主要用于治疗脑血管、心血管和神经血管等疾病的治疗。

药理研究:主要有抗血栓形成和溶血栓、抑制血小板聚集,增加脑血流,强心,改善血液流变性等作用。

3. 镇肝熄风汤

主要组成:怀牛膝、生赭石、生龙骨、生牡蛎、生龟甲、玄参、白芍、生麦芽、天冬、川楝子、茵陈、甘草。

功能主治:镇肝息风。主要用于治疗头痛、中风及其后遗症、高血压等。

药理研究:主要有镇静,抑制心脏功能,降压等作用。

4. 复方丹参注射液

主要组成:丹参、降香。

功能主治:祛瘀止痛,活血通经,清心除烦。用于治疗冠心病心绞痛和心肌梗死、脑血管意外、肾衰竭等疾病。

药理研究:主要作用有保护心肌缺血缺氧,清除自由基,保护肝损害,镇静,改善血液流变性等。

5. 脑心通胶囊

主要组成:黄芪、赤芍、丹参、当归、川芎、桃仁、红花、醋乳香、醋没药、鸡血藤、牛膝、桂枝、桑枝、地龙、全蝎、水蛭。

功能主治:益气活血,化瘀通络。用于气虚血滞、脉络瘀阻所致中风中经络,半身不遂、肢体麻木、口眼歪斜、舌强语謇及胸痹心痛、胸闷、心悸、气短;脑梗死、冠心病心绞痛属上述证候者。

药理研究:对"血瘀"模型的全血高切黏度、低切黏度、血浆黏度、还原黏度、血小板黏附率均有显著降低作用;具有抑制 ADP 诱导的血小板聚集;抑制血栓形成;可增加脑血流量,降低脑血管阻力,延长凝血时间等作用。

6. 血塞通胶囊

主要组成:三七总皂苷提取物。

功能主治:活血祛瘀,通脉活络。用于脑路瘀阻,中风偏瘫,心脉瘀阻,胸痹心痛;脑血管病后遗症,冠心病心绞痛属上述证候者。

药理研究:具有抑制血小板聚集和增加脑血流量的作用,改善血管微循环,改善脑缺血性损伤等作用。

7. 银杏叶提取物(天然药物)

主要组成:银杏叶提取物,包括银杏黄酮苷,萜类内酯(银杏叶内酯、白果内酯)等。

功能主治:主要用于脑功能不全及其后遗症及周围血流循环障碍疾病。

药理研究:具有抗氧化,抑制细胞膜脂质氧化反应,改善血液循环的作用,抗脑缺血再灌注损伤等作用。

四、应避免联合使用的中西药物及作用机制

1. 有机酸的中药及制剂与阿司匹林 山楂、乌梅、山茱萸、五味子等含有机酸的中药及制剂如山楂丸(颗粒)、保和丸、五味子丸、五子衍宗丸(汤)等不可与阿司匹林联用,含有机酸的中药及复方能增加阿司匹林在肾的重吸收而加重对肾的毒性,使不良反应增加。

2. 甘草与阿司匹林 甘草在体内经酶水解生成甘草次酸,甘草次酸有类似肾上腺皮质激素的作用,而阿司匹林对胃黏膜有刺激作用,可促使消化道溃疡的发生率增加,甚至可引起消化道出血,二药合用可引起出血加剧。

3. 含氰苷类的中药及其制剂与麻醉、镇静、止咳药 桃仁等含氰苷类的中药及其制剂忌与麻醉、镇静、止咳药如硫喷妥钠、可待因、巴比妥盐类、地西泮等联用,前者可加重后者的呼吸中枢抑制作用;忌与帕吉林联用,可引起急性低血压和使镇静作用增强,从而增强毒副反应。

4. 丹参及复方丹参注射液忌与细胞色素 C 合用 丹参除含丹参酮外,还含有 3 种酚性成分。细胞色素 C 为含铁的结合蛋白质。两药同瓶静脉滴注,可产生络合反应,生成丹参酚-铁络合物,从而使注射液色泽变深,甚至产生混浊。

5. 平肝息风中药及其制剂与中枢兴奋药 天麻、僵蚕等平肝息风中药及其制剂如密环片、天麻胶囊等忌与中枢兴奋药如尼可刹米、戊四氮、盐酸洛贝林注射液等合用,前者的镇静作用能拮抗后者的中枢兴奋作用,降低疗效。

6. 香豆素类与缬草 患者口服抗凝血药物香豆素类如华法林、双香豆素等期间,不宜合用中药缬草或含缬草制剂(缬草酊、复方缬草酊、复方丹参糖浆、脑力须等),因后者可减弱前者的抗凝血作用。服用香豆素类药物时也不宜进食富含维生素 K 的食物(如猪肝、绿叶蔬菜、西红柿、鱼糜等),以免减弱抗凝血药物的药效。

7. 活血化瘀药与抗凝药 动物实验表明,丹参能通过抑制华法林在大鼠体内的羟基化而显著增加华法林的血药浓度,降低清除率,延长药物半衰期。因此,在联合使用复方丹参滴丸和华法林时,应注意监测可能的出血倾向。此外,有研究表明复方丹参滴丸联合氯吡格雷治疗后的 APTT、凝血酶时间(TT)显著长于单用氯吡格雷,应密切关注两药联用后潜在的出血风险。

五、中西药联用能增效减毒的相关药物及作用机制

临床实践和实验研究表明,在西医抗血小板聚集、降血脂、溶栓等治疗的基础上,配合中药汤剂辨证论治,对于中风患者神经缺损以及后遗症状有显著改善效果。

1. 尿激酶与复方丹参注射液 复方丹参注射液功能祛瘀止痛,活血通经,清心除烦。具有保护心肌缺血缺氧,清除自由基,改变血液流变学的作用。丹参可明显减轻脑水肿,解除脑血管痉挛,改善脑组织微循环,同时对纤溶系统有双向调节作用;此外,丹参酮还有增加组织耐缺氧能力、增加脑内 ATP 含量、抑制具有收缩血管作用的内皮素-Ⅰ基因表达,加强脑缺血再灌注损伤的修复过程等作用,因而可减轻再灌注损伤,提高溶栓剂疗效,与溶栓剂联用,两者产生协同作用,从而明显提高脑梗死的治疗效果。

2. 尼莫地平与复方丹参注射液 钙通道阻滞剂(尼莫地平)能抑制钙离子流向血管平滑肌细胞内,从而调节血管张力,扩张血管,对大脑有抗血管收缩和抗局部缺血作用,并能抑制和解除各种血管活性物质的作用,抗血管痉挛、增加脑血管流量,与复方丹参注射液联用,在扩张脑血管、降低血液黏滞度、抑制血小板聚集、增加脑血流量、改善脑组织微循环、保护脑细胞等方面有协同作用,从而促进神经功能缺损的恢复,提高疗效。

3. 胞磷胆碱与复方丹参注射液 胞磷胆碱能增强网状结构上行激活系统的功能,改善脑血管张力,降低脑血管阻力,增加脑循环血流量;通过下丘脑激活和调节血管张力,改善脑血管麻痹,减轻脑水肿,降低颅内压,提高线粒体功能,改善损伤细胞的代谢功能,阻止继发病变的发生。同时胞磷胆碱可增强锥体系的作用,改善内囊破坏引起的运动障碍,由于本品与复方丹参注射液作用方向一致,故联用相辅相成,相互协同,从而疗效显著。

4. 倍他司汀与川芎嗪 川芎嗪功能活血行气,祛风止痛,具有抗血小板聚集的作用,能扩张小动脉,改善微循环和脑血流。倍他司汀为一组胺类药,扩张毛细血管作用持久,增加脑内及耳血流量,消除内耳眩晕、耳鸣、耳闭感。用于脑动脉硬化、缺血性脑血管疾病、头部外伤或高血压所致直立性眩晕、耳鸣等。由于两药均有扩血管作用、能增加脑及内耳血流量,故联用协同增效。

5. 华法林与芪参益气滴丸 芪参益气滴丸含有黄芪、丹参、三七、降香油等提取物。黄芪益气助血运,可减少血小板黏附率;丹参行气通络,抑制血小板聚集,可降低血液黏滞性、加速血流;三七止血散血定痛;降香行气止痛,活血止血;诸药合用,共奏补虚、行滞、化瘀之功效。有研究表明,联合使用芪参益气滴丸和华法林,在有效抗凝的同时可在一定程度上减少华法林的用量,且降低出血事件发生。

出血性卒中

一、概述

(一)疾病介绍

出血性卒中包括脑出血和蛛网膜下腔出血。

脑出血是指非外伤性脑实质内出血,在我国占全部脑卒中的20%~30%。虽然脑出血发病率低于脑梗死发病率,但其致死率却高于后者,急性期病死率为20%~40%。

颅内血管破裂,血液流入蛛网膜下腔,称之为蛛网膜下腔出血。分为外伤性和自发性两种情况,自发性又分为原发性和继发性两种类型。原发性蛛网膜下腔出血为脑底或脑表面血管病变破裂,血液流入蛛网膜下腔,占急性脑卒中的10%左右,继发性蛛网膜下腔出血为脑内血肿穿破脑组织,血液流入蛛网膜下腔。

笔记栏

临床表现:脑出血常见于 50 岁以上患者,男性稍多于女性,寒冷季节发病率较高,多有高血压病史。多在情绪激动或活动中突然发病,发病后病情常于数分钟至数小时内达到高峰。少数也可在安静状态下发病。前驱症状一般不明显。蛛网膜下腔出血临床表现差异较大,轻者可没有明显临床症状和体征,重者可突然昏迷甚至死亡。以中青年发病居多,起病突然(数秒或数分钟内发生),多数患者发病前有明显诱因(剧烈运动、过度疲劳、用力排便、情绪激动等)。一般症状主要包括头痛、脑膜刺激征、眼部症状、精神症状等。

(二)中西药物治疗情况

1. 西药治疗　脑出血发病多较突然,病情进展迅速,严重时在数分钟或数小时内恶化,患者出现意识障碍、偏瘫、呕吐和大小便失禁等,并可有头痛和血压升高。治疗原则为安静卧床、脱水降颅内压、调整血压、防止继续出血、加强护理维持生命功能,药物包括甘露醇、甘油果糖注射液等脱水降压药。防治并发症,以挽救生命,降低病死率、残疾率,减少复发。

2. 中药治疗　脑出血属于中医里面的"中风病"范畴,认为"凡出血必离经,离经之血则为血瘀"。中风属本虚标实之证,本虚为气虚,标实为血瘀。张景岳在《非风论》中也强调"中风非风"并指出"内伤积损"的论点;此外,《素问·生气通天论》云:"阳气者,大怒则形气绝,而血菀于上,使人薄厥。"《素问·调经论》又说:"血之与气,并走于上,则为大厥,厥则暴死,气复返则生,不返则死。"治法上,根据脑出血患者在急性期多有意识障碍的临床表现,分为闭证与脱证。闭证以邪实内闭为主,急宜祛邪开窍;脱证以阳虚欲脱为主,急宜扶正固脱。闭证又根据有无热证而分为阳闭与阴闭。闭证与脱证均危重之证,"按急则治其标、缓则治其本"的原则辨证施治。对于部分脑出血无意识障碍的轻型患者或疾病转为恢复期的患者,属于中风中经络范畴,以调理气血、祛瘀通络、补益肝肾等法辨证论治。中医对脑中风后遗症的治疗有其独到之处,如针灸的催醒作用及中药的整体调节作用,对中风后遗症的治疗有不少突破性的进展。现代中医治疗脑出血一般以西医相关治疗为基础,中西医相互结合,互补不足,相得益彰,从而取得较满意的临床疗效。

二、常用西药药物作用及作用机制

1. 甘露醇　静脉滴注本品后,由于不易由毛细血管渗入组织,因而提高了血浆胶体渗透压,导致组织(包括眼、脑、脑脊液)细胞内水分向细胞外转运,从而使组织脱水,减轻水肿,降低颅内压。不良反应常见为水和电解质紊乱,静脉滴注速度过快,可致恶心、呕吐、头痛、眩晕、视物模糊、寒战、发热、心动过速、胸痛、尿潴留、脱水等;大剂量使用可引起肾小管损害及血尿。

2. 甘油果糖注射液　本品为含有甘油、果糖和氯化钠的注射液,是安全而有效的渗透性脱水剂。由于高渗,静脉注射后能提高血浆渗透压,导致组织内的水分进入血管内,从而减轻组织水肿,降低颅内压;为高能量输液,在体内代谢为水和二氧化碳,产生热量,为脑代谢的一种能量,促进脑代谢,增强脑细胞活力。不良反应少而轻微,大量、快速输入时可产生乳酸性酸中毒。偶见瘙痒、皮疹、溶血、血红蛋白尿、血尿,有时还可出现高钠血症、低钾血症、头痛、恶心、口渴,较少出现倦怠感。

3. 七叶皂苷钠　本品具有稳定血管内皮细胞,清除自由基的作用,可以消除细胞内水肿,扩张动脉,改善微循环,从而改善组织缺血缺氧。最常见不良反应有胃肠道症状、头晕、头痛、瘙痒等。常见不良反应可有过敏反应、急性肾衰竭、肝功能不全、静脉损伤、疼痛,血栓性静脉炎等。

4. 地塞米松　本品具有抗感染、抗内毒素、抑制免疫、抗休克及增强应激反应等药理作

笔记栏

用,可以稳定溶酶体膜,减少溶酶体内水解酶的释放,抑制致炎物质和前列腺素的产生,增加肥大细胞颗粒的稳定性,减少组胺的释放,收缩血管,抑制白细胞移行于血管外,从而达到消炎,减轻水肿的作用。

三、常用中药复方作用及作用机制

1. 安宫牛黄丸

主要组成:牛黄、水牛角浓缩粉、麝香或人工麝香、珍珠、朱砂、雄黄、黄连、黄芩、栀子、郁金、冰片。

功能主治:清热解毒,镇惊开窍。用于热病,邪入心包,高热惊厥,神昏谵语。中风昏迷及脑炎、脑膜炎、中毒性脑病、脑出血、败血症见上述证候者。

药理研究:主要有镇静,抗惊厥,镇痛,解热,抗炎,增强免疫功能,保护脑组织等作用。

2. 苏合香丸

主要组成:苏合香、安息香、冰片、水牛角浓缩粉、人工麝香、檀香、沉香、丁香、香附、木香、乳香(制)、荜茇、白术、诃子肉、朱砂。

功能主治:芳香开窍,行气止痛。用于痰迷心窍所致的痰厥昏迷、中风偏瘫、肢体不利,以及中暑、心胃气痛。

3. 脑血康口服液(胶囊、片)

主要组成:水蛭。

功能主治:活血化瘀,破血散结。用于中风,半身不遂,口眼歪斜,舌强语謇及高血压脑出血后的脑血肿、脑血栓等。

药理研究:水蛭含多种蛋白质,其中唾液中含有水蛭素、肝素、抗血栓素及组胺样物质。水蛭水煎剂有强抗凝血作用,能显著延长纤维蛋白的凝聚时间;可改善血液流变学,降低血脂,减少动脉粥样硬化斑块;增加心肌血流量,对抗垂体后叶素引起的心率失常或明显的 T 波、ST 段的变化;促进脑血管水肿的吸收,减轻周围脑组织炎症,缓解颅内压升高,改善局部血循环,保护脑组织免遭破坏;对皮下血肿有明显抑制作用;对肾缺血有明显保护作用,可降低血清尿素氮、肌酐水平;可终止妊娠。水蛭素对肿瘤细胞也有抑制作用。

4. 天麻钩藤饮

主要组成:天麻、钩藤(后下)、生石决明(先煎)、栀子、黄芩、川牛膝、杜仲、益母草、桑寄生、夜交藤、朱茯神。

功能主治:平肝息风,清热活血,补益肝肾。主治肝阳偏亢,肝风上扰证。头痛,眩晕,失眠多梦,或口苦面红,舌红苔黄,脉弦或数。

药理研究:具有对胰岛素抵抗的改善作用,改善高血压内皮功能,清除自由基,降血压,保护血管紧张素Ⅱ致人内皮细胞的损伤作用。据研究报道,本品具有降低出血性脑卒中的病死率和致残率作用。

四、中西药联用能增效减毒的相关药物及作用机制

1. 甘露醇等与黄芪注射液　甘露醇可降低脑血管阻力,增加脑血流量,降低血细胞比容,缩小红细胞体积,降低血液黏滞度,从而增强脑组织微循环;黄芪注射液由黄芪组成,功能补气养血、固表止汗、利尿生肌,具有降低血小板黏度,减少血栓形成,耐缺氧作用。方中黄芪能增加红细胞的变形能力,从而降低微小血管内血液黏滞度,改善微小血管循环,有抗血栓作用;还可扩张脑动脉,改善脑微循环。由于黄芪注射液与甘露醇作用方向一致,故联用有协同增效作用。

2. 胞磷胆碱与复方丹参注射液 复方丹参注射液功能祛瘀止痛、活血通经、清心除烦、具有保护心肌缺血缺氧、清除自由基、防止肝损害、镇静、改善血液流变学等作用。据报道，大剂量胞磷胆碱对脑出血效果佳，本品能增强网状结构上行激活系统的功能，改善脑血管麻痹，减轻脑水肿，降低颅内压，提高线粒体的功能，改善损伤细胞的代谢功能，阻止继发性病变发生，两者作用方向一致，故联用相辅相成，相互协同增效。

3. 尼莫地平和丹参注射液 尼莫地平作为第二代二氢吡啶类钙通道阻滞剂，可以使神经细胞内的钙超载减轻，舒张病灶周围血管痉挛。丹参注射液能够改善脑组织的微循环，使血液黏度降低，纤溶酶的活性增强，加速纤维蛋白的溶解速度，有利于破裂血管的修复和脑出血后血肿的吸收，缓解脑组织的水肿状态。联合尼莫地平治疗高血压脑出血，治疗效果明显，能促进颅内血肿的吸收，改善患者神经功能，帮助治疗脑出血。

第二节 周围神经病

一、概述

（一）疾病介绍

周围神经病（peripheral neuropathy）是指由周围运动神经、感觉神经与自主神经的功能障碍和结构改变所导致的一组疾病。由于疾病病因、受累范围及病程不同，周围神经病的分类标准尚未统一，单一分类方法很难涵盖所有病种。首先可分为遗传性和后天获得性，后者按病因又分为营养缺乏性和代谢性、中毒性、感染性、免疫相关性、缺血性、机械外伤性等；按照临床病程，可分为急性、亚急性、慢性、复发性和进行性神经病等；按照累及的神经分布分为单神经病、多发性单神经病、多发性神经病等；按照症状分为感觉性、运动性、混合性、自主神经性等种类。

周围神经病多归于中医"痹"和"痿"的范畴。以肢体、关节疼痛、酸楚、麻木、重着以及活动障碍为主要临床表现的疾病，往往归结为"痹证"；对以肢体筋脉弛缓、手足痿软无力，肌肉萎缩为主要表现的周围神经病，往往归入"痿证"的范畴中。痹证是以疼痛为主要临床特征，而痿证是以四肢痿弱无力、无疼痛为特点。

（二）分类

1. 脑神经疾病

（1）三叉神经痛：三叉神经痛是原发性三叉神经痛的简称，表现为三叉神经分布区内短暂的反复发作性剧痛。原发性三叉神经痛病因尚未完全明了，周围学说认为病变位于半月神经节到脑桥间部分，是由多种原因引起的压迫所致；中枢学说认为三叉神经痛为一种感觉性癫痫样发作，异常发电部位可能在三叉神经脊束核或脑干。

三叉神经痛的发病机制迄今仍在探讨之中。较多学者认为是各种原因引起三叉神经局部脱髓鞘产生异位冲动，相邻轴索纤维伪突触形成或产生短路，轻微痛觉刺激通过短路传入中枢，中枢传出冲动亦通过短路传入，如此叠加造成三叉神经痛发作。

临床表现：成年及老年人多见，40岁以上患者占70%~80%，女性多于男性。三叉神经痛常局限于三叉神经1或2支分布区，以上颌支、下颌支多见。发作时表现为以面颊上下颌及舌部明显的剧烈电击样、针刺样、刀割样或撕裂样疼痛，持续数秒或1~2分钟，突发突止，间歇期完全正常。患者口角、鼻翼、颊部或舌部为敏感区，轻触可诱发，称为扳机点或触发点。严重病例可因疼痛出现面肌反射性抽搐，口角牵向患侧即痛性抽搐。病程呈周期性，发作可为数日、数周或数个月,缓解期如常。

(2) 特发性面神经麻痹:特发性面神经麻痹亦称为面神经炎,或贝尔麻痹,是因茎乳孔内面神经非特异性炎症所致的周围性面瘫。

临床表现:任何年龄均可发病,多见于20~40岁,男性多于女性。通常急性起病,面神经麻痹在数小时至数天达高峰,主要表现为患侧面部表情肌瘫痪,额纹消失,不能皱额蹙眉,眼裂不能闭合或者闭合不全。部分患者起病前1~2天有患侧耳后持续疼痛和乳突部压痛。体格检查时,可见患侧闭眼时眼球向外上方转动,露出白色巩膜,称为贝尔征;鼻唇沟变浅,口角下垂,露齿时口角歪向健侧;由于口轮匝肌瘫痪,鼓气、吹口哨漏气;颊肌瘫痪,食物易滞留患侧牙龈;面瘫多见单侧。此外,面神经炎还可因面神经受损部位不同而出现其他一些临床表现,如鼓索以上面神经病变可出现同侧舌前2/3味觉消失;镫骨肌神经以上部位受损则同时有舌前2/3味觉消失及听觉过敏;膝状神经节受累时,除有周围性面瘫,舌前2/3味觉消失及听觉过敏外,患者还可有乳突部疼痛,耳廓外耳道感觉减退和外耳道、鼓膜疱疹,称为肌阵挛性小脑协调障碍(又称Ramsay-Hunt综合征)。

(3) 面肌痉挛:面肌痉挛亦称为面肌抽搐,是指一侧面部肌肉间断性不自主阵挛性抽动或无痛性强直。

临床表现:多中年以后起病,女性较多。发病早期多为眼轮匝肌间歇性抽搐,后逐渐缓慢扩散至一侧面部其他面肌,以口角肌肉抽搐最为明显,严重时可累及同侧颈阔肌。紧张、疲倦、自主运动时抽搐加剧,入睡后停止,两侧面肌均有抽搐者甚少见。少数患者病程晚期可伴患侧面肌轻度瘫痪。

(4) 多发性脑神经损害:多发性脑神经损害是指各种病因所致单侧或双侧多数脑神经病变。常由肿瘤如鼻咽癌、脑膜瘤等,血管病如动脉瘤、血管炎等,感染如局限性脑膜炎、鼻窦炎蔓延、蛛网膜炎等,以及外伤如颅底骨折、血肿、出血等引起。临床主要表现为多种脑神经损害综合征。

2. 脊神经疾病

(1) 单神经病及神经痛:单神经病是指单一神经受损产生与该神经支配范围一致的运动、感觉功能缺失症状及体征。神经痛是受损神经分布区疼痛。病因包括创伤、缺血、肿瘤浸润、物理损伤、全身代谢性疾病(如糖尿病)或中毒(乙醇、铅)等。

(2) 多发性神经病:多发性神经病也称末梢性神经病,是肢体远端多发性神经损害。临床表现为四肢远端对称性运动感觉障碍和自主神经功能障碍。

临床表现:周围神经损伤通常是完全性的,一般均有肢体远端对称性感觉、运动和自主神经功能障碍。受累肢体远端早期可出现感觉异常如针刺、蚁走、烧灼、触痛和感觉过度等刺激性症状。随病程进展,渐出现肢体远端对称性深浅感觉减退或缺失,呈手套-袜套样分布。远端对称性肌无力,可伴及萎缩、肌束颤动等。肌萎缩上肢以骨间肌、蚓状肌、鱼际肌和小鱼际肌明显,下肢以胫前肌、腓骨肌显著,可出现垂腕、垂足,晚期肌肉挛缩明显可出现畸形。四肢腱反射减弱或消失,通常为疾病早期表现。自主神经功能障碍表现为肢体末端皮肤菲薄、干燥、苍白、变冷、发绀,汗多或无汗,指(趾)甲粗糙、松脆,竖毛障碍,高血压及直立性低血压等。上述症状通常同时出现,呈四肢对称性分布,由远端向近端扩展。

(3) 自身免疫性周围神经病:主要为吉兰-巴雷综合征(Guillain-Barré syndrome,GBS),典型的吉兰-巴雷综合征称为急性炎症性脱髓鞘性多发性神经病(acute inflammatory demyelinating polyneuropathy,AIDP),临床表现为急性对称性弛缓性肢体瘫痪。吉兰-巴雷综合征又分为急性和慢性,主要损害多数脊神经根和周围神经,也常累及脑神经。

急性吉兰-巴雷综合征的临床特点为急性起病,症状多在2周左右达高峰,表现为多发神经根及周围神经损害,常有脑脊液蛋白-细胞分离现象,多呈单时相自限性病程。该病包括急性炎症性脱髓鞘性多发性神经病、急性运动轴索性神经病、急性运动感觉轴索性神经病、米-费综合征(Miller-Fisher syndrome)、急性泛自主神经病和急性感觉神经病等亚型。

慢性吉兰-巴雷综合征呈慢性进展或复发性病程,多伴有脑脊液蛋白-细胞分离,电生理表现为周围神经传导速度减慢、传导阻滞及异常波形离散;病理显示有髓纤维多灶性脱髓鞘、神经内膜水肿、炎症细胞浸润等特点;分类包括经典型和变异型,后者少见,如纯运动型、纯感觉型、远端获得性脱髓鞘性对称性神经病、多灶性获得性脱髓鞘性感觉运动神经病等。

临床表现:各年龄组均可发病,男女发病率相似。病前少见前驱感染,起病隐匿并逐步进展,2个月以上达高峰,约6%患者以亚急性起病。主要为肢体远端或近端无力,大多自远端向近端发展。一般不累及延髓肌,吞咽困难、呼吸困难少见。部分患者可伴自主神经功能障碍,表现为直立性低血压、括约肌功能障碍及心律失常等。

（三）中西药物治疗情况

1. 西药治疗　周围神经病的非手术治疗目的主要为降低血脂和血压,改善血液高凝状态,促进侧支循环形成,及防止各种感染,包括细菌及毒素感染。常用药物有抗凝药物、扩血管药物、降纤药物、解痉药物、消炎抗菌药等。

2. 中药治疗　中医诊治周围神经病独具特色和优势。针对痿证,中医提出了"肺热叶焦"为主要病机的观点,和"治痿独取阳明"的基本大法,认为痿证主要与肺、胃、肝、肾四脏有关。针对痹证,中医以祛邪通络、缓急止痛为治疗原则。临床上常用于治疗周围神经病的中药主要为辛味散痛药、甘味缓痛药、酸味敛痛药和苦味泄痛药。

二、常用西药药物作用及作用机制

1. 卡马西平　通过作用于 γ-氨基丁酸 β 受体而产生镇痛效应,并与调节 Ca^{2+} 通道有关。不良反应可见头晕、嗜睡、口干、恶心、消化不良等,停药后多可消失。若出现皮疹、共济失调、再生障碍性贫血、昏迷、肝功能受损、心绞痛、精神症状时,需立即停药。

2. B族维生素　维生素 B_1 与焦磷酸结合成辅羧酶,参与糖代谢中丙酮酸和 α-酮戊二酸的氧化脱羧反应,是糖类代谢所必需。注射时偶见过敏反应,个别甚至可发生过敏性休克。维生素 B_6 在体内与ATP经过酶的作用生成具有生理活性的磷酸吡哆醛和磷酸吡哆胺,它是某些氨基酸的氨基转移酶、脱羧酶及消旋酶的辅酶,参与许多代谢过程。罕见发生过敏反应。

3. 普瑞巴林　一种新型 γ-氨基丁酸受体激动剂,能阻滞电压依赖性钙通道,减少神经递质的释放。最常见的不良反应有头晕、嗜睡、共济失调,且呈剂量依赖性。

4. 甲钴胺　一种内源性辅酶 B_{12},易向神经细胞内的细胞器转移,促进核酸和蛋白质的合成;促进轴索内输送和轴索的再生;促进髓鞘的磷脂酰胆碱合成;恢复神经传导延迟和神经传导物质的减少。偶见皮疹、头痛、发热感、出汗、肌内注射部位疼痛和硬结。可引起血压下降、呼吸困难等严重过敏反应。

5. 曲马多　本品为非阿片类中枢性镇痛药,但与阿片受体有很弱的亲和力。本品通过抑制神经元突触对去甲肾上腺素的再摄取,并增加神经元外5-HT浓度,影响痛觉传递而产生镇痛作用。常见出汗、眩晕、恶心、呕吐、口干、疲劳、困乏、欣快、耳鸣、食欲减退等。剂量过大亦可抑制呼吸。静脉注射过快可致心悸、出汗。

6. 阿昔洛韦　在体内转化为三磷酸化合物,干扰单纯疱疹病毒DNA聚合酶的作用,抑制病毒 DNA 的复制,对细胞的 α-DNA 聚合酶也有抑制作用,但程度较轻。不良反应有一时性血清肌酐升高、皮疹、荨麻疹,尚有出血,红细胞、白细胞、血小板减少,出汗、血尿、低血压、头痛、恶心等;也可出现肝功能异常、黄疸、肝炎等。

三、常用中药及其复方作用及作用机制

活血化瘀是周围神经病的基本治则。但周围神经病病因多端,涉及诸如风、火、寒、湿、瘀之有余,或气、血、阴、阳之不足,瘀是其中重要的致病因素,但又是多种病因所致的病理产物和病理机转。疼痛是其带有一定共性的最常见症状,又有气滞致瘀而痛,寒凝致瘀而痛,热灼致瘀而痛,湿滞致瘀而痛,阳、气虚血少致瘀而痛,阴虚血瘀而痛之不同,临证当仔细辨析。

（一）常用中药作用及作用机制

临床上比较常用的中药饮片有当归、丹参、赤芍、红花、川芎、全蝎、白芷、蜈蚣、细辛、僵蚕、防风、柴胡、甘草、当归、天麻、白芍、黄芩等。

1. 当归　为伞形科多年生草本植物当归的干燥根。甘、辛,温。归肝、心、脾经。

功能主治:具有补血、活血、调经、润燥、滑肠功效。用于月经不调,血虚或血瘀经闭,经痛崩漏,跌打损伤,痈疽肿痛,风湿痹痛,血虚便闭等症。

药理研究:具有调整子宫功能状态,镇静、镇痛,利尿,抗维生素 E 缺乏症及抗菌作用。

2. 丹参　为唇形科多年生草本植物丹参的干燥根。苦,微寒。归心、肝经。

功能主治:具有活血通络、凉血消肿、除烦清心功效。用于痛经,经闭,腹部肿块,瘀血作痛痈肿疮毒,烦热不安。

药理研究:具有扩张血管,降压,抗菌,镇静,安神,镇痛等作用。

3. 赤芍　为毛茛科植物芍药或川赤芍的干燥根。酸、苦,微寒。归肝经。

功能主治:具有清泻肝火、散瘀活血、止痛功效。用于月经不调,瘀滞腹痛,经闭癥瘕,痈肿疮毒,关节肿痛,胸胁疼痛。

药理研究:具有镇静,镇痛,抗菌,抗病毒,扩张冠状动脉等作用。

4. 红花　为菊科一年生或二年生草本植物红花的干燥花。辛,温。归心、肝经。

功能主治:具有破瘀、活血、通经功效。用于经血不调,产后腹痛,癥瘕,外伤瘀血肿痛,痈疽肿痛等症。

药理研究:具有兴奋子宫,降压,扩张血管等作用。

5. 全蝎　为钳蝎科动物东亚钳蝎的干燥体。辛,平。有毒。归肝经。

功能主治:具有息风镇痉、通络止痛、攻毒散结功效。用于肝风内动,痉挛抽搐,小儿惊风,中风口㖞,半身不遂,破伤风,风湿顽痹,偏正头痛,疮疡,瘰疬。

药理研究:具有抗肿瘤,镇静,镇痛,抗惊厥,抗癫痫,抗凝血及溶栓等作用。

（二）常用中药复方作用及作用机制

1. 五味消毒饮

主要组成:金银花、野菊花、蒲公英、紫花地丁、紫背天葵子。

功能主治:清热解毒,消散疔疮。用于疔疮肿毒、蜂窝织炎、化脓性皮肤病等。

药理研究:主要有抗病原微生物,抗炎,解热,增强免疫功能,解毒等作用。

2. 四妙勇安汤

主要组成:金银花、玄参、当归、炙甘草。

功能主治:清热解毒,活血止痛。用于热毒型脱疽,症见皮肤暗红、肿痛溃烂、脓水淋漓、

舌红脉数等。也可用于治疗血栓闭塞性脉管炎,血栓性静脉炎,肝炎,坐骨神经痛,前列腺肥大及炎症,小腿骨折后期肿胀等症。

药理研究:主要有抗炎,镇痛,抑菌及解毒,扩张血管,抑制血小板聚集及抗血栓形成等作用。

3. 活血止痛散

主要组成:当归、三七、乳香(制)、冰片、土鳖虫、煅自然铜。

功能主治:活血散瘀,消肿止痛。用于跌打损伤,瘀血肿痛。

药理研究:主要有消炎,止痛,降低毛细血管通透性,改善血管脆性,减少体液渗出等作用。

4. 血府逐瘀汤

主要组成:桃仁、红花、当归、赤芍、生地黄、川芎、麸炒枳壳、桔梗、柴胡、牛膝、甘草。

功能主治:活血祛瘀,行气止痛。主治胸中血瘀证。胸痛,头痛,日久不愈,痛如针刺而有定处,或呃逆日久不止,或饮水即呛,干呕,或内热瞀闷,或心悸怔忡,失眠多梦等。

药理研究:主要有抑制血小板聚集,改善心功能,抗心律失常,改善血液流变性及微循环,抗缺氧,镇痛,抗炎,降血脂及增强免疫功能等作用。

四、应避免联合使用的中西药物及作用机制

1. 维生素 B_1、B_6 与含鞣制的中药及其制剂　维生素 B_1、B_6 不宜与地榆、五倍子、大黄、虎杖、诃子、萹蓄等含鞣制的中药及其制剂,如肠风槐角丸、十味石榴丸、大黄牡丹汤等联用,两者联用会发生缔合反应,生成难以吸收的缔合物;维生素 B_{12} 不宜与山慈菇、光慈姑等含秋水仙碱的中药及制剂联用,因秋水仙碱可干扰维生素 B_{12} 在胃肠道的吸收。

2. 丹参注射液与喹诺酮类注射液　丹参注射液是由丹参和降香制成的复方中药注射液,主要成分为水溶性的丹参素、儿茶酚酸及降香挥发油。丹参素、儿茶酚酸等具有弱酸性,在碱中溶解,在酸中则沉淀析出,丹参注射液中加入喹诺酮类注射液,使其脂溶性丹参酮及水溶性儿茶酚酸和儿茶酚衍生物等沉淀析出。

3. 皮质激素类西药与含强心苷的中药及其制剂　地塞米松等皮质激素类西药不可与罗布麻、夹竹桃、羊角拗等含强心苷的中药及其制剂如复方罗布麻片等联用,前者引起钾丢失,易导致强心苷中毒和心律失常,增强毒副反应。

五、中西药联用能增效减毒的相关药物及作用机制

1. 卡马西平与血府逐瘀丸　血府逐瘀丸由柴胡、当归、赤芍、红花、桃仁、川芎等组成,功能活血祛瘀、行气止痛。其具有抑制血小板聚集,改善血液流变性及微循环,抗炎,抗缺氧,镇痛,降血脂作用,还具有明显抗动脉硬化作用。卡马西平具有抗外周神经痛作用,作用机制可能与 Ca^{2+} 通道调节有关,是三叉神经痛、舌咽神经痛的首选药。两者联用,相互协同,血府逐瘀丸抗动脉硬化,改善三叉神经局部缺血和营养状态,且有利于卡马西平的分布,在三叉神经局部发挥更好的抗外周神经痛作用。

2. 地塞米松与丹参川芎嗪注射液　地塞米松可尽快消除面瘫的面神经水肿,同时合用丹参川芎嗪改善微循环,增大毛细血管口径,改善血流流态,血流速度加快,开放毛细血管数增多,解除循环障碍,增加了神经的营养供应和解除了回流障碍,促进面神经的水肿消退。因此,两者联用可通过不同的环节发挥协同作用,从而提高疗效。

笔记栏

第三节 癫 痫

一、概述

（一）疾病介绍

癫痫是多种原因导致的脑部神经元高度同步化异常放电所致的临床综合征，临床表现具有发作性、短暂性、重复性和刻板性的特点。临床上每次发作或每种发作的过程称为痫性发作，一个患者可有一种或数种形式的痫性发作。在癫痫发作中，一组具有相似症状和体征特性所组成的特定癫痫现象统称为癫痫综合征。

癫痫是神经系统较常见的疾病，临床表现形式多种多样，根据发作特点、累及范围等将其分为部分性发作和全面性发作两大类。

1. 部分性发作　包括单纯部分性发作和复杂部分性发作，前者又可分为运动性发作、体觉性发作、特殊感觉性发作、精神性发作等；后者也称自动症，指患者在先兆症状后出现的表面上似有目的的动作，如机械重复原来的动作，或出现其他动作等。

2. 全面性发作　多伴有不同程度的意识障碍，又可分为以下类型。①失神发作：患者意识出现短暂突然中断，双目凝视，清醒后不能对发作过程进行回忆。②强直-阵挛发作：以意识丧失和全身抽搐为主要特征，清醒后常感头痛、全身酸痛和疲乏，不能回忆发作过程。③强直发作：一种发作性僵直的、强烈的肌肉收缩。④阵挛发作：以全身快速的肌肉抽搐为主要表现。⑤肌阵挛发作：突然发生、短暂的、触电样的肌肉收缩，可仅累及躯干、肢体，也可泛化至全身。⑥失张力发作：突然摔倒伴意识障碍。

（二）中西药物治疗情况

1. 西药治疗　根据不同发作类型选用不同药物，是癫痫治疗能否有效的重要因素。在其治疗过程中，须遵循"对症选药、剂量渐增、先加后撤、久用慢停"的原则。常用药物有苯巴比妥、苯妥英钠、卡马西平、丙戊酸钠、乙琥胺、西诺氨酯、左乙拉西坦和塞来昔布等。

2. 中药治疗　中医对癫痫的病因病机分析，不外惊、郁、风、痰、热、瘀、虚七端。结合临床表现，一般多分为风痰闭阻（或肝风痰浊）、痰火内盛（或肝火痰热）、脾虚痰湿、髓海亏虚（或肝肾阴虚）、瘀阻脉络（或瘀血阻窍）等型而论治。常用中药有定痫息风药：天麻、天南星、羚羊角、僵蚕、全蝎、蜈蚣；豁痰开窍药：白矾、石菖蒲、礞石、磁石、朱砂、牵牛子；清心泻火药：牛黄、硼砂、知母、茯苓、钩藤等。

二、常用西药药物作用及作用机制

1. 苯妥英钠　本品对大脑皮质区有高度选择性抑制作用，一般认为通过稳定脑细胞膜的功能及增加脑内抑制性神经递质 5-HT 和 γ-氨基丁酸的作用来阻止放电的传播，而具有抗癫痫作用。较常见的不良反应有行为改变、笨拙或步态不稳，思维混乱、发音不清，手抖、神经质或烦躁易怒；另外较常见有牙龈肥厚、出血，面容粗糙，毛发增生；偶见有颈部或腋部淋巴结肿大，发热或皮疹、白细胞减少、紫癜；罕见致双眼中毒性白内障、闭经、小脑损害和萎缩。

2. 卡马西平　本品抗惊厥的作用机制尚不完全清楚，可能与其增强钠通道灭活效能，限制突触后神经元和阻滞突触前 Na^+ 通道，从而限制突触前、后神经元动作电位的发放，阻断兴奋性神经递质的释放，使神经细胞兴奋性降低，达到抗惊厥的作用有关。常见不良反应为视物模糊、复视、眼球震颤等中枢神经系统反应,以及头晕、乏力、恶心、呕吐等;少见皮疹、荨麻疹、瘙痒、儿童行为障碍、肝功能异常、胆汁淤积、肝细胞性黄疸及甲状腺功能减退等;罕见粒细胞减少、骨髓抑制、心律失常、过敏性肝炎、肝衰竭、急性肾衰竭及全身多器官发生超敏反应等。

3. 奥卡西平　本品为卡马西平的 10-酮基的结构类似物,药理作用和临床疗效与卡马西平类似,但易于耐受。其作用可能在于阻滞脑细胞的电压依赖性钠通道,从而稳定过度兴奋的神经细胞膜,抑制神经元重复放电,并可降低经突触传递的兴奋冲动。用药开始时可出现轻度的不良反应,如乏力、头晕、头痛、嗜睡等,继续用药后这些不良反应可消失。其他不良反应有复视、胃肠功能障碍、皮疹、共济失调、眼震、感冒样综合征、易激惹等;少见白细胞减少、粒细胞减少、荨麻疹、肝功能异常等。

4. 托吡酯　本品为天然单糖基右旋果糖硫化物。体外研究证实,本品抗癫痫作用的机制可能是:①选择性阻滞电压依赖的钠通道,以限制持续的反复放电;②作用于 γ-氨基丁酸受体,增强 γ-氨基丁酸的神经抑制作用;③作用于谷氨酸受体,降低谷氨酸介导的神经兴奋作用。不良反应主要为中枢神经系统不良反应,如头晕、疲劳、复视、眼震、嗜睡、情绪不稳、抑郁、共济失调、食欲减退、失语、注意力障碍、意识模糊。较少见焦虑、失眠。曾有体重减轻、认知障碍、汗闭、高热、代谢性酸中毒、高氯血症、急性眼部症状和过敏性皮疹等不良反应。

5. 乙琥胺　本品对癫痫小发作疗效好,不良反应小。作用机制可能是通过提高发作阈值,阻滞钙离子通道,调节细胞膜兴奋性,从而抑制运动皮质的神经传递;抑制中枢抑制性递质。不良反应常见恶心、呕吐、上腹部不适、食欲减退;其次眩晕、头痛、嗜睡、幻觉和呃逆;偶见粒细胞减少、白细胞减少、再生障碍性贫血;有时可引起肝、肾损伤。

6. 丙戊酸钠　本品为一种抗癫痫谱广、作用强、见效快而毒性较低的新型抗癫痫药,临床用于多种类型癫痫均有较好的疗效。少数人服药后有食欲缺乏、恶心、头晕、头痛、乏力及皮疹等反应,大多于 1 周后自行消失。

7. 加巴喷丁　人工合成氨基酸,结构与 γ-氨基丁酸相似,本品随钠通道经过肠黏膜和血-脑屏障,结合于大脑皮质、海马和小脑,影响神经细胞膜的氨基酸转运而起到抑制作用。不良反应有嗜睡、头晕、共济失调、疲劳,少见遗忘、抑郁、易激动和精神改变。

8. 苯巴比妥　长效巴比妥类,其中枢性抑制作用随剂量而异。对癫痫大发作与局限性发作及癫痫持续状态有良效;对癫痫小发作疗效差;而对精神运动性发作则往往无效,且单用本药治疗时还可能使发作加重。用药后可出现头晕、困倦等后遗效应,久用可产生耐受性及依赖性,多次连用应警惕蓄积中毒;少数患者可出现皮疹、药物热、剥脱性皮炎等过敏反应。

9. 西诺氨酯　一种新型抗癫痫药物,不依赖苯二氮䓬类药物结合位点而激活 γ-氨基丁酸受体。其作用机制涉及增强海马神经元的抑制并稳定癫痫海马回路。用药后可出现嗜睡、头晕、疲劳、复视和头痛等不良反应。

10. 左乙拉西坦　一种新型抗癫痫药物,其与突触囊泡糖蛋白 2(SV2A)结合,发挥抗癫痫作用。不良反应有乏力、嗜睡、共济失调、惊厥、头痛、震颤、腹泻、复视等。

三、常用中药及其复方作用及作用机制

辨证论治,中药复方治疗癫痫的种类很多,这里介绍几个常用中药复方。

1. 风痰闭阻——医痫丸

主要组成:生白附子、制天南星、制半夏、白矾、猪牙皂、制乌梢蛇、炒僵蚕、蜈蚣、全蝎、雄

笔记栏

黄、朱砂。

功能主治:祛风化痰,定痫止搐。用于痰阻脑络所致的癫痫,症见抽搐昏迷、双目上吊、口吐涎沫。

2. 痰火扰心——羊痫疯丸

主要组成:白矾、郁金、煅金礞石、全蝎、黄连、乌梅。

功能主治:息风止惊,清心安神。用于痰热内闭,忽然昏倒,口角流涎,喉中痰鸣,手足抽动;发作后自觉头痛、心烦不眠。

3. 精血亏虚、风痰阻络——补脑丸

主要组成:枸杞子、当归、酒制五味子、蒸肉苁蓉、盐炒益智仁、炒柏子仁、炒酸枣仁、核桃仁、制远志、石菖蒲、天麻、煅龙骨、琥珀、胆南星、天竺黄。

功能主治:滋补精血,健脑益智,安神镇惊,化痰息风。用于迷惑健忘,记忆减退,头晕耳鸣,心烦失眠,心悸不宁,癫痫头痛,神烦胸闷。

4. 肝风内动——牛黄清心丸

主要组成:牛黄、羚羊角、水牛角浓缩粉、黄芩、白蔹、大豆黄卷、炒苦杏仁、桔梗、防风、柴胡、麝香或人工麝香、冰片、朱砂、雄黄、川芎、炒蒲黄、人参、炒白术、茯苓、山药、甘草、大枣、当归、白芍、阿胶、麦冬、干姜、炒六神曲、肉桂。

功能主治:清心化痰,镇惊祛风。用于风痰阻窍所致的头晕目眩、痰涎壅盛、神志混乱、言语不清及惊风抽搐、癫痫。

药理研究:主要有镇静、降血压、解热、耐缺氧、抗血栓、抗动脉粥样硬化等作用。

四、应避免联合使用的中西药物及作用机制

1. 含强心苷的中药及其制剂与苯妥英钠 罗布麻、夹竹桃、羊角拗等含强心苷的中药及其制剂如复方罗布麻片等忌与苯妥英钠联用,两者均可使心率降低,增强副反应。

2. 麻黄碱及其制剂与苯巴比妥 麻黄碱及其制剂如止咳定喘丸、小青龙汤等亦不可与苯巴比妥联用,前者的中枢兴奋作用能拮抗后者的中枢抑制作用。

3. 牛黄及其制剂与苯巴比妥 牛黄及其制剂牛黄上清丸、牛黄解毒丸等忌与苯巴比妥联用,前者能拮抗后者的药理作用或增强其中枢神经抑制作用,从而使疗效降低或毒性增强。

4. 谷氨酸钠与苯妥英钠 苯妥英钠服药期间,不宜同服谷氨酸钠及含谷氨酸胺量较高的食品(味精),因苯妥英钠促进谷氨酸钠急速吸收,从而产生碱血症、低钾血症等谷氨酸钠急性中毒表现。

5. 碱性中药与弱酸性西药苯巴比妥 陈香露白露片、健胃片、安胃片、红灵散以及煅龙骨、煅牡蛎等碱性中药忌与弱酸性西药苯巴比妥联用,前者使后者离子化程度增高,减少肾小管的重吸收,降低血药浓度,从而使疗效降低。

6. 中药酒剂与苯巴比妥、苯妥英钠 中药酒剂如虎骨酒、国公酒、人参酒、丁公藤药酒等,藿香正气水等酊剂以及酒大黄、酒当归等酒制中药忌与苯巴比妥、苯妥英钠联用,前者能显著加快后者的代谢速度,从而降低药效。

7. 含乙醇的中药药酒与苯妥英钠 癫痫患者久服苯妥英钠维持剂量期间,不宜合用含乙醇的中药药酒如舒筋活络酒等。因乙醇是一种药酶诱导剂,能使肝微粒体酶的活性增强,加速苯妥英钠的代谢,使其半衰期缩短,抗癫痫及抗惊厥疗效降低。

8. 苯妥英钠与含氯苯那敏的中成药 氯苯那敏能降低肝微粒体酶的活性,从而抑制苯妥英钠的代谢,使苯妥英钠的血药浓度升高并最终显示苯妥英钠的毒性。

笔记栏

五、中西药联用能增效减毒的相关药物及作用机制

1. **苯妥英钠与石菖蒲** 石菖蒲有化痰开窍、镇静止痉作用,故可治癫痫大发作。由于与苯妥英钠效用方向一致,合用可产生协同或相加作用。

2. **苯妥英钠等与地龙** 现代分析地龙含有琥珀酸和L-谷氨酸,有解痉、治疗癫痫等作用。谷氨酸钠与抗癫痫药合用,可治疗癫痫小发作。由于地龙与苯妥英钠、地西泮等药的抗癫痫作用方向一致,合用可产生协同或相加作用。

3. **苯巴比妥与癫痫宁片** 动物实验证明,癫痫宁片(马蹄香、石菖蒲、甘松、牵牛子、千金子等)的抗癫痫作用机制可能与其镇静作用及加强皮质抑制过程有关。用药后脑电图提示癫痫宁片可能有减低脑部神经元过度放电的作用;抗癫痫药物苯巴比妥能提高惊厥发作阈,限制病灶异常放电,从而使患者脑电图的癫痫波消失,由于两者均有影响脑部过度或异常放电的作用,故合用能产生协同或相加作用,从而提高疗效。

4. **苯巴比妥与大山楂丸** 苯巴比妥用于癫痫大发作,若与酸性中成药(如大山楂丸等)同服,后者可酸化尿液,使苯巴比妥不易解离,非解离部分易从肾小管再吸收,从而增强疗效。

5. **卡马西平片与地龙消痫汤** 地龙消痫汤中的地龙清热定惊、通经活络,天麻息风止痉、祛风通络,共为君药;柴胡疏肝解郁,石菖蒲开窍豁痰、醒神益智,浙贝母清热化痰,共为臣药;法半夏燥湿化痰、解痉,牡蛎重镇安神、潜阳益阴,陈皮燥湿化痰、健脾理气,白术补气健脾、燥湿利水,共为佐药;甘草调和诸药,为使药。诸药共奏化痰息风、止痉定痫的功效。有报道其联合使用卡马西平治疗小儿部分性发作癫痫,较单用卡马西平能更有效地减少癫痫发作的频率和持续时间,并减少卡马西平的副作用。

第四节 痴 呆

一、概述

(一)疾病介绍

痴呆(dementia)是指在意识清醒状态下,出现的已获得的职业和社会活动技能减退及障碍,认知功能下降,记忆力减退和丧失,视空间技能损害,定向力、计算力、判断力等丧失,并相继出现人格、情感和行为改变等障碍,且呈进行性加重过程。

临床上痴呆可分为原发性与继发性。按基本病理可分为变性痴呆,代谢性痴呆和血管性痴呆(梗死后痴呆),外伤性痴呆、酒精性痴呆等。按解剖定位可分为皮质性痴呆,皮质下痴呆,额颞叶痴呆(皮克病,Pick disease),中线痴呆和混合性痴呆等,近来艾滋病痴呆也有逐渐增多的趋势,应引起重视。

最常见的痴呆症种类是阿尔茨海默病。其典型的起始症状为记忆障碍。患者会遗忘刚刚发生的事(短期记忆差),而较久以前的记忆(长期记忆)则相对在发病初期不受影响。年龄是痴呆症最主要的危险因子。根据流行病学研究,65岁以上的老年人5%有失智症,85岁以上则增加到20%。

中医无此病名,属于中医学的"呆病""癫证""善忘""郁证"等范畴。

(二)中西药物治疗情况

1. **西药治疗** 迄今为止,尚无特效的药物能中止和逆转痴呆疾病的进展。目前治疗目

的是改善患者症状,如记忆障碍及其影响日常生活的功能。常用药物有乙酰胆碱酯酶抑制剂,谷氨酸受体调控剂,脑循环改善剂,γ-氨基丁酸类促智药,多肽类促智药,钙通道阻滞剂,神经营养性因子,中枢胆碱能受体激动剂等。

2. 中药治疗 中医认为老年痴呆的病机是本虚标实。本虚为肾精亏损、气血不足;标实为痰浊阻窍、气滞血瘀。采用标本兼治法,补肾益精,健脾益气,活血祛痰,豁痰开窍,辨证施治。常用中药有人参、当归、山药、柏子仁、黄芪、黄精、川芎、枸杞子、肉苁蓉、石菖蒲、远志、麦冬、刺五加等。

二、常用西药药物作用及作用机制

1. 胆碱酯酶抑制剂 一类能与胆碱酯酶(ChE)结合,并抑制 ChE 活性的药物(也称抗胆碱酯酶药),其作用是使胆碱能神经末梢释放的乙酰胆碱(acetylcholine,ACh)堆积,表现 M 样及 N 样作用增强而发挥兴奋胆碱受体的作用,故该类药又称拟胆碱药。常用药物有:加兰他敏(第二代乙酰胆碱酯酶抑制剂)、石杉碱甲(可逆性 AChE 抑制剂)。不良反应主要有恶心、呕吐、心动过速、失眠、腹泻、厌食等症状。

2. N-甲基-D-门冬氨酸拮抗剂 常用药物为美金刚,一种低亲和力、非竞争性的 N-甲基-D-天冬氨酸(NMDA)受体拮抗剂,可抑制兴奋性氨基酸的神经毒性而不干扰学习、记忆所需的短暂的谷氨酸生理性释放;促进多巴胺的释放,也可直接激动多巴胺受体。常见不良反应有幻觉、意识混沌、头晕、头痛和疲倦;少见焦虑、肌张力增高、呕吐、膀胱炎和性欲增加。

3. 脑循环改善剂 改善脑循环,增强血氧及葡萄糖的利用和蛋白质生物合成,改善智能障碍,有效地改善记忆和学习能力,恢复神经元的正常功能,迅速改善大脑衰退的症状。常用药物有尼麦角林、胞磷胆碱等。尼麦角林的不良反应可见直立性低血压,伴晕厥、心动过缓、恶心、腹泻、出汗、睡眠障碍、面红、食欲增加、烦躁不安等,胞磷胆碱的不良反应可见失眠、皮疹,偶尔出现头痛、兴奋、痉挛等症状。

4. 脑能量代谢激活剂 常用药物为奥拉西坦,通过对中枢胆碱能神经通路的刺激,从而发挥激活、保护和修复大脑神经细胞的作用,未发现明显不良反应。

5. 脑蛋白水解物 本品为脑蛋白经水解提取的游离氨基酸及低分子肽的混合注射液。具有抗缺氧的保护功能,能激活腺苷酸环化酶、催化激素系统,改善记忆。用于催醒和恢复记忆力功能。

6. 抗氧化药物 常用药物为正丁基苯酞,简称丁苯酞。其具有缩小局灶性缺血病变、改善微循环、增加缺血区的血流量和减少神经损伤等多种药理作用,对减少神经元丢失和记忆缺陷,改善老年痴呆认知障碍有积极作用。

7. 钙通道阻滞剂 常用药物为尼莫地平等。该类药物对脑血管平滑肌具有选择性作用,通过阻滞钙离子内流,上调蛋白激酶 A(PKA)、钙调蛋白依赖性蛋白激酶 Ⅱ(CaMK Ⅱ)、环磷腺苷效应元件结合蛋白(CREB)的磷酸化水平等路径,改善老年痴呆相关症状。

三、常用中药及其复方作用及作用机制

(一)常用单味中药作用及作用机制

中医认为老年痴呆的病机主要是本虚标实,多因为老年人肝肾亏虚、心脾不足、精血衰少及脑脉失养等所致。常用中药有人参、山药、柏子仁、百合、黄芪、黄精、川芎、枸杞子、肉苁蓉、冬虫夏草、灵芝、石菖蒲、远志、麦冬、刺五加、绞股蓝、红景天、酸枣仁、白芍、知母、何首乌等。这些中药可在辨证论治的基础上酌情选用。现将主要使用的部分药物列举如下:

笔记栏

1. 何首乌　活性单体化合物大黄素-8-*O*-β-D-吡喃葡萄糖苷,能提高小鼠学习记忆功能,对东莨菪碱所致记忆障碍有防护作用,可逆性抑制乙酰胆碱酯酶。

2. 人参　能提高胆碱能神经功能,改善学习记忆障碍;人参茎叶皂苷能明显增加小鼠脑组织中 NE、DA 含量,降低 5-HT 含量及单胺氧化酶 B 活性,提示这也与其改善老年人学习记忆功能有关。

3. 绞股蓝皂苷　能增强记忆,对抗利血平对单胺类递质的耗竭,使小鼠脑干、海马、纹状体的 NE、5-HT、DA 有不同程度的增加。在不同脑区、不同单胺类递质中,有效剂量的绞股蓝皂苷对海马 5-HT 系统作用最明显。

（二）常用中药复方作用及作用机制

1. 当归芍药散

主要组成:当归、芍药、茯苓、白术、泽泻、川芎。

功能主治:养血疏肝,活血化瘀,健脾利湿。原方主治多种妇科疾病。但随着研究的深入,当归芍药散许多新的药理作用被逐渐发现,其能改善老年痴呆患者的临床症状。在动物实验中,当归芍药散可以使动物脑内与学习记忆能力关系密切的单胺类递质如 NA、DA、ACh 的含量增加,从而促进实验动物的学习记忆能力。当归芍药散还能抑制自由基的生成,对抗自由基对神经元的损伤。

药理研究:本方主要有调节下丘脑-垂体-卵巢轴功能,改变血液流变性,抑制血小板聚集,改善微循环,抗炎等作用;可改善大鼠学习记忆能力,抑制东莨菪碱抗胆碱作用,使老年大鼠大脑皮层区胆碱乙酰转移酶活性增加、胆碱能纤维数量增加,提高空间记忆能力。

2. 开心散

主要组成:石菖蒲、远志、人参、茯苓。

功能主治:补益心肾,开窍宁神。主治焦虑惊恐不安,精神恍惚,健忘痴呆等症状,为安神益智的基础方剂。

药理研究:临床应用此方(或加减)治疗精神性疾病如抑郁、焦虑、老年痴呆等症,效果确切。

3. 调心方

主要组成:党参、桂枝、石菖蒲、远志等。

功能主治:补益心脾,宁神益智。用于脏腑功能失调,气血运行失调,尤其是心气不足、神明失司导致的记忆功能衰退。

药理研究:本方可改善阿尔茨海默病患者的认知功能和日常生活能力。

四、应避免联合使用的中西药物及作用机制

1. 吡拉西坦与活血中药　吡拉西坦与活血中药(丹参、当归等)合用,可以延长凝血酶原时间,抑制血小板聚集。故合用时需要调整抗凝药物的剂量,预防出血。

2. 美金刚与排石利胆中药　美金刚与排石利胆的中药如金钱草、海金沙、石韦等合用,会导致本品的肾清除率下降。

3. 尼莫地平与甘草类制剂　研究表明甘草类制剂中的甘草次酸能够剂量依赖性地抑制大鼠肝药酶 CYP3A4 的活性,而尼莫地平为 CYP3A4 的底物。尼莫地平联用甘草类制剂,存在潜在的药物相互作用风险。

五、中西药联用能增效减毒的相关药物及作用机制

脑蛋白水解物与当归注射液　脑蛋白水解物含有大量的游离氨基酸,易通过血-脑屏

障,加强脑组织的糖代谢及氧的利用,维持脑组织的正常血液循环及生化特性,提高脑组织的供血、供氧能力,使葡萄糖转运正常,活跃改善脑内递质及酶的活性;直接进入神经细胞中,作用于蛋白质的合成,影响呼吸链的作用并产生能量;增加心泵功能,加快血液循环速度,保证脑组织供氧、供血。当归注射液由当归制成,功能补血生血、活血散瘀、调经止痛,具有扩张外周血管、冠状动脉及脑血管的作用。

第五节　脑　性　瘫　痪

一、概述

(一)疾病介绍

脑性瘫痪(cerebral palsy)简称脑瘫,是发育时期各种原因所致的非进行性脑损伤综合征,主要表现为中枢性运动障碍、肌张力异常、姿势及反射异常。并可同时伴有癫痫、智力低下、语言障碍、视觉及听觉障碍,以及继发性肌肉与骨骼问题。本病发病率高,国际上脑性瘫痪的患病率在活婴中为1.5‰~2.5‰,没有证据表明脑瘫患儿存在地区差异;具有早产、低出生体重、黑种人、多胎,以及母亲高龄等特征者,脑瘫患病率较高。我国脑性瘫痪的发病率为1.8‰~4‰。

主要临床表现为运动功能障碍,表现为:①运动发育落后,包括粗大运动或精细运动迟缓,主动运动减少。②肌张力异常,表现为肌张力亢进、肌强直、肌张力低下及肌张力不协调。③姿势异常,静止时姿势如紧张性颈反射姿势,四肢强直姿势,角弓反张姿势,偏瘫姿势;活动时姿势异常,如舞蹈样手足徐动及扭转痉挛,痉挛性截瘫步态,小脑共济失调步态。④反射异常,表现为原始反射延缓消失、保护性反射延缓出现以及Vojta姿势反射样式异常,Vojta姿势反射包括牵拉反射、抬躯反射、Collin水平及垂直反射、立位和倒位及斜位悬垂反射。

脑瘫常伴有其他障碍,如智力低下(占30%~50%),癫痫(25%~50%),视力异常如斜视、弱视、眼球震颤等(50%左右),听力减退(10%~15%)以及语言障碍,认知和行为异常等。

小儿脑瘫为脑性瘫痪的简称,属于中医学"五迟""五软""五硬""痿证""痴呆"等范畴。

(二)中西药物治疗情况

1. 西药治疗　目前尚无特别有效的疗法,仅为对症治疗,采取物理疗法、康复训练、药物治疗和手术治疗等降低痉挛肌肉的张力,改善运动功能。智力正常的患儿通常预后较好。癫痫频繁发作可致脑缺氧而使智力障碍加重,预后较差。下肢痉挛影响活动者可试用苯海索、巴氯芬等肌肉松弛药降低肌张力。近年来,肉毒毒素注射治疗痉挛性脑瘫,能很快缓解肌肉痉挛,降低肌张力。

2. 中药治疗　中医对脑性瘫痪多从脏腑辨证分型,主要从虚实两方面辨证:虚证责之于肝、肾、脾、心脏腑亏损,气血虚弱;实证责之于痰、瘀。以虚证为主者,则以补为治疗大法。若先天不足,肝肾亏损,宜补养肝肾,强筋壮骨;若后天失调,心脾两虚,则健脾养心、益智开窍;若先天、后天均不足,致脾肾虚弱者,宜健脾益气,补肾填精。实证则以血瘀痰阻,脑窍闭塞为主。若因难产、外伤、窒息、感染等因素致痰瘀阻滞者,宜化痰开窍、化瘀通络。亦有部分患儿虚实夹杂者,须辨证选方用药。

笔记栏

二、常用西药药物作用及作用机制

1. **肉毒毒素** 肉毒毒素作用于周围神经末梢,神经肌肉接头即突触处,抑制突触前膜对神经介质乙酰胆碱的释放,从而引起肌肉的松弛性麻痹,起到缓解痉挛和强直的治疗作用。脑瘫患儿70%左右为痉挛性脑瘫,其突出表现为肌张力增高,导致运动功能障碍,因此降低肌张力,促进运动发育是治疗的重点。通过注射肉毒毒素,能很快缓解肌肉痉挛,降低肌张力。

2. **脑蛋白水解物** 本品通过血-脑屏障,能促进脑细胞蛋白质的合成,并影响呼吸链,增强抗缺氧能力,改善脑内能量代谢,激活腺苷酸环化酶和催化其他激素系统;提供神经递质、肽类激素及辅酶的前体。一般耐受良好,注射太快有热感。偶有过敏反应。

三、常用中药及其复方作用及作用机制

1. 肝肾亏损证——六味地黄丸加味

主要组成:熟地黄、山茱萸、茯苓、泽泻、牡丹皮、山药。

功能主治:滋阴补肾。主治肝肾亏虚证,肢体不自主运动,关节活动不灵,手足徐动或震颤,动作不协调;语言不利,或失明,或失聪;舌质淡;脉细软或指纹淡紫。

药理研究:增强免疫、抗肿瘤、抗衰老、降血糖、降血脂等作用。

2. 心脾两虚证——归脾汤

主要组成:黄芪、人参、白术、当归、远志、茯苓、木香、酸枣仁、龙眼肉、炙甘草。

功能主治:益气补血,健脾养心。主治心脾气血两虚证,小儿语言发育迟缓,智力低下。伴运动发育落后,发稀萎黄,四肢痿软无力,肌肉松弛,口角流涎,咀嚼无力,弄舌,食欲缺乏,神疲体倦,面色无华,唇甲色淡,舌淡胖,苔少,脉细弱,指纹淡。

药理研究:主要有改善骨髓微循环,增加骨髓造血组织,促进多能干细胞增殖分化和幼稚中性粒细胞发育成熟,延长中性粒细胞寿命及抗氧化、延缓衰老、防治记忆障碍等作用。

3. 痰瘀阻滞证——通窍活血汤合二陈汤加减

主要组成:半夏、陈皮、茯苓、远志、石菖蒲、川芎、桃仁、红花、赤芍、郁金、丹参、麝香等。

功能主治:涤痰开窍,活血通络。主治痰瘀阻络证,自出生后反应迟钝,智力低下,关节强硬,肌肉软弱,动作不自主,或有癫痫发作;肌肤甲错,毛发枯槁,口流痰涎,吞咽困难;舌质紫暗,苔白腻;脉滑沉。

4. 脾虚肝亢证——异功散加味

主要组成:人参、白术、茯苓、甘草、陈皮、白芍、钩藤、天麻、鸡血藤。

功能主治:健脾,益气,和胃。主治肝强脾弱证,自出生后多卧少动,颈强不柔,肢体强直拘挛,强硬失用,或动作笨拙,肌肉瘦削;烦躁易怒,遇到外界刺激后加重,食少纳呆;舌苔少或白腻,脉沉弦,指纹沉滞。

药理研究:主要有增强免疫,抗溃疡,解痉等作用。

5. 脾肾虚弱证——补天大造丸加减

主要组成:黄芪、人参、白术、茯苓、紫河车、鹿角、枸杞子、当归、熟地黄、龟甲等。

功能主治:健脾补肾,生肌壮骨。主治脾肾两亏证,头项软弱,不能抬举或挺而不坚;口软唇弛,吸吮或咀嚼困难;肌肉松软无力,按压失于弹性,两足痿弱,骨软无力;面白,肢倦无力;舌淡,苔薄白;脉沉无力或指纹淡。

四、应避免联合使用的中西药物及作用机制

1. **含生物碱中药及其制剂与苯海索** 凡含生物碱中药(黄连、川乌、延胡索、颠茄、木

香、槟榔、贝母、麻黄等)及其制剂(黄连上清清心类、小活络丹类、牛黄千金清心类、枇杷糖浆类、止咳定喘、宣肺化痰类、人参再造丸、大活络丹类等),麻黄碱及其制剂(麻杏止咳露、止咳定喘丸、防风通圣丸等),忌与抗震颤麻痹类苯海索等联用。两者作用拮抗,降低疗效,并可使心脏过度兴奋、心率加快、紊乱甚至心脏骤停,且可引起恶心呕吐、心动过速、头痛头晕、心律失常、震颤等不良反应加倍,解热发汗作用累加,引发虚脱,升高眼压,诱发加重青光眼,产生精神兴奋、排尿、呼吸困难、运动失调、血压骤升、高血压危象、脑出血或死亡。

2. 含有皂苷成分的中药与酸性较强的西药 含有皂苷成分的中药,如甘草、人参等及其制剂,忌与酸性较强的西药联用,因皂苷在酸性或酶的作用下水解,进而脱水,双键转位,构型转化等而失效。

3. 山药与具有氧化性的药物 中药山药含大量糖类,经水解成单糖后具有还原性,若与具有氧化性的药物如硝酸甘油、硝酸异山梨酯等联用,会产生微量硝酸、硫酸,相互氧化还原而影响疗效。而健脾复方中多配伍山药,用于治疗该类疾病。

4. 抗抑郁作用的中药与脑蛋白水解物 脑蛋白水解物与具有抗抑郁作用的中药(如越鞠丸)合用,可导致精神紧张,建议减少后者的剂量。

五、中西药联用能增效减毒的相关药物及作用机制

脑蛋白水解物与复方丹参注射液 脑蛋白水解物是从动物体内提取的具有器官特异性的氨基酸混合水溶液,具有激活脑神经细胞线粒体作用,促进脑细胞蛋白合成;提供神经递质等,具有类似生长因子的作用,促进脑神经细胞的分化和神经纤维髓鞘的形成;增加脑组织中毛细血管网密度。复方丹参注射液功能祛瘀止痛,活血通经,清心除烦。能促进脑部血液循环,清除氧自由基。故本品与脑蛋白水解物联用相辅相成,相互协同,有利于脑性瘫痪的治疗。

第六节 头 痛

一、概述

头痛指外眦、外耳道与枕外隆凸连线以上部位的疼痛。主要临床表现为全头或局部的胀痛或钝痛、波动性疼痛、头重感、戴帽感或勒紧感等,同时可有恶心、呕吐、眩晕和视力障碍等。临床可分为原发性头痛(偏头痛、紧张性头痛、丛集性头痛)、继发性头痛和脑神经痛、中枢性和原发性面痛及其他头痛等。头痛机制与头面部疼痛敏感结构受到刺激、压迫、牵拉有关。包括炎症、肿瘤、外伤等影响疼痛敏感结构,致其受压、刺激、肌肉收缩、血管扩张或收缩,从而引起头痛;另外,多种神经递质如 5-HT、内啡肽、P 物质等在头痛的病理过程中起重要作用。

二、常用西药药物作用及作用机制

1. 偏头痛 常用药物是苯噻啶,为 5-HT 受体拮抗剂,并有很强的抗组胺和较弱的抗乙酰胆碱作用。麦角胺通过对平滑肌的直接舒张作用,使脑动脉血管的过度扩张与搏动恢复正常,从而缓解头痛。不良反应为抗毒蕈碱样作用,表现为困倦、食欲增加、体重增加,偶见恶心、头晕,罕见焦虑、攻击性和抑郁,在儿童可能出现中枢神经系统刺激症状。剂量过大可出现血管痉挛,引起重要器官供血不足,偶尔可导致肠系膜血管收缩、缺血性肠病及舌的部

分坏死、肢体苍白及发凉,上下肢动脉痉挛,甚至可发生坏疽。

2. 紧张性头痛 常用药物巴氯芬,是骨骼肌松弛药。机制尚不明,可能为干扰兴奋性神经递质的释放,抑制脊髓突触间的传导。巴氯芬能激活 γ-氨基丁酸受体,降低脊髓单突触或多突触的反射电位及脊髓后根与后根间的反射电位,产生骨骼肌松弛作用。不良反应常见疲倦、皮疹、眩晕、面部潮红、厌食、恶心、水肿、排尿困难、无力、头痛等,偶见黄疸,罕见多形红斑。

3. 神经痛 常用药物是卡马西平,具有抗癫痫、抗神经性疼痛的作用,作用机制可能与 Ca^{2+} 通道调节有关。常见不良反应为视物模糊、复视、眼球震颤等中枢神经系统反应,以及头晕、乏力、恶心、呕吐等;少见皮疹、荨麻疹、瘙痒、儿童行为障碍、肝功能异常、胆汁淤积、肝细胞性黄疸及甲状腺功能减退等;罕见粒细胞减少和骨髓抑制、心律失常、过敏性肝炎、肝衰竭、急性肾衰竭及全身多器官发生超敏反应等。

三、常用中药及其复方作用及作用机制

(一)治疗头痛的常用中药作用及作用机制

头痛病是指由于外感与内伤,致使脉络拘急或失养,清窍不利所引起的以头部疼痛为主要临床特征的疾病。头痛既是一种常见病证,也是一个常见症状,可以发生于多种急慢性疾病过程中,有时亦是某些相关疾病加重或恶化的先兆。中医学将头痛归为"偏头痛""头痛""头风"范畴,中医在治疗方面有独具特色的手段和优势。头痛按其病因可分为风寒头痛、风热头痛、风湿头痛、肝阳头痛、痰浊头痛、血瘀头痛、血虚头痛、肾阳虚头痛、肾阴虚头痛、火热头痛。常用中药种类繁多,现将临床用药频次较高的中药举例如下:

1. 川芎 川芎味辛性温,归肝经气分,祛风通络止痛擅治外感头痛,调畅气机擅治内伤头痛,因有补益功能,故亦可用于虚证头痛。川芎具有抑制血小板 TXA_2 生成作用,对 TXA_2 生物活性有直接拮抗作用,对血管壁前列环素(PGI_2)生成则无影响(PGI_2 是已知自然存在的最强的血小板聚集抑制剂,主要由血管壁与中性粒细胞合成和释放,对冠状动脉、外周血管平滑肌均有较强舒张作用),但对 PGI_2 生物活性有明显增强作用,并对血管平滑肌有解痉作用。因而川芎有镇痛、镇静、提高痛阈及缓解精神紧张的作用。

2. 天麻 天麻为兰科植物天麻的干燥块茎,是多年生寄生植物。味甘性平,归肝经气分,具有祛风止痛的功效,用于治疗头痛具有悠久的历史,可用于虚、实、寒、热、风、火、痰、瘀多种证型头痛,是治疗头痛的重要药物之一。药理研究显示,天麻具有保护脑神经细胞、镇静、催眠、镇痛、抗惊厥、增加心脑血管灌注量、改善循环血流、降低血压等作用,这是天麻可用于内外虚实头痛的重要原因。

3. 白芷 白芷为伞形科植物白芷或杭白芷的干燥根。性温,气芳香,味辛、微苦,具有散风除湿、通窍止痛、消肿排脓的功效,临床广泛应用于感冒头痛、眉棱骨痛、鼻塞、鼻渊、牙痛、白带、疮疡肿痛等病症,并有较好的疗效。含挥发油和香豆素类,香豆素类具有明显的镇痛和解痉作用,能明显对抗热板、冰醋酸所致小鼠疼痛及 $BaCl_2$ 所致兔肠平滑肌痉挛。挥发油与烯丙吗啡、氟哌啶醇有协同作用,其镇痛作用能被纳洛酮和利血平对抗;挥发油在外周能显著降低血中单胺类神经递质的含量,在中枢能显著升高多巴胺、5-HT含量,降低去甲肾上腺素和5-羟吲哚乙酸含量。这说明了挥发油调整体内单胺类神经递质含量是其镇痛机制之一。此外,白芷有扩张血管的作用,因此对血管性头痛也有治疗作用。

4. 葛根 葛根含葛根总黄酮类物质,实验证明葛根总黄酮有扩张脑血管作用,能使脑血流充盈增加,同时使脑血管阻力降低,促使异常的脑循环恢复正常。而且葛根素能解除微动脉痉挛,改善微循环,从而改善脑功能及降低颅内压。由于葛根还含有大豆苷元,具

有抗组胺与乙酰胆碱作用,因而有明显镇痉、缓解肌肉痉挛功效,对血管痉挛引起的头痛有作用。

5. 白芍 白芍是毛茛科植物芍药去皮的干燥根。性微寒,味苦、酸,具有平肝止痛、养血调经、敛阴止汗的功效。芍药苷是白芍质量控制的指标性成分,具有显著的抗炎、免疫调节和保护内皮细胞等药理作用。研究认为,白芍通过对大脑皮质的抑制而起到镇静、镇痛、抗惊厥等作用,通过抑制副交感神经的兴奋起到解痉等作用,是白芍治疗头痛的机制之一。

（二）治疗头痛的常用中药复方作用及作用机制

依据辨证论治,中药复方治疗头痛的种类很多,这里介绍几种常用中药复方。

1. 川芎茶调散

主要组成:川芎、荆芥、白芷、羌活、甘草、细辛、防风、薄荷。

功能主治:祛风通络,活血止痛。用于血管神经性偏头痛的治疗。

药理研究:川芎茶调散可降低血黏度,改善微循环,且能降低毛细血管通透性,增加组织器官供血,增强免疫功能和抗炎作用。

2. 天麻钩藤饮

主要组成:葛根、天麻、钩藤、杜仲、牛膝、桑寄生、石决明、炒枳实、黄芩、川芎、首乌藤、炙甘草。

功能主治:平肝潜阳,祛风止痛。用于肝阳上亢型偏头痛。

药理研究:天麻能降低外周血管阻力,增加血流及镇痛,其主要成分川芎嗪能抑制血管平滑肌收缩,阻止血小板聚集,扩张血管,增加脑血流量,改善脑细胞缺血缺氧状态,其水煎剂具有镇静作用。葛根素能增加微血管运动,提高局部微血流量,改善微循环和外周循环,扩张冠脉及脑血管,增加脑血流量。全方通过增加脑血流,改善患者的血管舒缩功能,改善局部血流状态,从而改善脑代谢,达到缓解疼痛的目的。

3. 养血清脑颗粒

主要组成:当归、川芎、白芍、熟地黄、钩藤、鸡血藤、夏枯草、决明子、珍珠母、延胡索、细辛等。

功能主治:养血平肝,活血通络。用于血虚肝旺所致的头痛眩晕、心烦易怒、失眠多梦。

药理研究:养血清脑颗粒具有降压、改善脑供血、增加软脑膜血流量、改善微循环、保护神经元、预防血栓、提高机体抗氧化及改善糖代谢等功能,并有镇静及改善认知的作用。

4. 正天丸

主要组成:钩藤、白芍、川芎、当归、地黄、白芷、防风、羌活、桃仁、红花、细辛、独活、麻黄、黑顺片、鸡血藤。

功能主治:疏风活血,养血平肝,通络止痛。用于外感风邪、瘀血阻络、血虚失养、肝阳上亢引起的偏头痛、紧张性头痛、神经性头痛、颈椎病型头痛、经前头痛。

药理研究:正天丸方中君药川芎的主要有效成分川芎嗪能在脑部发挥扩血管,抑制血小板聚集的作用,正天丸对大鼠行为学症状的改善作用机制可能类似于氟桂利嗪。在偏头痛发作期血浆一氧化氮(NO)、降钙素基因相关肽(CGRP)和内皮素(ET)含量异常,同时颅内血管舒缩功能障碍,因此调节异常的血浆 NO、ET 及 CGRP 水平也成为治疗偏头痛的焦点之一。正天丸可能通过降低血浆中的 CGRP、ET 及 NO 含量,抑制脑血管异常扩张,抑制神经源性炎症来防治偏头痛。

四、应避免联合使用的中西药物及作用机制

1. 含醇类中药与苯噻啶 两者合用可使中枢抑制作用加强,引起血压下降。

2. 含氰苷类中药与镇痛药、麻醉药等 凡含氰苷类中药,如桃仁及其制剂不可与镇痛药(吗啡、盐酸哌替啶、可待因等)、麻醉药(乙醚等)、镇静药(苯巴比妥、司可巴比妥等)、止咳药等联用,否则加重麻醉,可引起呼吸中枢抑制,衰竭甚至死亡。

3. 平肝息风类中药及其制剂与中枢神经兴奋药 凡平肝息风类中药天麻及其制剂(密环片、五虎追风散等)忌与咖啡因、茶碱、哌甲酯、苯丙胺等中枢神经兴奋药联用,联用后会产生药理性拮抗,降低疗效。

4. 偏酸性中药与碱性西药 地黄等酸性药忌与碱性西药(如咖啡因、东莨菪碱、复方氢氧化铝片等)联用,酸碱值中和,分解失效,或析出沉淀致无法吸收。

五、中西药联用能增效减毒的相关药物及作用机制

1. 氟桂利嗪与正天丸 氟桂利嗪属二苯烷胺类化合物,有抗 5-HT 和抗组胺作用。口服吸收后,能通过血-脑脊液屏障进入脑组织,减轻脑缺血时引起的神经细胞损伤、脑水肿和代谢异常。能增加脑血流量,解除蛛网膜下腔出血引起的血管痉挛。正天丸系活血化瘀、祛风胜湿之剂,动物实验及分子生物学的研究证明本品具有镇痛、扩张脑血管,增加脑血管流量、抑制血小板聚集作用,有显著的扩张微血管、改善微循环及降低血压作用,对脑血管收缩与舒张有双向调节作用。因此,本品与氟桂利嗪合用,相互协同,解除血管痉挛,改善微循环,既能消除偏头痛血管痉挛期,又能阻断血管扩张期而起到减少头痛发作的作用。

2. 尼莫地平与养血清脑颗粒 尼莫地平选择性作用于 Ca^{2+} 慢通道,有明显的扩血管作用,可迅速通过血-脑屏障,抑制脑血管收缩并能防止反应性的颅外血管扩张;养血清脑颗粒由当归、川芎、白芍、细辛等组成。功能养血平肝,活血通络。药理研究表明,本品可改善动物软脑膜微循环,增加脑血流量,缓解血管痉挛,止痛。由于养血清脑颗粒与尼莫地平均具有扩张脑血管、解除血管痉挛、改善循环及止痛作用,故两者联用协同增效。

3. 硫酸镁与复方丹参注射液 复方丹参注射液功能祛瘀止痛,活血通经,清心除烦。镁是人体内不可缺少的物质,它参与各种酶的合成及代谢,具有镇静、抗痉挛、松弛平滑肌的作用。复方丹参注射液的君药丹参具有抑制血小板黏附、聚集、释放及血栓形成、改善微循环、镇痛及抗炎的作用,并可降低颅内压。两药联用可起到互补作用,能抑制血小板合成 TXA_2 等前列腺素类缩血管物质,从而产生扩张血管的目的,使头痛的发作得以控制。

4. 山莨菪碱与复方丹参注射液 山莨菪碱为 M 受体阻断剂,具有松弛平滑肌、解除血管痉挛(尤其是微血管痉挛)及镇痛作用。复方丹参注射液功能祛瘀止痛、活血通经、清心除烦,具有保护心肌缺血缺氧,清除自由基,镇静,改善血液流变学等作用,方中丹参可明显改善外周和内脏微循环等。因此复方丹参注射液与山莨菪碱联用有协同扩张血管、解除血管痉挛的作用,可提高偏头痛的治疗效果。

第七节 精 神 疾 病

一、概述

精神活动是大脑对外界客观事物的反映。人的精神活动包括感知觉、思维、记忆、智能、情感、意志行为、意识活动等方面。精神疾病(也称精神障碍)是在内外致病因素影响下,大脑上述功能活动发生紊乱,引起精神活动显著偏离正常,其特征为情绪、认知、行为等方面的改变,伴有痛苦体验和/或功能损害。精神病性症状为主或病程中出现精神病性症状的疾病

主要有精神分裂症、分裂样人格障碍、妄想性障碍、急性短暂性精神病性障碍、分裂情感障碍及器质性精神障碍等。

二、常用西药药物作用及作用机制

1. 吩噻嗪类　中枢多巴胺受体的拮抗药,拮抗与情绪思维有关的边缘系统的多巴胺受体,代表药物是氯丙嗪。常用药物奋乃静是其哌嗪衍生物,主要阻断与情绪思维的中脑边缘系统及中脑-皮质通路的多巴胺受体(D_2)。氟奋乃静是多巴胺 D_1、D_2 受体的拮抗药,与5-HT 受体有高度亲和力,抗精神病作用比奋乃静强,且作用持久。三氟拉嗪作用与氯丙嗪相同,为强 D_2 弱 D_1 受体拮抗药,硫利达嗪为哌啶族吩噻嗪类化合物代谢物的代表药,其右旋体选择性地对 D_1 受体起拮抗作用。吩噻嗪类的不良反应主要为长期大量使用时可引起锥体外系反应,如两眼斜视或向外上方固定、肢体扭转、角弓反张、颈部强直、斜颈、静坐不能、抽搐、舌根发硬等运动障碍,用药时可考虑同时用抗震颤麻痹药(如苯海索、阿托品、东莨菪碱等),以预防或减少不良反应发生。如出现锥体外系反应时,可立即注射东莨菪碱或口服苯海索或阿托品,其他不良反应有心动过速、失眠、口干、烦躁。偶见肝损害、白细胞减少或再生障碍性贫血。

2. 丁酰苯类　有较强的多巴胺受体拮抗作用,代表药是氟哌啶醇,其拮抗多巴胺受体的作用为氯丙嗪的 20~40 倍,因此属于强效低剂量的抗精神病药。不良反应多见锥体外系反应,降低剂量可减轻或消失。长期应用可引起迟发性运动障碍;大剂量长期使用可引起心律失常、心肌损伤。

3. 硫杂蒽类　通过拮抗脑内神经突触后 D_1 和 D_2 受体而改善精神症状,如氯普噻吨、氯哌噻吨、替沃噻吨。不良反应与氯丙嗪相似,也可引起直立性低血压,但锥体外系反应较少见,长期大量使用也可引起迟发型运动障碍;大剂量时可引起癫痫大发作;偶有肝功能损伤、粒细胞减少及皮疹产生;可引起血浆中催乳素浓度增加,注射局部可见红肿、疼痛、硬结。

4. 苯甲酰胺类　为非典型抗精神病药。在下丘脑、脑桥和延髓能拮抗 D_1、D_2 受体,对 D_3、D_4 受体也有一定拮抗作用,具有激活情感作用,其抗木僵、退缩、幻觉、妄想及精神错乱的作用较强,并有一定的抗抑郁作用。代表药是舒必利,其衍生物氨磺必利是多巴胺 D_2 受体拮抗药,可选择性地与边缘系统 D_2、D_3 受体结合,小剂量有振奋、激活作用,用于精神分裂症阴性症状;大剂量有镇静作用,可治疗急性精神障碍患者;对抑郁症状也有效。苯甲酰胺类化合物的不良反应为增量过快时,可有一过性心电图改变、血压升高或降低、胸闷、脉频等;有时可见轻度的锥体外系反应;尚可有月经异常、泌乳、射精不能、体重增加、失眠、焦躁、不安、兴奋、困倦、口渴、头痛、发热、出汗、排尿困难、运动失调、胃肠道反应等不良反应;也可出现皮疹、瘙痒等过敏反应。

5. 苯二氮䓬类　作用于中脑边缘系统的多巴胺受体,抑制多巴胺与 D_1、D_2 受体的结合,对黑质纹状体的多巴胺受体影响较少,故有较强的抗精神病作用,而锥体外系反应少见,也不引起僵直反应,并具有拮抗 5-HT 受体的作用,能直接抑制中脑网状结构上行激活系统,具有强大的镇静催眠作用。常用药物氯氮平、奥氮平,常见的不良反应有头痛、头晕、精神委顿、多汗、口涎分泌多、恶心或呕吐、便秘、体重增加,也可出现视物模糊、血压增高等反应。

6. 苯丙异唑类　苯丙异唑衍生物是新一代的抗精神病药。代表药是利培酮,其引起的运动功能抑制,以及强直性晕厥都要比经典的抗精神病药少。主要常见不良反应为与剂量相关的锥体外系症状,因催乳素水平升高而引发的闭经、溢乳和心功能障碍;可有焦虑、嗜睡、头晕、恶心、便秘、消化不良、鼻炎、皮疹等。

7. 二苯丁酰哌啶类　为结构与丁酰苯类极为相似的新系族——二苯丁基哌啶类的衍

生物,具有较强的抗精神病作用,是一类口服作用维持时间长又较安全的抗精神病药。代表药是五氟利多,主要不良反应为锥体外系反应,可有失眠、口干、便秘、乏力、头晕、胃肠道紊乱及焦虑、抑郁,偶有白细胞减少;少数病例转氨酶可能有一过性改变,个别患者有皮疹、抽搐等症状。

三、常用中药及其复方作用及作用机制

(一)治疗精神病的常用中药作用及作用机制

中医理论中,精神分裂症多属"癫狂"的范畴,癫属虚,狂属实。清代沈金鳌《杂病源流犀烛·癫狂源流》中所说"癫病痰火一时忽动,阴阳相争,亦若狂之状,狂病痰火经久煎熬,神魂迷瞀,亦兼癫之状"。证候包括火盛伤阴型、痰火上扰型、心血不足兼夹痰火型、心脾两虚型、痰气郁结型等。既可用单味中药,也可用复方汤剂。

治疗精神病类疾病的常用单味中药主要分为:清热泻火类,如大黄、黄连、黄柏、栀子、柴胡、龙胆等;开窍醒神类,如胆南星、青皮、陈皮、广木香、竹沥、半夏、煅礞石、石菖蒲、白附子、天南星、钩藤、蝎尾、玳瑁、麝香等;补肾安神类,如巴戟天、淫羊藿、仙茅、附子、肉桂、干姜、党参、黄芪、熟地黄、龟甲等。现介绍主要几种常用的中药。

1. 石菖蒲 天南星科多年生草本植物石菖蒲的干燥根茎。味辛性温,具有开窍豁痰、醒神益智、聪耳明目、化湿开胃的功效。临床上广泛应用于癫痫、痰厥、热病神昏、中风失语、健忘、耳鸣、痴呆等病证。药理研究显示石菖蒲具有抗痴呆、改善记忆、抗惊厥、抗癫痫和抗抑郁的作用。用小鼠强迫游泳和悬尾实验等经典的抗抑郁实验方法,对石菖蒲、合欢花、柴胡、百合、香附5种具有抗抑郁作用潜力的中药进行初步筛选和比较评价,筛选出石菖蒲、柴胡、香附、百合具有一定的抗抑郁作用。其抗抑郁作用可能是通过阻断中枢5-HT等单胺类递质的重摄取,使中枢神经细胞突触间隙中可供生物利用的5-HT增多而发挥的。

2. 天南星 天南星是天南星科天南星属植物,以其块茎入药。中医理论认为天南星味苦、辛,性温,有毒,具有燥湿化痰、祛风止痛、散结消肿等功效,主治顽痰咳嗽、胸膈胀闷、眩晕、中风、口眼歪斜、癫痫及破伤风等,应用天南星配伍治疗肿瘤、冠心病、中风、癫痫、精神分裂症等取得了较好的疗效。其抗精神病的作用机制可能与其镇静、抗惊厥、抗氧化应激的药理作用有关。

3. 朱砂 朱砂为天然矿物类中药,其化学成分主要为硫化汞。朱砂作为清心镇惊、安神解毒的代表药已有上千年历史,用于治疗心悸怔忡、失眠多梦、心神不安诸证。药理研究显示朱砂及其复方制剂朱砂安神丸具有较强的镇静催眠作用,可明显减少失眠大鼠的觉醒时间,延长慢波睡眠,推迟安钠咖所致惊厥,对抗苯丙胺、戊四氮类药物的兴奋作用,小剂量朱砂有抗焦虑作用,推测朱砂可能通过减少5-HT的合成或释放而非改变5-HT的代谢,进而发挥抗焦虑作用。

4. 麝香 麝香是一种名贵中药,为麝科动物雄性麝脐下腺囊的分泌物。具有芳香开窍,醒脑回苏,镇心安神,通痹和镇痉作用。药理研究主要侧重于其对中枢神经系统的影响,在抗炎、镇痛和增强免疫、抗变态反应、抗早孕方面也有较多的报道。临床上配伍用于治疗血管性头痛、精神分裂症、儿童智力不全症、冠心病、风湿痹证和恶性肿瘤等。大剂量麝香有抑制中枢的作用,可延长戊巴比妥钠引起的睡眠时间,同时又有增加脑血流、保护脑神经的作用,这些可能是其抗精神病的作用机制。

(二)治疗精神病的常用中药复方作用及作用机制

临床常用具有理气解郁、泻肝清火、宁心安神的中药复方汤剂为主。常用中药复方如下:

笔记栏

1. 顺气导痰汤

主要组成:茯苓、法半夏、陈皮、甘草、胆南星、枳实、香附、郁金、石菖蒲、远志。

功能主治:用于精神抑郁,表情淡漠,喃喃独语,语无伦次,时喜时悲,哭笑无常,不知秽洁,饮食减少,舌苔薄腻,脉多弦滑。

药理研究:分别以顺气导痰汤与抗精神病药治疗精神分裂症,采用简明精神病评定量表(BPRS)、临床总体印象量表(CGI)、药物不良反应量表(TESS),于治疗前后及治疗中对患者进行评分。结果显示,顺气导痰汤其抗焦虑抑郁及精神运动迟滞方面优于抗精神病药,且不良反应少;但其控制兴奋躁动,消除幻觉、妄想,改善思维方面略逊于抗精神病药。对精神分裂症部分症状有较好的治疗作用。

2. 温胆汤

主要组成:竹茹、陈皮、龙胆、远志、酸枣仁、半夏、茯苓、枳实、胆南星、石菖蒲、甘草。

功能主治:行气破滞、化痰开郁,对精神分裂症抑郁症状有效。

药理研究:温胆汤对实验性大鼠精神分裂症有较好的治疗作用,该方的作用机制可能与调节脑内谷氨酸(Glu)和 DA 的功能异常及失衡、阻滞 D_2 受体、增强海马细胞突触的可塑性、保护海马免受病理损伤、减轻氧自由基引起的损害、提高体内免疫调节功能等相关。

3. 礞石涤痰汤

主要组成:礞石、生石膏、生大黄、赭石、胆南星、石菖蒲、竹茹。

功能主治:坠痰下气,平肝镇惊,善攻逐陈积伏匿之老痰顽痰,用于癫狂、惊痫等火热内盛之证,精神分裂症属痰热狂躁型的患者。

药理研究:一氧化氮(NO)是一种神经信息分子,有研究发现 NO 在精神分裂症发病过程中起重要作用,礞石涤痰汤能降低精神分裂症患者血清的 NO 水平。

4. 舒血宁片

主要组成:银杏叶提取物。

功能主治:联合抗精神病药物可用于精神分裂症治疗。

药理研究:银杏叶提取物的主要成分为黄酮类、萜类和有机酸类,除改善心、脑微循环外,有清除自由基与改变中枢神经递质的作用,上述可能是其治疗精神病的作用机制。

5. 甘麦大枣汤

主要组成:甘草、小麦、大枣。

功能主治:养心安神,和中缓急,用于精神恍惚、常悲伤欲哭,不能自主者。

药理研究:此方能显著延长硫喷妥钠睡眠时间,显著增加氯丙嗪的睡眠时间和缩短入睡时间,并能显著延长士的宁的致惊时间及对小白鼠具有镇静、催眠及抗惊厥作用。

四、应避免联合使用的中西药物及作用机制

1. 含乙醇的中药药酒与氯丙嗪等镇静药　含乙醇的中药药酒,如风湿酒、参茸酒等忌与氯丙嗪等镇静药同用,因乙醇可使这些药物的中枢抑制作用增强,特别是对睡眠呼吸暂停综合征的患者可产生呼吸抑制而导致死亡。乙醇亦系肝药酶诱导剂,可增强肝药酶活性,从而加速药物代谢,使血药浓度下降,故影响治疗效果。

2. 含牛黄的中成药与苯巴比妥　含牛黄的中成药如牛黄解毒丸、安宫牛黄丸忌与苯巴比妥等西药合用,因为牛黄能增加苯巴比妥的中枢抑制作用,可能出现中枢神经抑制的急性中毒,如昏睡、呼吸中枢抑制、低血压等。

3. 含黄药子的中药与氯丙嗪　黄药子具有肝毒性作用,可直接损害肝细胞,使细胞内参与物质代谢的酶如 G-6-PD、SDH 活性受抑制,致肝细胞物质代谢障碍。因此中药黄药子

及黄药子酊剂不宜与对肝脏有损害的氯丙嗪联用,会加重肝脏损害。

4. 氯丙嗪与华山参　华山参片由中药华山参制成,华山参根含莨菪碱、东莨菪碱、阿托品等生物碱,华山参有抗胆碱作用,与抗胆碱作用的氯丙嗪等吩噻嗪类药物合用,不良反应相互增强,可加重口干、视物模糊、尿闭,甚至青光眼等不良反应。精神分裂症伴喘息型支气管炎患者,服用氯丙嗪和华山参片治疗,两药合用易出现自主神经功能紊乱的不良反应。

5. 氯丙嗪与新降片　中成药新降片系由地骨皮、硫酸双肼屈嗪、珍珠母、利血平等组成,而且单味药(除珍珠母外)均有降压作用;抗精神失常药氯丙嗪有阻断 α 受体、直接扩张血管、抑制血管运动中枢等作用,能降低血压,并能增强利血平的降压作用;氯丙嗪与新降片合用,不良反应可相互增强,引起严重低血压等不良反应。

6. 氯丙嗪与麻黄　氯丙嗪有 α 受体拮抗作用,而麻黄碱能促进肾上腺素能神经介质的释放,对 α 受体、β 受体都有兴奋作用,两药合用,可使麻黄碱的升压作用变为降压,引起低血压反应。

7. 氯丙嗪与降压中药　降压中药罗布麻、豨莶草、夏枯草、钩藤、杜仲、决明子、石决明等均有降压作用,抗精神失常药氯丙嗪有阻断 α 受体、直接扩张血管、抑制血管运动中枢等作用,能降低血压,并能增强利血平的降压作用;氯丙嗪与以上降压药合用,不良反应可相互叠加,引起严重低血压等不良反应。

8. 替沃噻吨与缬草　抗精神病药替沃噻吨作用较强,适用于急、慢性精神病的淡漠、孤独、主动性减退症状,亦可用于治疗焦虑症。若与中药缬草及含缬草制剂(缬草酊、复方缬草酊、复方丹参糖浆、脑力须等)合用,可增加替沃噻吨的作用。

9. 海螵蛸、瓦楞子、皂角等碱性中药及其制剂与氯丙嗪联用,会使其吸收降低。

五、中西药联用能增效减毒的相关药物及作用机制

1. 氯丙嗪与珍珠层粉　氯丙嗪不良反应的发生率及严重程度与剂量的大小呈平行关系,珍珠层粉具有镇静安神作用,与氯丙嗪组成复方制剂——珍氯片。两者作用方向一致,两药配伍具有协同作用,故珍氯片治疗精神分裂症的疗效与氯丙嗪相似,由于珍氯片内含氯丙嗪剂量小,血药浓度低,不良反应相对较少。

2. 氯丙嗪与马钱子　马钱子主要成分士的宁对脊髓有选择性兴奋作用;对大脑皮质,能增强兴奋和抑制过程;对视听分析器亦有一定的兴奋作用。氯丙嗪具有一种特殊的中枢抑制作用,即安定作用,与马钱子合用,相辅相成,可能在治疗精神分裂症中发挥调节、整合神经系统兴奋、抑制功能的协同作用,从而提高疗效。

3. 氯丙嗪与洋金花　洋金花主要成分为东莨菪碱和阿托品,东莨菪碱是中枢胆碱能 M 受体的阻断剂,中枢效应特强,主要作用于大脑皮质感觉-运动区神经元,阻断内源性乙酰胆碱与受体结合,导致感觉运动功能抑制,干扰意识的清醒状态;氯丙嗪与东莨菪碱合用可引起皮质的功能抑制,具有协同作用,可使中枢神经系统产生广泛抑制,消除了皮质内的某些病理惰性兴奋灶,广泛而深刻地调整大脑皮质及自主神经功能,促使其向正常化方面转化。

4. 氯丙嗪、奋乃静与地龙　地龙具有镇静、抗惊厥等作用,与有强安定作用的氯丙嗪、奋乃静合用,可产生协同或相加作用,既能获得良好疗效,又可减少氯丙嗪、奋乃静的每日用量,减少不良反应的发生。

5. 氯氮平与六味地黄丸　氯氮平可引起遗尿,用滋补肝肾的六味地黄丸治之,可使遗尿症状缓解。

6. 氯氮平与麦芽煎剂　氯氮平可引起患者不同程度的流涎,麦芽功能行气消食、健脾开胃、退乳消肿,其成分大麦芽碱属于拟交感胺类,其药理作用特点与肾上腺素相似,可兴奋

笔记栏

心脏、收缩血管、扩张支气管、抑制肠运动。大麦芽碱可通过抑制唾液腺分泌,从而拮抗氯氮平所致流涎的不良反应。

7. 抗精神病药与麦冬、五味子　抗精神病药大多对 α 肾上腺素受体及 M 胆碱受体均有不同程度的阻断作用,使肠道蠕动减弱,引起口干、便秘等,从而使患者对抗精神病药的依从性降低。麦冬、五味子配伍相辅相成,有益阴益胃生津、清心宁心安神之功,可用于治疗抗精神病药物引起的便秘,可能与其减轻抗精神病药的抗胆碱作用,从而改善便秘症状有关。

8. 氯氮平与归脾汤　氯氮平引起的白细胞减少和粒细胞缺乏是一种常见而且严重的不良反应,相关的报道也比较多,归脾汤方中主药人参(党参)、白术、黄芪、当归具有升高白细胞作用,因此归脾汤与氯氮平联用,可防治氯氮平引起的白细胞减少症。

9. 氯氮平与温胃舒颗粒　氯氮平可引起患者不同程度的流涎,且伴脾胃虚寒者剧。温胃舒颗粒由党参、白术、黄芪、山楂、肉苁蓉等组成,功能扶正固本、温胃养胃、行气止痛、助阳暖中。温胃舒颗粒能减轻氯氮平所致流涎症状,可能与其具有阿托品样作用有关。

10. 抗精神病药与通心络胶囊　抗精神病药有导致心脏缺血性改变等不良反应;通心络胶囊由人参、水蛭、全蝎、檀香、土鳖虫、蜈蚣、蝉蜕、降香、赤芍、炒酸枣仁、制乳香、冰片组成,功能益气活血、通络止痛,有改善急性心肌缺血程度,增加正常的冠状动脉血流量等作用,可拮抗精神病药所致的心脏急性缺血性改变。

（马宏跃）

复习思考题

1. 缺血性脑卒中的西医病理机制、药物治疗及常见不良反应是什么?
2. 简述中医对脑卒中的认识、治法和常用方药。
3. 分析中西医结合治疗出血性脑卒中的优势。
4. 举例说明活血化瘀中药与华法林的相互作用。
5. 分析中西药联用对卡马西平增效减毒的相关药物及作用机制。
6. 干预老年痴呆的常见中药、复方药物及药理作用有哪些?
7. 简述中医对头痛的认识、治法和常用方药。
8. 简述中西药联用治疗精神分裂症的相关药物和增效减毒效用。

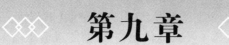

第九章

感染性疾病的中西药物配伍与合理应用

PPT 课件

09章PPT

学习目标

1. 掌握抗感染药物的分类、代表药及作用机制。
2. 掌握抗感染中药的分类、代表药及作用机制。
3. 熟悉中西药联用能增效减毒的相关药物及作用机制。
4. 了解感染性疾病的基本概念及各类病原微生物。

第一节　感染性疾病与病原微生物

一、感染性疾病的基本概念

感染性疾病(infective diseases)为各种病原微生物侵入机体所致的炎症性疾病,是严重危害人类健康的常见病、多发病。感染性疾病的治疗包括药物治疗(抗病原微生物)、病灶的处理、对症支持治疗及基础疾病治疗。近年来,由于抗病原微生物药物的滥用,环境污染及人类疾病谱的改变,感染性疾病常显示出多重感染(如需氧菌与厌氧菌合并感染,细菌与支原体、衣原体复合感染)、耐药性增加,目前很多感染性疾病(如结核病)发病仍未完全遏制,其合理治疗也面临诸多挑战。

对病原体(包括微生物、寄生虫)或肿瘤所致疾病的药物治疗称为化学治疗(chemotherapy)。治疗病原微生物感染的药物称为抗微生物药(antimicrobial drug),主要包括抗菌药、抗真菌药、抗病毒药等。在临床抗感染治疗实践中,常见到中西药联合治疗。很多中药具有不同程度的抗菌活性,并且毒性低、较少发生过敏反应、价格较为低廉、药物来源充足。临床抗感染治疗中,某些中西药物联合应用时,可以增强抗菌效果,减少抗菌药物使用量,降低耐药发生率,具有药效协同或减轻不良反应的作用。但亦有某些中西药物联用可能产生药理拮抗或不良反应增加,临床上应注意避免此类不合理的联合用药。

二、病原微生物概述

(一)细菌

1. 细菌的基本结构　细菌(bacterium)为原核、单细胞微生物,细胞质内细胞器较少,没有真正的细胞核,虽有核质,但无核膜与其他部分隔开,无核仁。根据形态不同,基本分为3种:球菌、杆菌和螺旋菌。

细菌细胞结构包括细胞壁和细胞质,细胞质内有细胞器、内含物(胞质颗粒)和核质,细胞壁外有附属器和黏附物。细胞壁坚实而有韧性,利于细菌保持其外形而不受渗透压变化的破坏。革兰氏阳性菌(G⁺菌)细胞壁较厚,含有大量黏肽(肽聚糖),菌体含多种氨基酸、核苷酸、蛋白质、维生素、糖、无机离子及其他代谢物,故菌体渗透压高。革兰氏阴性菌(G⁻菌)细胞壁较薄,黏肽仅占 1%~10%,胞质内无大量的营养物质及代谢物,故菌体渗透压低。G⁻菌在肽聚糖外具有脂多糖(即 G⁻菌的内毒素成分)、外膜及脂蛋白等特殊成分。由磷脂双层、脂多糖及脂蛋白组成的肽聚糖外侧的外膜,能阻止青霉素等抗生素、去污剂、胰蛋白酶与溶菌酶进入胞内。细菌细胞壁内的细胞膜是由两层磷脂构成的半透膜。细胞质内含有细胞器,如核糖体、胞质颗粒等。

2. 细菌的特殊结构

(1) 荚膜和黏液层:有的细菌细胞壁外部盖有荚膜或黏液层,大多为多糖类成分,炭疽芽孢杆菌、鼠疫耶尔森菌等为多肽类。荚膜可保护细胞壁免受溶菌酶、补体等物质的损害。某些致病性细菌的荚膜或黏液层能阻止吞噬细胞的吞噬,从而使细菌的致病力或毒力增强。

(2) 鞭毛:某些细菌菌体上具有细长而弯曲的丝状物,是这些细菌的运动器官。鞭毛化学组成主要是蛋白质,少量为糖或脂类。

(3) 菌毛:是与鞭毛不同的直径较小的与运动无关的丝状物,有抗原性。化学组成为蛋白质,根据其功能不同分为普通菌毛、性菌毛。普通菌毛为细菌的黏附结构,能与宿主细胞表面特异性受体结合介导细菌感染。性菌毛仅见于少数 G⁻菌,能传递细菌的致育性(编码性菌毛的能力)、毒力和耐药性。

(4) 芽孢:是细菌的休眠状态,G⁺菌在体外不良环境下,胞质脱水浓缩,菌体内部形成一个圆形或卵圆形小体,称为芽孢(spore)。芽孢对热、干燥、辐射、化学消毒剂等理化因素均有强大的抵抗力,因此应以杀死细菌的芽孢作为判断灭菌效果的指标。人类有 4 种严重感染性疾病由能形成芽孢的细菌感染导致:产气荚膜梭菌所致气性坏疽,破伤风芽孢梭菌所致破伤风,肉毒杆菌所致食物中毒,炭疽芽孢杆菌所致人兽共患的炭疽病。

人类常见的致病菌见表 9-1。

表9-1 人类常见的致病菌

类别	属	种	染色	对氧气的需求	导致常见疾病
球菌	葡萄球菌属	金黄色葡萄球菌	G⁺	需氧或兼性厌氧	化脓性感染(皮肤、器官或全身感染),食物中毒,中毒性休克
	链球菌属	化脓性链球菌	G⁺	兼性厌氧	化脓性感染(皮肤及皮下组织感染、扁桃体炎、中耳炎等),猩红热、风湿热、急性肾小球肾炎等
		肺炎链球菌	G⁺	兼性厌氧	大叶性肺炎,支气管炎
	肠球菌属	粪肠球菌、尿肠球菌	G⁺	需氧或兼性厌氧	尿路、腹腔、盆腔感染,心内膜炎
	奈瑟菌属	脑膜炎奈瑟菌	G⁻	专性需氧	流行性脑脊髓膜炎
		淋病奈瑟菌	G⁻	专性需氧	泌尿生殖系统黏膜化脓性感染(淋病)
肠杆菌科	埃希菌属	大肠埃希菌	G⁻	兼性厌氧	胃肠炎,肠道外感染(新生儿脑膜炎、泌尿道感染、败血症)
	志贺菌属	痢疾志贺菌、福氏志贺菌、宋内氏志贺菌	G⁻		细菌性痢疾
	沙门菌属	伤寒沙门菌、甲型副伤寒沙门菌	G⁻	兼性厌氧	伤寒、副伤寒、胃肠炎、败血症
	克雷伯菌属	肺炎克雷伯菌肺炎亚种	G⁻		肺炎、支气管炎、泌尿道和创伤感染
	耶尔森菌属	鼠疫耶尔森菌	G⁻	兼性厌氧	鼠疫

续表

类别	属	种	染色	对氧气的需求	导致常见疾病
螺形菌	弧菌属	霍乱弧菌	G⁻	兼性厌氧	霍乱
	螺杆菌属	幽门螺杆菌	G⁻	微需氧	胃炎、胃及十二指肠溃疡
厌氧菌	厌氧芽孢梭菌属	破伤风梭菌	G⁺		破伤风
		产气荚膜梭菌	G⁺		气性坏疽、食物中毒
		肉毒梭菌	G⁺		食物中毒、创伤感染中毒
杆菌	分枝杆菌属	结核分枝杆菌	G⁺	专性需氧	结核病
	嗜血杆菌属	流感嗜血杆菌	G⁻	需氧或兼性厌氧	流感继发感染、脑膜炎
	芽孢杆菌属	炭疽芽孢杆菌	G⁺	需氧或兼性厌氧	炭疽病（皮肤炭疽、肠炭疽、肺炭疽）
	军团菌属	嗜肺军团菌	G⁻	专性需氧	肺炎型感染（军团病）、流感样型感染（庞蒂亚克热）等
	假单胞菌属	铜绿假单胞菌	G⁻	专性需氧	局部化脓性炎症、中耳炎、尿道炎、心内膜炎、脓胸等
支原体科	支原体属	肺炎支原体	G⁻	兼性厌氧	原发性非典型肺炎
立克次体科	立克次体属	普氏立克次体	G⁻	细胞内寄生	流行性斑疹伤寒
衣原体科	衣原体属	沙眼衣原体	G⁻	细胞内寄生	沙眼、尿道炎、婴幼儿肺炎、淋病肉芽肿
	嗜衣原体属	肺炎嗜衣原体	G⁻	细胞内寄生	肺炎、支气管炎等
螺旋体	钩端螺旋体属	钩端螺旋体	G⁻	需氧或微需氧	钩端螺旋体病

（二）真菌

真菌（fungus）俗称霉菌，是属于真核细胞的一类非光合性生物，形体较细菌大，不含叶绿素，无根、茎、叶之分，营腐生和寄生生活。具有细胞壁、细胞质和细胞核。细胞质内有核糖体（80s）、内质网、线粒体、高尔基体、空泡等细胞器。真菌按形态结构分为单细胞真菌（酵母型和类酵母型真菌）与多细胞真菌两类。单细胞真菌不形成真正的菌丝，多细胞真菌由菌丝和孢子组成。主要病原性真菌包括浅部感染真菌，如皮肤癣菌引起的皮肤癣；皮下组织感染真菌，包括引起孢子丝菌性下疳的申克孢子丝菌；引起隐球菌病的新型隐球菌；导致肺曲霉病、全身性曲霉病的曲霉；引起艾滋病患者常见并发症——肺孢子菌肺炎的肺孢子菌。

（三）病毒

病毒（virus）是最小的微生物，小的仅有 20nm（微小病毒），大的可达 300nm（痘病毒）。病毒的结构分两部分，一是蛋白质外壳即衣壳，一是由核酸构成的核心。病毒的核酸只含 1 个类型的核酸，不是 DNA 就是 RNA，可为单股或双股。某些病毒在动物宿主细胞内发育成熟过程中，可披上一层来自宿主细胞膜的包膜，即为包膜病毒。无包膜病毒称为裸露病毒。

与人类疾病相关的主要病毒包括：

1. 呼吸道病毒　以呼吸道为侵入门户，在呼吸道黏膜上皮细胞中增殖，引起呼吸道局部感染或呼吸道以外组织器官病变的病毒。包括正黏病毒科的流感病毒，副黏病毒科的副流感病毒、呼吸道合胞病毒、麻疹病毒、腮腺炎病毒等，披膜病毒科的风疹病毒，冠状病毒科的 SARS 冠状病毒等。

2. 肠道病毒　经消化道感染和传播，能在肠道中复制并引起人类相关疾病（主要在肠道外)的胃肠道感染病毒。包括脊髓灰质炎病毒、柯萨奇病毒、埃可病毒等。

3. 急性胃肠道病毒　经消化道感染和传播,主要引起急性肠道内感染性疾病,以腹泻和呕吐症状为主。包括轮状病毒、杯状病毒、星状病毒和肠道腺病毒。

4. 肝炎病毒　包括甲型、乙型、丙型、丁型、戊型肝炎病毒,主要侵犯肝脏并引起病毒性肝炎。

5. 单纯疱疹病毒　导致脑炎、龈口炎及疱疹性角膜结膜炎。

6. 水痘-带状疱疹病毒　引起水痘和带状疱疹。

7. 人类免疫缺陷病毒(human immunodeficiency virus,HIV)　引起获得性免疫缺陷综合征(acquired immunodeficiency syndrome,AIDS),是艾滋病的病原体。

8. 通过吸血节肢动物叮咬导致疾病及传播疾病的病毒　包括登革病毒(登革热)、乙型脑炎病毒(乙型脑炎)。

第二节　抗感染西药的分类及作用机制

一、抗菌药物

(一) β-内酰胺类抗生素

β-内酰胺类抗生素(β-lactam antibiotics)是指化学结构中含有 β-内酰胺环的一类抗生素,包括青霉素类、头孢菌素类、非典型 β-内酰胺类和 β-内酰胺酶抑制剂等。

β-内酰胺类抗生素主要通过与细菌细胞膜上的青霉素结合蛋白(penicillin-binding protein,PBP)结合,抑制细菌细胞壁合成,使菌体失去渗透屏障而膨胀、裂解,同时借助细菌的自溶酶溶解而产生抗菌作用。

青霉素按抗菌谱和耐药性分为 5 类:①以注射用青霉素 G 和口服用青霉素 V 为代表的窄谱青霉素类;②注射用甲氧西林,口服、注射用氯唑西林和氟氯西林为代表的耐酶青霉素;③注射、口服用氨苄西林,口服用阿莫西林为代表的广谱青霉素类;④注射用羧苄西林、哌拉西林为代表的抗铜绿假单胞菌的广谱青霉素类;⑤注射用美西林和口服用匹美西林为代表的抗革兰氏阴性菌青霉素类。

头孢菌素类按抗菌谱、耐药性和肾毒性大小分为四代:①注射用头孢唑林钠,注射、口服用头孢拉定,口服用头孢氨苄为代表的第一代头孢菌素;②注射用头孢呋辛和口服用头孢克洛为代表的第二代头孢菌素;③注射用头孢哌酮、头孢噻肟和口服用头孢克肟为代表的第三代头孢菌素;④注射用头孢匹罗为代表的第四代头孢菌素。

其他非典型 β-内酰胺类包括碳青霉烯类(亚胺培南)、头霉素类(头孢西丁)、氧头孢烯类(拉氧头孢)、单环 β-内酰胺类(氨曲南)。β-内酰胺酶抑制剂能抑制 β-内酰胺酶活性,减少细菌对 β-内酰胺类药物的耐药性,有增效作用,药物包括克拉维酸和舒巴坦类。

(二) 大环内酯类

大环内酯类(macrolides)是一类具有十四元、十五元或十六元大内酯环结构的具抗菌作用的抗生素。按化学结构分为十四元大环内酯类:红霉素、克拉霉素、罗红霉素;十五元大环内酯类:阿奇霉素;十六元大环内酯类:麦迪霉素、吉他霉素、乙酰螺旋霉素、交沙霉素等。抗菌机制主要是抑制细菌蛋白质合成。大环内酯类通过选择性抑制细菌蛋白质合成而抑菌,其不可逆地结合到细菌核糖体 50s 亚基靶位上,十四元大环内酯类阻断肽酰基 t-RNA 移位,而十六元大环内酯类抑制肽酰基的转移反应。

（三）林可霉素类

林可霉素类抗生素包括林可霉素和克林霉素,作用机制同大环内酯类,不可逆地结合到细菌核糖体 50s 亚基上,抑制蛋白质合成。大多数细菌对林可霉素和克林霉素存在完全交叉耐药性,与大环内酯类存在交叉耐药性。

（四）万古霉素类

万古霉素类属于糖肽类抗生素,包括万古霉素（vancomycin）、去甲万古霉素（norvanco-mycin）和替考拉宁（teicoplanin）。因能够杀灭耐甲氧西林金黄色葡萄球菌（methicillin-resistant *Staphylococcus aureus*,MRSA）、耐甲氧西林表皮葡萄球菌（methicillin-resistant *Staphylococcus epidermidis*,MRSE）和耐青霉素肠球菌而广泛使用。其作用机制是能够与细菌细胞壁前体肽聚糖结合,阻断细胞壁合成,造成细胞壁缺陷而杀灭细菌,尤其对正在分裂增殖的细菌呈现快速杀菌作用。临床用于严重 G^+ 菌感染,尤其是 MRSA、MRSE 和肠球菌属感染,如败血症、心内膜炎、骨髓炎、呼吸道感染等。

（五）多黏菌素类

多黏菌素类（polymyxin）是从多黏杆菌培养液中分离获得的多肽类抗生素,包括多黏菌素 B、多黏菌素 E、多黏菌素 M 的硫酸盐制剂。多黏菌素对繁殖期和静止期细菌均有杀菌作用,强大抗菌活性只针对某些 G^- 杆菌,如大肠埃希菌、肠杆菌属、克雷伯菌属及铜绿假单胞菌。多黏菌素类的化学结构类似去垢剂,其亲水基团与细胞外膜磷脂上的亲水性阴离子磷酸根形成复合物,而亲脂链插入膜内脂肪链之间,解聚细胞膜结构,导致膜通透性增加,使细菌细胞内重要物质外漏而造成细胞死亡。临床主要用于治疗铜绿假单胞菌引起的败血症、泌尿道和烧伤创面感染,以及大肠埃希菌、肺炎杆菌等 G^- 杆菌引起的全身感染。

（六）氨基糖苷类

氨基糖苷类抗生素（aminoglycoside antibiotics）因其化学结构中含有氨基环醇和氨基糖分子,并由配糖键连接成苷而得名。包括两大类:一类为天然来源,由链霉菌和小单胞菌产生,如链霉素、卡那霉素、新霉素、庆大霉素等;另一类为半合成药物,包括阿米卡星、奈替米星、依替米星等。抗菌机制主要是抑制细菌蛋白质合成及破坏细菌细胞膜的完整性。临床用于敏感需氧菌 G^- 杆菌所致全身感染,如脑膜炎,呼吸道、泌尿道、皮肤软组织、胃肠道、烧伤、创伤及骨关节感染等。对于败血症、肺炎、脑膜炎等严重感染,单独应用可能治疗失败,需联合应用其他抗 G^- 杆菌的抗菌药,如广谱半合成青霉素、第三代头孢菌素及氟喹诺酮类。链霉素、卡那霉素对结核分枝杆菌有效。

（七）四环素类

四环素类（tetracyclines）的化学结构中均具有菲烷的基本骨架,为酸、碱两性物质,在酸性溶液中稳定,碱性中易破坏,临床常用其盐酸盐。四环素、土霉素、金霉素和地美环素属于天然四环素类,美他环素、多西环素、米诺环素属于半合成四环素类。

四环素类为快速抑菌药,抗菌机制为药物进入细胞质后,与核糖体 30s 小亚基结合,抑制肽链延长和蛋白质合成;也可改变细菌细胞膜通透性,导致菌体内核苷酸及其他重要成分外漏,从而抑制细菌 DNA 的复制。四环素类高浓度时具有杀菌作用。应于饭前 1 小时或饭后 2 小时服用,若饱腹后即服用四环素,患者血药浓度比空腹服用低 50%~80%,导致抗菌效力下降。

四环素可使维生素 B_2 经肾排出增加且影响肠道细菌产生维生素 B_2,因此长期服用四环素时应补充维生素 B_2,可多食用富含维生素 B_2 的食物,如鸡蛋、豆瓣酱、芝麻酱、小麦、酵母、动物肝脏、黄豆、绿色蔬菜、乳制品类等。

（八）氯霉素类

氯霉素（chloromycetin）对 G⁻ 菌的抗菌作用强于 G⁺ 菌,属抑菌药;但是对流感嗜血杆菌、脑膜炎奈瑟菌、肺炎链球菌具有杀灭作用;对 G⁺ 菌的抗菌活性不如青霉素类和四环素类。对结核分枝杆菌、真菌和原虫无效。作用机制为氯霉素与细菌核糖体 50s 亚基上的肽酰转移酶作用位点可逆性结合,阻止 P 位肽链末端羧基与 A 位氨基酰 tRNA 的氨基发生反应,从而阻止肽链延伸,使蛋白质合成受阻。氯霉素临床不作首选药物,目前主要用于耐药菌诱发的严重感染,伤寒、立克次体感染以及与其他抗菌药联用治疗腹腔和盆腔的厌氧菌感染。

（九）喹诺酮类

喹诺酮类（quinolone）抗菌药是以 4-喹诺酮为基本结构的人工合成抗菌药。其通过抑制细菌 DNA 回旋酶,抑制细菌 DNA 复制产生杀菌作用。喹诺酮类还可抑制细菌 RNA 及蛋白质合成,诱导菌体 DNA 错误复制及抗菌后效应,发挥抗菌作用。喹诺酮类具有抗菌谱广、抗菌活性强、口服吸收良好,与其他类抗菌药无交叉耐药等优点,但在临床存在滥用倾向,目前主要用于泌尿生殖道感染、呼吸道感染、肠道感染和伤寒。

（十）磺胺类

磺胺类药物（sulfonamides）属广谱抑菌药,曾广泛应用。由于其他抗生素和喹诺酮类药物的普及,磺胺药应用逐渐受限。但其对流行性脑脊髓膜炎、鼠疫等感染性疾病疗效显著,在抗感染治疗中仍有一定地位。磺胺药对大多数 G⁺、G⁻ 菌都有良好活性,最敏感的是 A 群链球菌、肺炎链球菌、脑膜炎奈瑟菌等;对沙眼衣原体、疟原虫、卡氏肺孢子虫也有效,但对支原体、立克次体、螺旋体无效。磺胺米隆和磺胺嘧啶银对铜绿假单胞菌有效。磺胺类药物通过抑制细菌二氢叶酸合成酶抑制细菌叶酸合成而发挥抑菌作用。

磺胺药分 3 类:治疗全身性感染的肠道易吸收类如磺胺嘧啶（sulfadiazine,SD）、磺胺甲噁唑（sulfamethoxazole,SMZ,新诺明）;治疗肠道感染的肠道难吸收类如柳氮磺吡啶;外用磺胺类如磺胺嘧啶银（sulfadiazine silver,SD-Ag）。磺胺嘧啶是预防流行性脑脊髓膜炎的首选药,国内首选 SD 治疗普通型流行性脑脊髓膜炎,以及诺卡菌属引起的肺部感染、脑膜炎和脑脓肿。柳氮磺吡啶在肠道内分解为磺胺吡啶和 5-氨基水杨酸盐,磺胺吡啶抗菌,5-氨基水杨酸抗炎、抑制免疫,临床可治疗溃疡性结肠炎、强直性脊柱炎、银屑病关节炎、肠道或泌尿生殖道感染所致的反应性关节炎;与甲氨蝶呤联用治疗类风湿关节炎。磺胺嘧啶银具有磺胺嘧啶的抗菌作用和银盐的收敛作用,对多数 G⁺ 菌和 G⁻ 菌有良好抗菌活性,临床上外用治疗Ⅱ度和Ⅲ度烧伤或烫伤的创面感染,并促进创面干燥、结痂和愈合。

（十一）甲氧苄啶

甲氧苄啶（trimethoprim,TMP）是细菌二氢叶酸还原酶抑制剂,抗菌谱与磺胺甲噁唑相似,属抑菌药,与磺胺药或某些抗生素合用有增效作用。TMP 口服吸收迅速、完全,与细菌二氢叶酸还原酶结合的亲和力比哺乳动物二氢叶酸还原酶高 5 万～10 万倍,故对人体毒性小。但是对某些敏感患者可引起叶酸缺乏症,易导致巨幼细胞贫血、白细胞减少及血小板减少等。TMP 单独应用也易产生细菌耐药。

复方磺胺甲噁唑（cotrimoxazole,SMZco,复方新诺明）是 SMZ 与 TMP 按 5:1比例组成的复方制剂。SMZco 通过双重阻断机制,即 SMZ 抑制二氢叶酸合成酶,TMP 抑制二氢叶酸还原酶,协同阻断细菌四氢叶酸的合成。其抗菌活性是两药单独等量应用时的数倍至数十倍,甚至出现杀菌作用,抗菌谱扩大,并减少细菌耐药的产生。

（十二）硝基呋喃类

呋喃妥因（nitrofurantoin）属于硝基呋喃类（nitrofurans）,对多数 G⁺ 菌和 G⁻ 菌具有抑菌或杀菌作用,耐药菌株形成缓慢,与其他类别抗菌药无交叉耐药。因药物在血液中被迅速破坏,因而不用于全身感染。其40%~50%以原型自肾脏迅速排泄,代谢产物呈棕色而使尿液变色。呋喃妥因主要用于大肠埃希菌、肠球菌和葡萄球菌引起的泌尿道感染如肾盂肾炎、膀胱炎、前列腺炎和尿道炎等,尿液pH5.5时其抗菌作用最佳。

（十三）硝基咪唑类

甲硝唑（metronidazole,灭滴灵）分子中的硝基在细胞内无氧环境中被还原成氨基,从而抑制病原体DNA合成,发挥抗厌氧菌作用,对脆弱拟杆菌尤其敏感,对滴虫、阿米巴滋养体以及破伤风梭菌具有很强的杀灭作用,对需氧菌或兼性需氧菌无效。主要用于治疗厌氧菌引起的口腔、腹腔、女性生殖器、下呼吸道、骨和关节等部位的感染,对幽门螺杆菌感染的消化性溃疡以及四环素耐药艰难梭菌所致的假膜性肠炎有特殊疗效,并且是治疗阿米巴病、滴虫病和破伤风的首选药物。

（十四）抗结核药

结核病是由结核分枝杆菌引起的慢性传染病,可侵及多个脏器,以肺部受累多见。抗结核药种类较多,疗效高、不良反应少,患者易耐受的称为第一线抗结核药,包括异烟肼、利福平、乙胺丁醇、链霉素、吡嗪酰胺等;而将毒性较大、疗效较差,主要在一线抗结核药耐药时应用或与其他抗结核药配伍使用的称为二线抗结核药,包括对氨基水杨酸、氨硫脲、卡那霉素、乙硫异烟胺、卷曲霉素、环丝氨酸等。

异烟肼（isoniazid）对各种类型的结核病患者均为首选。对早期轻症肺结核或预防用药时可单独使用,规范化治疗时必须联合使用其他抗结核药。主要不良反应为神经系统毒性（周围神经炎）、肝毒性（转氨酶升高甚至肝小叶坏死）、血液系统毒性（粒细胞减少和溶血性贫血）等。

利福平（rifampicin）抗菌谱广且作用强大,对静止期和繁殖期细菌均有效,能增加链霉素和异烟肼的抗菌活性。利福平不仅对结核分枝杆菌和麻风杆菌有效,也可杀灭多种G^+菌和G^-菌,如金黄色葡萄球菌、脑膜炎奈瑟菌等。对大肠埃希菌、变形杆菌、流感嗜血杆菌等也有抑制作用。低浓度抑菌,高浓度杀菌,疗效与异烟肼相当。抗菌机制为特异性地与细菌依赖于DNA的RNA多聚酶结合,阻碍细菌mRNA的合成,对人和动物细胞内RNA多聚酶无影响。利福平与其他抗结核药联用治疗各种类型结核病,包括初治及复发治疗的患者。

乙胺丁醇（ethambutol）对繁殖期结核分枝杆菌有较强的抑制作用,机制为乙胺丁醇与二价金属离子如Mg^{2+}络合,阻止菌体内亚精胺与Mg^{2+}结合,干扰细菌RNA的合成,起到抑制结核分枝杆菌的作用。乙胺丁醇对其他细菌无效。单独使用可产生耐药性,降低疗效,常与其他抗结核药联用。用于各型肺结核和肺外结核。连续大剂量使用2~6个月可产生严重的毒性反应,如球后神经炎引起的弱视、红绿色盲和视野缩小。故应定期检查视力,如发生以上不良反应则及时停药,并给予大剂量维生素B_6。

链霉素（streptomycin）是第一个有效的抗结核药,仅有抑菌作用,穿透力弱,不易渗入细胞、纤维化、干酪化病灶。链霉素易产生耐药性,长期使用耳毒性发生率高,仅与其他抗结核药联用。

吡嗪酰胺（pyrazinamide,PZA）在酸性环境下对结核分枝杆菌有较强的抑制和杀灭作用,单独使用易产生耐药性,与异烟肼和利福平联用有协同作用。长期、大量使用可发生严重肝损害,出现转氨酶升高、黄疸甚至肝坏死。此外其还可抑制尿酸盐排泄而诱发痛风。

二、抗病毒药物

20世纪70年代末,阿昔洛韦的问世是抗病毒治疗的一大发展,由此开始了干扰病毒DNA合成的抗病毒药物的研制与开发。20世纪90年代初以来,艾滋病在全球广泛传播,促进了逆转录病毒 HIV 生物学的研究和抗 HIV 药如齐多夫定等的研制,极大地推动了抗病毒药的发展。

齐多夫定(zidovudine)是治疗 AIDS 的首选药之一,既有抗 HIV-1 活性,也有抗 HIV-2 活性。可降低 HIV 感染患者的发病率,并延长其存活期;可显著减少 HIV 从感染孕妇到胎儿的垂直感染。

阿昔洛韦(acyclovir,ACV,无环鸟苷)是广谱、高效的抗病毒药,是目前最有效的抗 1 型和 2 型单纯疱疹病毒(herpes simplex virus,HSV)药物之一,对水痘、带状疱疹病毒和 EB 病毒(Epstein-Barr virus)等其他疱疹病毒有效。阿昔洛韦在被感染细胞内转化为阿昔洛韦三磷酸酯,对病毒 DNA 多聚酶呈强大抑制作用,阻滞病毒 DNA 的合成。本品为治疗 HSV 感染的首选药,局部应用可治疗疱疹性角膜炎、单纯疱疹和带状疱疹,口服或静脉注射可有效治疗单纯疱疹脑炎、生殖器疱疹、免疫缺陷患者单纯疱疹感染等。

金刚乙胺(rimantadine)是金刚烷胺(amantadine)的 α-甲基衍生物。两者能特异性抑制甲型流感病毒,大剂量可抑制乙型流感病毒、风疹病毒和其他病毒。金刚乙胺抗甲型流感病毒的作用优于金刚烷胺,抗病毒谱也较广。主要作用于病毒复制早期,通过防止甲型流感病毒进入宿主细胞,干扰宿主细胞中甲型流感病毒 RNA 脱壳和病毒核酸到宿主胞质的转移而发挥作用。主要用于预防甲型流感病毒的感染,金刚烷胺也可抗震颤麻痹。

三、抗真菌药物

抗真菌药物(antifungal agents)包括抗生素类(如两性霉素 B)及合成抗真菌药物唑类(酮康唑)、丙烯胺类(特比萘芬)、嘧啶类(氟胞嘧啶)等。

两性霉素 B(amphotericin B)几乎对所有真菌均有抗菌活性,对新型隐球菌、白念珠菌、芽生菌等有较强抑制作用,高浓度时有杀菌作用。两性霉素 B 可选择性地与真菌细胞膜中的麦角固醇结合,增加膜通透性,引起真菌细胞内小分子物质如氨基酸、甘氨酸和电解质如钾离子外渗,导致真菌生长停止或死亡。两性霉素 B 静脉滴注用于治疗深部真菌感染。真菌性脑膜炎时,除静脉滴注外还需鞘内注射。口服用于肠道真菌感染;局部应用治疗皮肤、指(趾)甲及黏膜等表浅部真菌感染。

特比萘芬(terbinafine)对曲霉菌、镰孢属真菌和其他丝状真菌有良好抗菌活性。口服吸收快,在毛囊、毛发、皮肤和甲板等处长时间维持较高浓度。可口服或外用治疗甲癣和其他一些浅表部真菌感染。

第三节　抗感染中药的分类及作用机制

多种中药,尤其清热方药对细菌、真菌、病毒都有一定程度的抑制作用。影响中药抗菌作用的因素较多,中药品种、采收季节、炮制及含有的鞣质等均可影响抗菌效果。中药抗菌机制涉及破坏菌体结构,影响细菌细胞膜完整性,抑制核酸、蛋白质合成,干扰糖代谢等多方面。细菌对中药一般不易产生耐药性,部分中药还具有延缓、甚至逆转细菌耐药性的作用,其机制与抑制 β-内酰胺酶活性、基因突变、抑制耐药菌外排及抑制细菌细胞膜形成有关,如黄芩、黄连、黄柏等。传统药方中的儿茶膏等,其主要有效成分为单宁酸,可以用于保护伤口,防止伤口被细菌感染。单宁酸不仅可以抑制非多重耐药细菌的生长,还能抑制多重耐药细菌的生长,更明显地降低细菌生物膜的形成。

中药的抗感染作用与抗生素之间存在一定差异。部分中药用于急性感染性疾病,临床疗效确切,改善全身症状显著,但体外试验结果显示,无论单味药还是其有效成分的抗菌作用强度,一般均不及抗生素,说明中药抗感染作用是通过多种作用环节产生的。除抗病原体外,中药的抗细菌毒素、解热、影响免疫功能等也参与了机体的抗感染作用。

一、清热药

(一)黄连与黄柏

黄连味苦,性寒,归心、脾、胃、胆、大肠经。具有清热燥湿,泻火解毒等功效。用于湿热痞满,呕吐吞酸,泻痢,黄疸,高热神昏,心火亢盛,血热吐衄等。黄柏味苦,性寒,归肾、膀胱、大肠经。黄连、黄柏的主要有效成分均为小檗碱。现代药理研究表明,黄连及小檗碱对多种微生物具有对抗作用,对葡萄球菌、链球菌、肺炎球菌、霍乱弧菌、炭疽杆菌、痢疾杆菌均有较强的抗菌作用;对枯草杆菌、肺炎杆菌、结核分枝杆菌、百日咳杆菌、白喉杆菌、鼠疫杆菌、布鲁氏菌也有抗菌作用;对单纯疱疹病毒、脊髓灰质炎病毒、流感病毒等多种病毒均有抑制作用;可提高机体对多种细菌毒素的耐受力。黄柏的抗菌谱与黄连大致相同但稍窄,抗菌强度也稍弱于黄连,原因可能与黄柏的小檗碱含量低于黄连有关。

实验证实,黄连的抗菌强度与浓度有关,低浓度抑菌而高浓度杀菌。黄连或小檗碱单用易产生耐药性,但与其他清热药或抗生素合用,抗菌作用成倍增强且不易产生耐药性。

幽门螺杆菌(Hp)感染是消化性溃疡的主要病因之一。常用根除 Hp 感染的一线方案主要有两大类,即分别在质子泵抑制剂或铋剂的基础上加用两个抗菌药组成的三联方案。常用的抗菌药包括阿莫西林、克拉霉素、四环素、甲硝唑、呋喃唑酮等。但这些抗菌药的耐药率逐年上升。实验证明,黄连、大黄和黄芩对 Hp 临床耐药菌株仍具有抗菌活性。

(二)黄芩

黄芩味苦,性寒,归肺、胆、脾、大肠、小肠经。具有清热燥湿,泻火解毒,止血,安胎等功效。临床用于湿温、暑湿,胸闷呕恶,湿热痞满,泻痢,黄疸,肺热咳嗽,高热烦渴,血热吐衄等。黄芩主要含黄酮类成分,如黄芩苷、黄芩素、汉黄芩苷、汉黄芩素等。

黄芩及其主要抑菌成分黄芩素、黄芩苷,对常见致病菌具有抑制作用。黄芩煎剂对金黄色葡萄球菌、溶血性链球菌、肺炎球菌、脑膜炎球菌、白喉杆菌、炭疽杆菌、痢疾杆菌、铜绿假单胞菌、幽门螺杆菌、钩端螺旋体等具有一定抑制作用。对多种致病性皮肤或指甲真菌,如白念珠菌、絮状表皮癣菌等有一定抑制作用。对流感病毒、肝炎病毒、柯萨奇病毒及人类免疫缺陷病毒均有一定抑制作用。黄芩还具有降解内毒素作用。

(三)苦参

苦参味苦,性寒,归心、肝、胃、大肠、膀胱经。具有清热燥湿,杀虫,利尿等功效。临床用于泻痢,便血,黄疸尿闭,赤白带下,阴肿阴痒,湿疹湿疮,皮肤瘙痒,疥癣麻风等证。主要抗菌成分为苦参所含生物碱和黄酮。苦参碱对痢疾杆菌、大肠埃希菌、变形杆菌、乙型链球菌及金黄色葡萄球菌具有明显抑制作用。苦参及苦参碱对柯萨奇病毒等有明显抑制作用。苦参水煎液能抑制毛癣菌、黄癣菌、小芽孢癣菌等多种皮肤真菌的生长。苦参醇浸膏体外能杀灭白念珠菌及阴道滴虫。

(四)金银花

金银花味甘,性寒,归肺、心、胃经。具有清热解毒,疏散风热等功效。临床用于痈肿疔疮,喉痹,丹毒,热毒血痢,风热感冒,温病发热。绿原酸和异绿原酸是金银花主要抗菌成分。金银花具有广谱抗菌作用,对金黄色葡萄球菌、溶血性链球菌、大肠埃希菌、痢疾杆菌、霍乱弧菌、伤寒杆菌、副伤寒杆菌等均有一定抑制作用。金银花及绿原酸对流感病毒、呼吸道合胞病毒、柯萨奇病毒、疱疹病毒、人类免疫缺陷病毒均有一定抑制作用。金银花可加速细菌内毒素从血中清除,减少内毒素引起的小鼠病死率。

（五）连翘

连翘味苦,性微寒,归肺、心、小肠经。具有清热解毒,消肿散结,疏风散热等功效。用于痈疽、瘰疬、乳痈、丹毒、风热感冒、温病初起、温热入营、高热烦渴、神昏发斑、热淋涩痛等。连翘对伤寒杆菌、副伤寒杆菌、大肠埃希菌、痢疾杆菌、白喉杆菌、霍乱弧菌、葡萄球菌、链球菌等有抗菌作用。连翘中抗菌活性成分为连翘酯苷、连翘苷、连翘酚和挥发油成分,连翘酯苷活性最强。连翘对流感病毒、鼻病毒、柯萨奇病毒等具有明显抑制作用,该作用可能与诱生干扰素有关。连翘对细菌内毒素引起的发热有明显解热作用,并能抑制炎性渗出和水肿。

（六）穿心莲

穿心莲味苦,性寒,归心、肺、大肠、膀胱经。具有清热解毒,凉血,消肿,燥湿等功效。临床用于外感风热,温病初起;肺热咳喘,咽喉肿痛;湿热泻痢,热淋涩痛等。主要有效成分为穿心莲内酯、去氧穿心莲内酯、新穿心莲内酯等。穿心莲对金黄色葡萄球菌、铜绿假单胞菌、变形杆菌、肺炎球菌、溶血性链球菌、痢疾杆菌、伤寒杆菌均有不同程度抑制作用,可增强白细胞对细菌的吞噬能力,对细菌内毒素引起的发热具有解热作用。

（七）大青叶

大青叶味苦,性寒,归心、胃经。具有清热解毒,凉血消斑等功效。临床用于热入营血,温毒发斑;喉痹生疮,痄腮丹毒等证。大青叶具有一定抗病毒作用,能够抑制单纯疱疹病毒、甲型流感病毒、柯萨奇病毒。大青叶还具有抗菌作用,对金黄色葡萄球菌、白色葡萄球菌、甲型链球菌、乙型链球菌具有明显抑制作用。大青叶醇沉物可明显抑制大肠埃希菌、痢疾杆菌、肺炎球菌、金黄色葡萄球菌的生长。大青叶有显著抗内毒素、解热、抗炎作用。

（八）板蓝根

板蓝根味苦,性寒,归心、胃经。具有清热解毒,凉血,利咽等功效。临床用于外感发热,温病初起,咽喉肿痛;温毒发斑,痄腮,丹毒,痈肿疮毒等证。板蓝根具有明显抗病毒作用,对流感病毒、腺病毒、流行性腮腺炎病毒、单纯疱疹病毒等有效。板蓝根对多种细菌有一定抑制作用,有抗细菌内毒素作用,主要有效成分为生物碱(如吲哚类、喹唑酮类、喹啉类),有机酸(如苯甲酸、丁香酸)等。

（九）蒲公英

蒲公英味甘、苦,性寒,归肝、胃经。具有清热解毒,消肿散结,利尿通淋等功效。临床用于疔疮肿毒,热淋涩痛等证。蒲公英对多种病原微生物均有抑制作用,对金黄色葡萄球菌、变形杆菌、甲型链球菌、乙型链球菌均有抑制作用。蒲公英亦有抗病毒作用。蒲公英可中和细菌内毒素,使其毒性降低。

（十）鱼腥草

鱼腥草味辛,性微寒,归肺经。具有清热解毒,消痈排脓,利尿通淋等功效。临床用于肺痈吐脓,痰热喘咳,热痢,热淋,痈肿疮毒等。抗菌有效成分为挥发油中的癸酰乙醛。鱼腥草煎剂对金黄色葡萄球菌、溶血性链球菌、肺炎球菌、白喉杆菌、流感嗜血杆菌、大肠埃希菌和痢疾杆菌等均有不同程度抑制作用。鱼腥草乙醚提取物对结核分枝杆菌具有明显抑制作用。鱼腥草乙醚提取物具有抗角膜真菌(串珠镰孢菌、茄病镰孢菌和黄曲霉菌)活性,尤其对茄病镰孢菌的抗菌效果最佳。鱼腥草对多种皮肤致病性真菌有效。鱼腥草对流感病毒、单纯疱疹病毒、乙肝病毒具有明显抑制作用。鱼腥草亦有明显解热、抗炎及增强免疫作用。

（十一）白头翁

白头翁味苦,性寒,归胃、大肠经。具有清热解毒,凉血止痢等功效。临床用于热毒血痢,阴痒带下。白头翁的主要抗菌物质为原白头翁素与白头翁素。白头翁鲜汁、煎剂、乙醇提取物在体外对金黄色葡萄球菌、铜绿假单胞菌、痢疾杆菌、枯草杆菌、伤寒杆菌、沙门菌及一些皮肤真菌具有明显抑制作用。对流感病毒有轻度抑制作用,对阴道滴虫有明显杀灭作用。

(十二)千里光

千里光味苦,性寒,归肺、肝、大肠经。具有清热解毒,明目,利湿等功效。临床主治痈肿疮毒,感冒发热,目赤肿痛,湿热泻痢等证。千里光具有较强的广谱抗菌活性,对革兰氏阳性菌、革兰氏阴性菌均有明显抑制作用,其中对福氏志贺菌、痢疾志贺菌及奈瑟球菌尤其敏感。千里光对钩端螺旋体及阴道滴虫也有一定抑制作用。

(十三)牡丹皮

牡丹皮味苦、辛,性微寒,归心、肝、肾经。具有清热凉血,活血祛瘀等功效。临床用于温毒发斑,血热吐衄;温病伤阴,阴虚发热,无汗骨蒸;痈肿疮毒等。牡丹皮提取物对白色和金黄色葡萄球菌、溶血性链球菌、肺炎球菌、枯草杆菌、大肠埃希菌、伤寒杆菌、副伤寒杆菌、痢疾杆菌、变形杆菌、铜绿假单胞菌等有一定抑制作用,对铁锈色小芽孢杆菌等多种皮肤真菌也有抑制作用。丹皮酚是其抗菌主要成分。

(十四)赤芍

赤芍味苦,性微寒,归肝经。具有清热凉血,散瘀止痛等功效。临床用于温毒发斑,血热吐衄;目赤肿痛,痈肿疮疡等证。赤芍具有抗内毒素作用,赤芍总苷为有效部位。赤芍具有一定抗病原微生物作用,对痢疾杆菌、伤寒与副伤寒杆菌、铜绿假单胞菌、大肠埃希菌、变形杆菌以及葡萄球菌、链球菌、肺炎球菌等均有显著抑制作用。对流感病毒、副流感病毒、疱疹病毒及某些肠道病毒有一定抑制作用。研究表明赤芍水提物与头孢曲松钠、磷霉素、利福平联用时有增强作用;与林可霉素、头孢噻肟、头孢他啶联用时有相加作用;与阿莫西林、左氧氟沙星、加替沙星、阿奇霉素联用时有拮抗作用;与环丙沙星、诺氟沙星、阿米卡星联用时作用较弱。

(十五)青蒿

青蒿味苦、辛,性寒,归肝、胆经。具有清虚热、除骨蒸、解暑热、截疟、退黄等功效。临床用于治疗温邪伤阴,夜热早凉,阴虚发热,骨蒸劳热,暑邪发热,疟疾寒热,湿热黄疸等证。现代药理研究表明,青蒿素具有抗疟原虫作用,青蒿素是主要有效成分。青蒿素及其衍生物对疟原虫红细胞内期有杀灭作用,但对红细胞外期和红细胞前期无效。青蒿素药理作用机制较为复杂,其选择性作用于疟原虫的膜系结构,抑制细胞色素氧化酶的功能,破坏其食物泡膜及线粒体,使染色质形成自噬泡,最终导致虫体结构瓦解而死亡。青蒿素及其衍生物结构中均有过氧桥(C—O—O—C),抗疟作用可能与铁介导的过氧桥裂解产生的自由基有关,当血红蛋白被疟原虫吞噬后,在虫体血红蛋白酶催化下,降解释放出血红素和少量游离的亚铁离子,亚铁离子催化裂解青蒿素过氧桥,产生大量自由基和活性氧,抑制疟原虫的生长和破坏疟原虫的膜系结构,导致疟原虫死亡。其抗疟作用可能还与抑制恶性疟原虫的肌浆内质网钙ATP酶(PfATP6酶)有关,PfATP6酶通过将Ca^{2+}排出细胞,调节人体钙平衡,当其受到抑制时,细胞内Ca^{2+}水平会升高,引起细胞死亡。

二、解表药

(一)菊花

菊花味甘、苦,性微寒,归肺、肝经。具有疏散风热,清利头目,平抑肝阳等功效。主治风热表证、头目诸疾、疮疡、耳鼻不利等。菊花挥发油对金黄色葡萄球菌、大肠埃希菌、痢疾杆菌等有较强的抑制作用,菊花水煎液对铜绿假单胞菌、人型结核分枝杆菌、霍乱弧菌及某些常见皮肤致病性真菌具有抑制作用。菊花具有抗病毒作用,菊花中的木犀草素和木犀草素-7-葡萄糖苷对病毒的逆转录酶有抑制作用。

（二）柴胡

柴胡味辛、苦,性微寒,归肝、胆、肺经。具有疏散退热,疏肝解郁,升举阳气等功效。主治感冒发热,寒热往来,胸胁胀痛,月经不调,子宫脱垂,脱肛等。柴胡对金黄色葡萄球菌、溶血性链球菌、霍乱弧菌、结核分枝杆菌有一定抑制作用;对流感病毒、柯萨奇病毒、肝炎病毒、单纯疱疹病毒、牛痘病毒等具有较强抑制作用。柴胡抗病毒作用与其抑制 Na^+-K^+-ATP 酶引起的能量和水盐代谢变化有关。柴胡具有抗内毒素作用,主要活性成分为柴胡总皂苷。

三、泻下药

大黄味苦,性寒,归脾、胃、大肠、肝、心包经。具有泻下攻积,清热泻火,凉血解毒,逐瘀通经,利湿退黄等功效。临床用于实热便秘,谵语发狂,积滞腹痛,血热吐衄,目赤咽痛,痈肿疔疮,泻痢不爽。大黄具有广泛的抗细菌、抗真菌、抗病毒、抗原虫等作用。大黄抑菌的主要成分是游离苷元,其中以大黄酸、大黄素和芦荟大黄素抗菌活性最强。大黄能有效抑制金黄色葡萄球菌、淋病双球菌、链球菌、白喉杆菌、炭疽杆菌、伤寒和副伤寒杆菌、痢疾杆菌、厌氧菌等。抗菌机制主要与抑制细菌核酸、蛋白质合成及糖代谢有关。大黄对絮状表皮癣菌、大小孢子菌、红色表皮癣菌等具有较高敏感性。大黄对流感病毒、单纯疱疹病毒、乙肝病毒、柯萨奇病毒等均有不同程度抑制作用。大黄对阿米巴原虫、阴道滴虫等均有抑制作用。

四、化湿药

厚朴味苦、辛,性温,归脾、胃、肺、大肠经。具有燥湿消痰,下气除满等功效。主治湿滞伤中,脘痞吐泻,食积气滞等证。厚朴主要含木脂素类、生物碱类及挥发油等成分。木脂素类成分主要为厚朴酚、四氢厚朴酚、异厚朴酚及和厚朴酚。厚朴酚对革兰氏阳性菌、耐酸性菌、类酵母菌和丝状真菌均有显著抗菌活性;对各种变形链球菌及乳酸菌均有抑制作用。厚朴的酚性成分、乙醚及甲醇提取物对致龋齿的变形链球菌有显著抗菌作用,能够抑制该菌在牙平滑面的附着。厚朴酚、和厚朴酚及其代谢产物四氢厚朴酚及四氢和厚朴酚均有极强抗菌活性。

五、温里药

肉桂味甘、辛,性大热,归肾、脾、心、肝经。具有补火助阳,引火归元,散寒止痛,温通经脉等功效。临床用于阳痿宫冷,腰膝冷痛,肾虚作喘,虚阳上浮,眩晕目赤,心腹冷痛,虚寒吐泻,寒疝腹痛,痛经经闭。主要成分为桂皮醛。肉桂体外对大肠埃希菌、痢疾杆菌、伤寒杆菌、金黄色葡萄球菌等有明显抑制作用。肉桂挥发油可用于治疗胃白念珠菌感染。对两性霉素 B 耐药的烟曲霉菌感染所导致的侵袭性曲霉病(invasive aspergillosis,IA)的病死率达到30%~100%,而实验表明肉桂醛具有一定抗耐药烟曲霉菌的能力,其作用机制与抑制烟曲霉菌的 DNA、RNA 和蛋白质合成有关。

六、活血化瘀药

丹参味苦,性微寒,归心、肝经。具有活血调经,祛瘀止痛,凉血消痈,除烦安神等功效。主治月经不调,产后瘀滞腹痛;血瘀心痛,癥瘕积聚;疮痈肿毒;热病烦躁神昏等证。主要含有丹参酮Ⅰ、丹参酮ⅡA、丹参ⅡB等脂溶性成分和丹参素、丹参酸、原儿茶酸等水溶性成分。

丹参煎剂对金黄色葡萄球菌、大肠埃希菌、变形杆菌、福氏志贺菌、伤寒杆菌等均有抑制作用。总丹参酮、隐丹参酮等对金黄色葡萄球菌及其耐药菌株，对人型结核分枝杆菌均有较强的抑制作用。总丹参酮对某些癣菌具有抑制作用。丹参可抑制 HIV Ⅰ型逆转录酶和乙型肝炎病毒 DNA 多聚酶活性，从而发挥抗 HIV 和抗肝炎病毒作用。丹参素可通过抑制免疫因子如 IL-1β、TNF-α，具有对溃疡性结肠炎的肠黏膜保护作用。

七、攻毒杀虫止痒药

大蒜味辛，性温，归脾、胃、肺经。具有解毒消肿，杀虫，止痢等功效。临床用于痈肿疮痛，疥癣；痢疾，泄泻，肺痨，顿咳；钩虫病、蛲虫病。大蒜主要有效成分为大蒜素、大蒜油等。大蒜及大蒜素有较强的广谱抗菌作用，对金黄色葡萄球菌、痢疾杆菌、幽门螺杆菌、多种致病性浅部真菌、白念珠菌、立克次体、流感病毒、疱疹病毒，以及阴道滴虫、阿米巴原虫等均有不同程度的杀灭作用。

第四节 中西药联用可能降低疗效的相关药物及作用机制

中西药物联用有时会产生不良的相互作用，在临床应用过程中不应被忽视。例如，碱性药物与酸性药物联用时，可大大加快药物排泄速度，导致药效降低，甚至失去治疗作用。碱性中药及方剂如煅牡蛎、煅龙骨、红灵散、女金丹、陈香露白露片等与尿液酸化药诺氟沙星、呋喃妥因、吲哚美辛、头孢类抗生素等合用，酸性解离增多，排泄加快，药物作用时间和作用强度降低。反之，酸性较强的药物可酸化体液而使联用的酸化尿液药物排泄减少，增加药物的不良反应。含有机酸成分的中药如乌梅、山茱萸、陈皮、木瓜、川芎、青皮、山楂、女贞子，以及中成药如山楂丸、乌梅丸等与磺胺类及大环内酯类药物合用时，因尿液酸化，使磺胺类和大环内酯类药物的溶解性降低，增加磺胺类和大环内酯类药物的肾毒性，导致尿中析出结晶，引起结晶尿或血尿。

一、β-内酰胺类与中药联用的不良相互作用

青霉素类为含 β-内酰胺环的一类化合物，在近中性（pH6～7）溶液中较稳定，酸性或碱性增强均可使之加速分解。含碱性成分的中药及其制剂如硼砂、槟榔、马钱子以及健胃片、行军散、冰硼散、喉炎丸等药物不宜与青霉素联用，因为所致体内的碱性环境可减少青霉素类药物再吸收，导致药效减弱。

含硫甲基四氮唑基团的头孢菌素如头孢孟多、头孢哌酮钠、头孢氨噻肟唑等抗生素有类"双硫仑样反应"，因其可能抑制乙醛/乙醇脱氢酶，饮酒后应用该类药物可引起体内乙醛蓄积而呈"醉酒状"。故服用上述药物期间，禁止饮酒或应用含有乙醇的中成药及酒制类中药饮片。

二、大环内酯类、林可霉素类及多肽类与中药联用的不良相互作用

五味子、陈皮、木瓜、山茱萸、乌梅、青皮、女贞子以及相关制剂，如五味子颗粒、五味子糖浆、山楂糖浆、保和丸、安神补心丸、六味地黄丸、知柏地黄丸、济生肾气丸、玉泉丸、山楂丸等含有大量枸橼酸、苹果酸等，不宜与氨基糖苷类、大环内酯类等抗生素配伍，否则抗菌作用降低。

硼砂、槟榔、延胡索、马钱子、石决明以及健胃片、行军散、喉炎丸等药物与四环素族、青霉素 G、氨苄西林、多黏菌素等抗生素联用,因在碱性环境中可减少这些药物的再吸收,导致药效不同程度地减弱。

含颠茄类成分中药均有抗胆碱作用,能松弛胃肠平滑肌,延长胃肠排空时间,与红霉素同用,在胃中停留时间延长,被胃酸破坏而失效。异烟肼能增强抗胆碱药的作用,合用后可使这些药物的作用及不良反应增强。红霉素不宜与含有消化酶类中药如麦芽、神曲、淡豆豉等同服,因可使酶活性降低。红霉素不宜与大剂量甘草配伍,因甘草可降低红霉素的吸收。

千里光具有抗菌作用,但与红霉素同时服用时,千里光含有的鞣质可与其结合生成不溶性沉淀,影响红霉素吸收,降低红霉素的抗菌活性。

中药穿心莲直接抑菌活性低,主要通过提高机体白细胞吞噬能力而发挥解热消炎作用,红霉素、庆大霉素通过抑制穿心莲促进白细胞吞噬功能而降低其疗效。

含鞣质的中药不宜与林可霉素联用,以免发生中毒性肝炎,因鞣质能与人体内维生素 B_1 牢固结合,长期服用导致维生素 B_1 缺乏。

三、氨基糖苷类与中药联用的不良相互作用

链霉素等氨基糖苷类抗生素均是弱碱性化合物,在体内不被代谢,约 90%以原型经肾排出体外。与含有生物碱类的中药川乌、草乌、附子或中成药如小活络丹、行军散、龙胆苏打片等合用,因为氨基糖苷类为碱性药物,联用易使链霉素等氨基糖苷类血浆半衰期延长,抗菌作用增强,但药物分布到组织中的浓度升高,耳、肾毒性也增加,可致患者暂时性甚至永久性耳聋。

氨基糖苷类不宜与含有机酸的中药及其制剂联用,如乌梅、山楂、陈皮、枳实、五味子、山茱萸、青皮、女贞子以及五味子颗粒、山楂丸、保和丸、安神补心丸、麦味地黄丸、六味地黄丸、知柏地黄丸、济生肾气丸、玉泉丸等,含有大量枸橼酸、苹果酸等物质,配伍使用后可酸化胃液,减少吸收;也可直接改变尿液 pH 如酸化尿液,减弱氨基糖苷类抗生素在泌尿系统感染中的抗菌作用。

含苷类中药如桃仁、苦杏仁、枇杷核等均含有氰苷类成分,与具有神经肌肉阻滞不良反应的氨基糖苷类配伍联用,易引起呼吸中枢的抑制,严重者可出现呼吸衰竭。

与含钙的中药如龙骨、牡蛎及牛黄解毒丸、牛黄上清丸、龙牡壮骨颗粒等同用时,因钙离子可降低血浆蛋白与氨基糖苷类抗生素如庆大霉素等的结合,会增加氨基糖苷类药物的神经毒性。含金属离子的中药或中成药如石膏、珍珠粉、磁石、牡蛎、龙骨、海螵蛸、石决明、清眩丸、明目上清丸、牛黄上清丸、清胃黄连丸、胃痛丸、女金丸、牛黄解毒丸(片)、橘红丸等,如果与卡那霉素、新霉素等抗生素联用,会形成不溶性盐类和络合物,因而影响药物的吸收。

厚朴具有肌肉松弛作用,主要有效成分为厚朴酚等,与氨基糖苷类联用会加强对神经肌肉接头的阻滞作用,加重抑制呼吸的不良反应。

四、四环素类及氯霉素类与中药联用的不良相互作用

四环素类药物分子结构中含有酰胺基和多个酚羟基,能与一些中药或中成药如石膏、珍珠粉、磁石、牡蛎、龙骨、海螵蛸、石决明、清眩丸、明目上清丸、牛黄上清丸、清胃黄连丸、胃痛丸、女金丸、牛黄解毒丸(片)、橘红丸中所含的 Ca^{2+}、Mg^{2+}、Fe^{2+} 等金属离子形成溶解度小、不易被胃肠道吸收的络合物,使两者吸收减小,疗效降低。如确需合用,应将两者服用时间相隔 2~3 小时。

四环素类不宜与含炭类中药如荷叶炭、棕榈炭、侧柏炭、血余炭等合用，因为炭类中药可吸附四环素，使其吸收减少，血中有效浓度下降，抗菌作用减弱。四环素不宜与保和丸同用，因为四环素可抑制保和丸中的消化酶活性，且导致四环素抑菌活性下降。

含有硼砂的中成药如痧气散、红灵散、行军散、通窍散等为碱性，与四环素合用可减少四环素的吸收而降低药效。

含鞣质较丰富的中药及其制剂如五倍子、诃子、石榴皮、地榆、大黄、老鹤草、四季青片、虎杖浸膏片、感冒宁、复方千日红片、肠风槐角丸、肠连丸、紫金粉、舒痔丸等与四环素类、利福平、灰黄霉素、制霉菌素、林可霉素联用，易生成不溶性沉淀物，使这些抗菌药物的活性降低甚至失活。石榴皮、地榆、酸枣仁、诃子、五倍子等中药所含的鞣质对肝脏具有一定毒性，与肝毒性抗生素氯霉素、红霉素、四环素、利福平、异烟肼等联用，可加重肝脏的损害，严重者可导致药源性肝病。

单用美他环素胶囊或黄柏胶囊均不易出现过敏反应，但二药联用过敏的发生率增加。

五、人工合成抗菌药与中药联用的不良相互作用

喹诺酮类与含碱性成分的中药及含颠茄类成分具抗胆碱作用的中药合用，均可降低胃液酸度而使喹诺酮类药物的吸收减少。

牛黄解毒片能降低诺氟沙星的生物利用度，降低其疗效。牛黄解毒片由人工牛黄、雄黄、石膏、大黄、黄芩、桔梗、冰片、甘草等配伍而成，内含硫酸钙，与诺氟沙星同服，钙离子与诺氟沙星可形成钙络合物，溶解度下降，肠道难以吸收而降低疗效。两者不宜同服，必要时可间隔2~3小时后服用。同理，其他含有金属离子的中药及方剂不宜与喹诺酮类同服。

环丙沙星、培氟沙星与复方丹参注射液存在配伍禁忌，两者混合时易造成混浊、沉淀。沉淀的产生可能与复方丹参注射液的生产制备工艺有关。复方丹参注射液 pH 为 5.0~7.0，因在生产中加入了一定量盐酸，当环丙沙星、培氟沙星与氯离子接触后溶解度降低而沉淀。如需联合用药，应分别单独输注，且二药需间隔 200ml 葡萄糖注射液输注后再给予另一种药物，避免两者接触。

磺胺嘧啶不宜与含有丰富有机酸的中药及其制剂，如乌梅、山楂、五味子、山茱萸或山楂丸、五味子糖浆、鼻炎片、参麦饮、五味消毒饮等合用，否则易导致泌尿系统损害。因含有机酸的中药可酸化尿液，导致磺胺嘧啶在肾小管液或尿液中析出结晶，引起血尿、尿痛、尿闭等症状。磺胺甲噁唑虽然在尿中溶解度比磺胺嘧啶稍大，但较长期用药时亦不可同服含有机酸的中药或中成药。

磺胺类不宜与保和丸联用。因为保和丸中的神曲含有多种消化酶，磺胺可抑制酶活性，既降低健胃消食中药药效，同时也降低磺胺的抗菌效价。

甲硝唑类药物因其抑制乙醛脱氢酶，与乙醇合用可致双硫仑反应，在服药期间配伍使用含乙醇的制剂如国公酒等，可出现急性乙醛中毒，引起恶心、呕吐、头痛、腹痛和味觉改变等症状。呋喃妥因与含有机酸的中药或中成药配伍，能加重呋喃妥因对肾脏的毒性。

六、抗病毒药及抗真菌药与中药联用的不良相互作用

阿昔洛韦由于具有肝、肾毒性，通常不宜与具有肝毒性和肾毒性的中药如黄药子、关木通、广防己、马兜铃等合用，避免加重此类药物对肝、肾功能的损害。抗真菌药大多有肝毒性，不宜与肝毒性中药如黄药子、麻黄、川楝子、关木通、雷公藤等合用。应用灰黄霉素期间忌服含乙醇类中药，避免乙醇作用增强。

七、抗结核药与中药联用的不良相互作用

含醇的中药及其制剂如酒地黄、十滴水、藿香正气水等可影响利福平的吸收率,降低其生物利用度,并且加重利福平的肝脏损害。利福平不宜与山楂同服,因为山楂中的有机酸可增加利福平在肾脏中的重吸收,加重利福平对肾脏的毒性。

异烟肼抑制单胺氧化酶,使体内儿茶酚胺类递质破坏减少。中药麻黄、萝芙木等可使交感神经末梢递质(肾上腺素、去甲肾上腺素)释放增加。两者配伍可引起头痛、恶心、腹痛、呼吸困难等症状,严重者引起高血压危象和脑出血。含碘中药如昆布、海藻等在胃酸作用下能与异烟肼产生氧化反应,使其失去抗结核分枝杆菌的功能。

八、中药注射剂与抗感染药物联用时存在药剂学不良相互作用

(一)双黄连注射剂

双黄连注射剂由金银花、黄芩、连翘提取物制成,具有较好的抗菌、抗病毒作用,是治疗上呼吸道感染的常用药物。

双黄连注射剂与青霉素钠、氨苄西林存在配伍禁忌。双黄连注射剂与氨苄西林配伍后颜色改变(生理盐水为溶媒);与氨苄西林配伍使用,由于竞争性抑制氨苄西林肾小管分泌,使氨苄西林血药浓度维持时间延长;与青霉素、氨苄西林配伍使用,临床观察过敏反应增加。与青霉素、氨苄西林配伍后 pH 明显变化,尤其与氨苄西林(5%葡萄糖注射液为溶媒)配伍变化更为显著。

双黄连注射剂与氨基糖苷类(链霉素、庆大霉素、小诺霉素、妥布霉素、卡那霉素、阿米卡星、硫酸奈替米星、硫酸依替米星和硫酸妥布霉素)、喹诺酮类配伍,混合或序贯输液,药物接触后大多发生混浊或沉淀。与氨基糖苷类存在的配伍禁忌与溶媒类型、配伍浓度无明显关系。

诺氟沙星、环丙沙星、氧氟沙星及氟罗沙星,红霉素、林可霉素、甲硝唑、磷霉素与双黄连注射剂接触后会产生性状改变。

(二)清开灵注射液

清开灵注射液应现用现配,稀释后必须在 4 小时以内使用。与青霉素类、头孢菌素类、氨基糖苷类、喹诺酮类、林可霉素类存在配伍禁忌。勿与青霉素、硫酸庆大霉素、硫酸妥布霉素、乳糖酸红霉素、乳酸环丙沙星配伍使用。药物敏感性试验结果表明,清开灵注射液与乳糖酸红霉素配伍后大肠埃希菌耐药。与青霉素配伍后发生相互作用,致使药物毒性、不良反应增加。

(三)其他常用中药注射液

丹参注射液与喹诺酮类配伍产生沉淀,与阿奇霉素配伍造成混浊,与磷霉素配伍导致沉淀。左氧氟沙星静脉滴注后连续注射丹参注射液,滴壶内浅棕色改变,然后迅速出现棕黄色云絮状物质。

黄芩注射液与青霉素配伍产生沉淀。灯盏花素注射液与甲硝唑注射液,穿琥宁注射剂(脱水穿心莲内酯琥珀酸半酯单钾盐与碳酸氢钠的无菌冻干品)与头孢哌酮钠,穿琥宁与氨基糖苷类、喹诺酮类配伍均产生沉淀。莪术油注射液与头孢哌酮钠配伍导致沉淀。炎琥宁(穿心莲内酯与琥珀酸酐合成的中药西制产品)与氨基糖苷类(硫酸庆大霉素注射液、硫酸阿米卡星注射液)、喹诺酮类药物(左氧氟沙星注射液、甲磺酸帕珠沙星氯化钠注射液)存在配伍禁忌。炎琥宁与酒石酸吉他霉素配伍产生淡黄色絮状物,与阿奇霉素配伍产生白色絮

状物,与红霉素配伍产生乳白色絮状物,与奥硝唑配伍产生白色混浊。

总之在临床用药过程中,应尽量避免中药注射剂与抗感染药物注射剂的联用。当确实需要中药针剂与抗感染药物注射剂合用治疗时,应使用不同输液器,避免直接配伍使用。配伍使用时须在 2 种药物溶液转接过程中,加用一定量的隔离液或生理盐水,将输液器中原药液冲洗净后才进行换药,以避免中药制剂与抗感染药物注射剂直接接触而产生混浊或沉淀。

第五节　中西药联用能增效减毒的相关药物及作用机制

抗感染药物的滥用,病原微生物耐药性增加,以及感染性疾病对人类健康威胁的加剧,三者之间互相促进、互为因果,导致目前的抗生素危机(antibiotic crisis)。我国抗菌药物临床应用预警机制要求:主要目标细菌耐药率超过 30% 的抗菌药物,应当及时将预警信息通报本机构医务人员;超过 40% 的抗菌药物,应当慎重经验用药;超过 50% 的抗菌药物,应当参照药敏试验结果选用;主要目标细菌耐药率超过 75% 的抗菌药物,临床应当暂停使用该药进行针对此目标细菌的抗感染治疗,根据追踪细菌耐药监测结果,再决定是否恢复临床应用。研究表明,对于青霉素,金黄色葡萄球菌平均耐药率达到 98%,表皮葡萄球菌达到 92%;对于哌拉西林,大肠埃希菌平均耐药率 80%,肺炎克雷伯菌为 85%,铜绿假单胞菌为 84%;对于复方磺胺甲噁唑,肺炎克雷伯菌平均耐药率 80%,铜绿假单胞菌为 87%;对于红霉素,金黄色葡萄球菌耐药率 75%。耐甲氧西林金黄色葡萄球菌(MRSA)、耐甲氧西林凝固酶阴性葡萄球菌(methicillin-resistant coagulase-negative staphylococcus,MRCNS)、耐万古霉素的金黄色葡萄球菌、耐万古霉素的肠球菌、产超广谱 β-内酰胺酶的细菌、高度氨基糖苷类耐药菌株,青霉素耐药的肺炎链球菌、碳青霉烯类耐药的肠杆菌科细菌(指对亚胺培南、美罗培南或厄他培南中任一种药物耐药者)等的产生,以及多重耐药(multidrug resistant,MDR)菌株、广泛耐药(extensively drug resistant,XDR)菌株(指对除多黏菌素和替加环素外的其他抗菌药全耐药者),甚至泛耐药(poly drug resistant,PDR)菌株的出现,为抗感染治疗带来巨大挑战,甚至使感染患者陷入无药可用的困境。

中国细菌耐药监测网(CHINET)历年监测结果显示,在医院感染预防和控制的有效管理措施的积极干预下,MRSA 平均检出率从 2005 年的 69% 持续下降至 2017 年的 35.3%,但仍有相当一部分医疗机构的 MRSA 检出率远超平均值,甚至达 75.3%。另外,革兰氏阴性菌的细菌耐药性问题日趋严重,且临床上对于某些耐药菌感染的治疗方法极为有限。在过去 10年中,碳青霉烯类药物被认为是治疗耐药革兰氏阴性菌感染的最后一道防线。随着碳青霉烯类耐药菌株尤其是肺炎克雷伯菌、铜绿假单胞菌和鲍曼不动杆菌检出率的快速上升,已成为当前临床抗感染治疗的难题。

在临床治疗中,联用抗感染药物与中药对于改善抗感染药物耐药性提供了新的思路和途径。中西药物联用提高抗感染临床疗效的机制主要有 4 种情况:①不少中药及方剂具有确切且广谱的抗感染作用,与抗感染药物联用可减少抗感染药物的用量,降低西药的不良反应,更重要的是可以降低抗感染药物耐药性的产生。②由于不少中药的广谱抗感染作用,临床联用时扩大了抗菌谱,提高了临床治疗效果。③抗感染治疗失败的另一原因是机体防御功能的减退,不少中药不仅可抗菌、抗病毒,而且具有"补虚"、增强免疫力、抗自由基、抗过氧化等作用,从而提高临床抗感染治疗效果。④有些中药可拮抗抗感染药物的不良反应,消除抗感染治疗中出现的恶心、呕吐、腹痛、腹胀等症状,从而提高患者对药物不良反应的耐受性,增强抗感染疗效。

一、β-内酰胺类与中药联用的增效减毒相互作用

金银花与青霉素联用可协同抗菌,增强对耐药金黄色葡萄球菌的抗菌作用。蒲公英、板蓝根、忍冬藤的抗菌谱与青霉素相似,联用协同抗菌。双黄连可加强 β-内酰胺类抗生素与细菌细胞膜上青霉素结合蛋白(PBP)的亲和力,增强其抑制细菌细胞壁合成能力,使细菌萎缩变形,逐步溶解死亡。

上呼吸道感染是小儿常见病、多发病,多数患者为病毒感染引起且合并细菌感染。扁桃体炎多为免疫功能下降时病毒感染合并链球菌感染所致。穿琥宁注射剂可抑菌、抗病毒、抗炎、解热,与青霉素联用可协同抗菌,并增加抗病毒作用,增强机体非特异性抗感染免疫能力。

山楂对铜绿假单胞菌、金黄色葡萄球菌、大肠埃希菌、变形杆菌、炭疽杆菌、乙型链球菌、白喉杆菌、伤寒杆菌均有抑制作用。与氨苄西林合用治疗急、慢性肾盂肾炎等泌尿系统感染,可产生协同抗菌作用。

鱼腥草注射液为鲜鱼腥草经蒸馏制成的灭菌溶液,主要成分为癸酰乙醛,具有抗病毒及广谱抗菌作用,并可提高机体免疫力。鱼腥草与头孢拉定联用治疗呼吸道感染可协同抗菌,并能抗病毒、增强免疫、止咳平喘,提高临床治疗效果,缩短治疗时间。

丹参中的主要活性成分丹参酮对铜绿假单胞菌有明显的体外抑菌作用,丹参酮可增强头孢他啶和哌拉西林钠-他唑巴坦对铜绿假单胞菌的体外抗菌活性。

治疗急性盆腔炎时,静脉使用头孢替坦二钠、盐酸多西环素抗感染外,联合口服仙方活命饮汤剂加味(主要由白芷、浙贝母、防风、赤芍、当归、皂角刺、穿山甲、天花粉、乳香、没药、金银花、陈皮、薏苡仁、车前子、生甘草组成),患者的止痛、抗炎及促进包块和积液的吸收功能等各指标均优于未联用仙方活命饮的对照组。

应用哌拉西林-三唑巴坦(哌拉西林与三唑巴坦合剂)治疗感染性疾病,同时口服中药(金银花、五倍子、忍冬藤、黄连、地锦草、连翘、穿心莲、白头翁、板蓝根、紫丁香、马勃)浸出制剂,住院患者治疗后直肠拭子产超广谱 β-内酰胺酶(ESBL)大肠埃希菌或肺炎克雷伯菌的获得率显著降低,有助于控制医院内感染。

二、大环内酯类、林可霉素类及多肽类与中药联用的增效减毒相互作用

鱼腥草、大黄与红霉素,鱼腥草与阿奇霉素联用可协同增效。大蒜提取物与克拉霉素联用具有协同抑菌的效应。

慢性盆腔炎是女性盆腔生殖器官及周围腹膜结缔组织发生的慢性炎症,口服给予克林霉素的同时,以理气祛瘀法中药复方汤剂(丹参、川芎、柴胡、香附、川楝子、莪术、三棱、陈皮)治疗,疗效优于单纯使用抗生素者。在治疗细菌性阴道炎时,口服甲硝唑、外用克林霉素软膏,如果配合苦参、黄柏等中药配制成的熏洗液熏洗、坐浴,可明显提高临床疗效,降低复发率。克林霉素静脉注射,联用黄芩、柴胡、甘草等制成的中药清热解毒汤治疗生殖道支原体、衣原体感染,疗效优于阿奇霉素与多西环素组合使用的对照组。

万古霉素分别与黄连、鱼腥草、金银花联用,对体外抗肠球菌活性具有相加作用。对于耐甲氧西林金黄色葡萄球菌(MRSA)、耐甲氧西林溶血葡萄球菌(methicillin-resistant *Staphylococcus haemolyticus*,MRSH)和耐甲氧西林表皮葡萄球菌(MRSE),黄连和鱼腥草与万古霉素具有相加作用。万古霉素联用栀子金花汤(栀子、黄连、黄柏、大黄、黄芩)口服治疗 MRSA,

提高病原菌清除率,增强治疗效果。

三、氨基糖苷类与中药联用的增效减毒相互作用

甘草中提取的甘草酸与链霉素同用,能降低甚至消除后者对听神经的损害,且不影响链霉素的活性。灰黄霉素口服后主要在小肠吸收,胆汁中的表面活性剂如胆盐可增加其溶解度,促进吸收,提高疗效。而茵陈是利胆中药,能促进胆汁排泄,特别是其中有效成分对羟乙酮及 β-蒎烯等利胆作用较强,合用后灰黄霉素的吸收增加。

香连丸与广谱抗菌增效剂甲氧苄啶联用后其抗菌活性增强 16 倍。人参皂苷对庆大霉素所致的急性肾衰竭有明显的治疗作用,可促使近曲小管上皮细胞 DNA 复制的启动,但剂量过大可诱导肾小管上皮细胞的增生。大黄与庆大霉素、甲硝唑联用可协同抗菌,提高感染性疾病的治愈率。

四、四环素类与中药联用的增效减毒相互作用

非淋菌性尿道炎的药物治疗通常采用大环内酯类、四环素类、喹诺酮类等。在单用米诺环素口服基础上,联合清热通淋排毒汤(黄芩、蒲公英、虎杖、白花蛇舌草、车前子、石韦、琥珀、甘草梢、生地黄、通草、王不留行、赤芍、川牛膝、丹参,脾虚者加茯苓),临床治疗结果显示与单用米诺环素相比可显著提高临床疗效,且无明显不良反应。

五、人工合成抗菌药与中药联用的增效减毒相互作用

治疗喹诺酮类引起的静脉炎时,取黄连、黄柏各 50g,浸泡于 3% 硼酸溶液 500ml,过滤后获得湿敷用浸泡液,效果优于 25% 硫酸镁湿敷。

双黄连口服液与诺氟沙星联用治疗急性细菌性痢疾不仅具有协同作用,同时增强免疫功能,提高疗效。在应用左氧氟沙星治疗细菌性痢疾的同时服用自黄连、黄柏或三棵针中提取制备而成的复方小檗碱片,可有效提高总体治疗效果。治疗泌尿系统感染时,口服左氧氟沙星联合清热通淋片(爵床、苦参、白茅根、硼砂)与单服左氧氟沙星对照组比较,能更有效缓解患者的临床症状,明显提高疗效,减少不良反应。

丹参中主要成分丹参酮有抗菌、消炎、解热,改善肾功能,促进毒素从血液中排出等作用,与氧氟沙星合用可协同抗菌、排毒,改善全身中毒症状,缩短疾病恢复时间。

感染引起的慢性中耳炎治疗,在氧氟沙星滴耳液治疗基础上,加用黄连上清丸,起效时间显著缩短,听力改善程度及病原清除率显著提高。

甲氧苄啶(TMP)与苦参、黄柏、女贞子联用治疗细菌性痢疾,与蒲公英联用治疗扁桃体炎、气管炎,与水杨梅联用治疗伤寒,均可协同增效。TMP 与秦皮、黄连、蒲公英、黄芩、金银花、白头翁、千里光、鱼腥草具有协同抗菌作用。

黄柏水提取物与抗菌药联合使用可显著提高耐药大肠埃希菌对抗菌药物的敏感性,增强抗菌药如头孢曲松钠、阿莫西林、磺胺嘧啶、头孢他啶、磷霉素对耐药菌株的抗菌活性。

呋喃妥因毒性较大,治疗肾盂肾炎时消化道反应较大,与(去甘草酸的)甘草合用时,可减少呋喃妥因的胃肠道反应。引起肾盂肾炎的病原菌主要是大肠埃希菌,其次为副大肠埃希菌及变形杆菌,适宜繁殖的 pH 为 6.8~7.8,在 pH5.5 以下生长受抑制。呋喃妥因与山楂联用有协同抗菌作用,其机制可能为山楂造成酸性,使尿液酸化,导致尿内呋喃妥因抗菌作用增强。

中西药物联用增强溃疡性结肠炎(ulcerative colitis,UC)疗效的临床研究较多。溃疡性

笔记栏

结肠炎是一种病因尚不清楚的直肠和结肠慢性特异性炎症性疾病。药物治疗常用柳氮磺吡啶等氨基水杨酸制剂，发挥抗炎、缓解症状等作用。由于需要长期用药，常会导致两类不良反应，一是恶心、呕吐、食欲减退、头痛等，另一类是皮疹、粒细胞减少、自身免疫性溶血、再生障碍性贫血等。柳氮磺吡啶与中药联用可以增加临床疗效、减少不良反应、缩短治疗时间，具有明显的协同或相加作用。

柳氮磺吡啶口服联合红金丹灌洗液（红藤、败酱草、紫花地丁、延胡索、牡丹皮）灌肠，与单用柳氮磺吡啶口服对照组相比，治疗组伤口愈合速度加快，并且治疗后血清干扰素-γ（IFN-γ）明显提高，IL-4 水平明显降低。其机制可能是联用中药灌肠后，通过增加的 IFN-γ 刺激 Th2 细胞分化为 Th1 细胞，降低了 IL-4 对 Th2 的刺激分泌效应，调节 Th1/Th2 失衡状态，维持机体内细胞因子的正常状态和功能。柳氮磺吡啶口服，结合中药方剂（黄柏、黄连、白头翁、紫草、茜草、白及、青黛、诃子）灌肠可明显提高溃疡性结肠炎的临床疗效。柳氮磺吡啶口服联合中药灌肠（牡丹皮、苦参、黄芪、秦皮、防风、大黄炭、地榆炭、白及、槐花、赤芍、甘草、败酱草）还可明显提高血清 IL-2 水平，降低 C 反应蛋白水平。口服柳氮磺吡啶，联合中药汤剂（白及、地榆、石菖蒲）灌肠，疗效优于单用口服药物。

将柳氮磺吡啶研成粉末，加入中药汤剂（青黛、秦皮、黄连、白及、白头翁、三七、五味子）中灌肠治疗溃疡性结肠炎后，治疗组的主要症状、体征（腹痛、腹泻、黏液脓血便、里急后重、腹部压痛等）的改善明显优于庆大霉素联用甲硝唑的生理盐水灌肠治疗对照组。

口服柳氮磺吡啶与小檗碱，在此基础上给予中药煎剂（黄芪、丹参、桂枝、防风、白芍、夏枯草、陈皮、饴糖、甘草、大枣）内服，治疗后脓血便、腹痛、里急后重等显著改善，优于未服用中药的患者。口服柳氮磺吡啶，联合中药汤剂口服（脾胃虚弱型用党参、黄芪、白术、羌活、防风、升麻、柴胡、炙甘草；湿热型用黄连、黄柏、陈皮、白头翁、虎杖、茵陈、栀子；肝郁脾虚型用防风、白芍、白术、陈皮、枳壳、茯苓、香附、沉香、佛手；脾肾阳虚型用党参、白术、干姜、炙甘草、附子、巴戟天、补骨脂、五味子、吴茱萸），同时行保留灌肠（由白及、乳香、没药、地榆、槐花、虎杖制备灌肠液），可以内外兼顾，取长补短，扶正祛邪，标本兼治，提高临床疗效。

口服柳氮磺吡啶，联合口服且灌肠溃结饮（黄芪、败酱草、黄连、白及、地榆子、石榴皮、黄柏、白术、白头翁、赤芍）也可增加疗效。

六、抗病毒药、抗真菌药与中药联用的增效减毒相互作用

病毒性角膜炎是常见的角膜病，双黄连粉针剂具有抗菌、抗病毒，增强免疫作用。利巴韦林为单磷酸次黄嘌呤核苷脱氢酶抑制剂，阻碍病毒核酸合成，为广谱抗病毒药。利巴韦林与双黄连联用，协同抗病毒，且发挥双黄连抗菌、抗炎、增强免疫功能，适于常规治疗无效患者。大青叶、板蓝根联用配合泼尼松治疗亚急性甲状腺炎，可增强患者机体抗病毒和防御能力，降低复发率。大蒜注射液对真菌有强力抑制和杀灭作用，与氟胞嘧啶联用可协同增效，减少复发。

七、抗结核药与中药联用的增效减毒相互作用

中药白及对人型结核分枝杆菌有显著抑制作用，可治疗肺结核；与异烟肼合用协同增效，可用于单用抗结核西药疗效欠佳的患者。白头翁对结核分枝杆菌有显著抑制作用，有效成分为原白头翁素及白头翁素，与链霉素联用有协同作用，并通过保肝、清除自由基等作用降低异烟肼、利福平的肝毒性。

（徐志立）

复习思考题

1. 简述 β-内酰胺类抗生素、大环内酯类抗菌药物的作用机制有哪些？并列举代表药物。

2. 清热药黄连、黄芩的主要药理作用有哪些？

◇◇◇ 第十章 ◇◇◇

抗肿瘤药的中西药物配伍与合理应用

学习目标

1. 掌握中西药联用治疗各类肿瘤的相关药物及其合理应用。
2. 熟悉临床用于治疗各类肿瘤疾病的中药与西药类型。
3. 了解抗肿瘤药中西药配伍的不良反应及中医抗肿瘤的相关理论。

第一节 肺 癌

一、概述

原发性支气管肺癌(简称肺癌)是发病率和病死率均很高的恶性肿瘤。根据世界卫生组织国际癌症研究署(WHO/IARC)《2020 年全球癌症报告》的数据,2018 年约有 180 万肺癌患者死亡,新增 210 万患者,中国占其中的 1/3。在过去 40 年中,中国的肺癌病死率增加了 4 倍,肺癌已取代胃癌成为癌症死亡的主要原因。

肺癌一般分为小细胞肺癌和非小细胞肺癌,其中 85% 的患者为原发性非小细胞肺癌。非小细胞肺癌主要包括鳞癌、腺癌、腺鳞癌、大细胞癌。早期的肺癌患者并没有典型的临床症状,临床上多数肺癌患者在就诊时已经是晚期(Ⅲ期或Ⅳ期),失去手术根治性切除的机会。中、晚期肺癌患者主要表现为胸闷气短、咳嗽、痰中带血等症状。对中、晚期肺癌患者多采用综合治疗,包括放疗、化疗、生物免疫治疗、中医辅助治疗等。肺癌是一种典型的与环境因素及生活方式密切相关的疾病,吸烟是目前公认的诱发肺癌的主要因素。此外,其他危险因素还包括大气污染、室内污染(包括煤烟、烹饪油烟和室内氡暴露)、职业危害(如硅沉着病)、营养素缺乏、既往肺部疾病史及遗传因素等。

二、常用西药药物作用及作用机制

1. 细胞毒类药物 针对非小细胞肺癌的主要治疗方案是含铂[顺铂(DDP)、卡铂(CBP)]方案,目前临床上一线治疗方案多为含铂类的两药或三药方案。顺铂与紫杉醇(TAX)、吉西他滨(GEM)、长春瑞滨(NVB)、多西他赛(TXT)、培美曲塞(MTA)组成的联合化疗方案(分别为 TP、GP、NP、DP、PP 方案),是非小细胞肺癌的一线治疗方案;此外常见的还有依托泊苷+卡铂(EC)、替吉奥+顺铂(SP)、丝裂霉素+异环磷酰胺+顺铂(MIC)、丝裂霉素+长春新碱+顺铂(MVP)方案。而小细胞肺癌的主要治疗方案有:依托泊苷+卡铂(EC),依托泊苷+顺铂(EP),多柔比星+环磷酰胺+依托泊苷(ACE),环磷酰胺+多柔比星+长春新碱(CAV)。

含铂方案近期疗效确切,但毒副作用较大。针对顺铂肾毒性的代谢组学研究揭示,胸苷等5个内源性小分子代谢物可作为顺铂肾毒性的诊断生物标志物,顺铂通过干扰机体的甘油磷脂代谢、嘧啶代谢、精氨酸和脯氨酸代谢以及花生四烯酸代谢等代谢通路产生肾毒性。

2. 分子靶向药物 目前抗肿瘤治疗已经进入分子靶向治疗的新时代,很多分子靶向药物在一线、二线、维持治疗等领域中都不逊色于传统化疗,不仅有显著改善患者无进展生存期和提高生活质量的优势,而且药物不良反应相对较少,服用简便,更容易被患者接受。目前用于肺癌治疗的分子靶向药物主要有血管内皮生长因子受体抑制剂如贝伐珠单抗;表皮生长因子受体抑制剂如吉非替尼、厄洛替尼;酪氨酸激酶抑制剂如埃克替尼、克唑替尼等。

3. 其他肿瘤治疗辅助药 针对化疗引起的诸多不良反应,临床上治疗肺癌的过程中还会配合一些辅助化疗的药物。如常用的细胞保护剂氨磷汀;抗变态反应药物地塞米松、苯海拉明等;止吐药昂丹司琼、格拉司琼、托烷司琼、甲氧氯普胺等。

三、常用中药及其复方作用及作用机制

根据肺癌的临床症状特点,可将其归属中医学"肺积""咳嗽""咯血"及"胸痛"等范畴,虚、痰、毒、瘀是肺癌的主要病机。因此,扶正、祛痰、化瘀、解毒、益气、滋阴、软坚是中医药治疗肺癌的基本原则。

1. 扶正益气药 扶正即扶助人体对邪毒的防御能力,对肺阴虚者常选麦冬、沙参、百合、天冬、石斛、玉竹、黄精、龟甲、鳖甲等;气阴两虚者常加党参、太子参、西洋参、黄精、生黄芪、白术、山药等。肺癌早期多表现为肺虚,晚期复发转移恶病质者,易出现脾肾亏虚。因此,晚期患者可辨证加入益气健脾之黄芪、党参、茯苓、白术、薏苡仁、山药等,使后天气血生化有源,或加入补肾益气之冬虫夏草、淫羊藿、补骨脂、肉苁蓉、山萸肉、枸杞子等,使先天之本得固。

2. 清热解毒药 清热解毒药常用的药物有山豆根、白花蛇舌草、龙葵、石上柏、石见穿、藤梨根、地龙、蜈蚣、蜂房、半枝莲、重楼、鱼腥草、山慈菇等。

3. 活血化瘀药 肿瘤为有形之邪,为痰瘀毒邪夹杂相搏结而成。癌肿形成,阻滞气血,致痰瘀互结,故活血化瘀、祛痰软坚、解毒散结应相互结合。活血化瘀药物可保护血管内皮细胞、改善血液循环、缓解血管痉挛,并能抑制胶原纤维合成及抗纤维化。研究表明早期应用活血化瘀中药对急性放射性肺炎有抑制作用,并延缓放射性纤维化进程,减轻肺纤维化程度。活血化瘀药常选用黄芪、三七、丹参、牡丹皮、桃仁、红花、生牡蛎、三棱、莪术、赤芍、夏枯草、土鳖虫、水蛭、壁虎等。

4. 祛痰软坚药 祛痰软坚药常用半夏、胆南星、浙贝母、僵蚕、瓜蒌、山慈菇、地龙、牡蛎、鳖甲、甘草、茯苓、皂角刺等。

5. 常用中成药

(1) 扶正类:参芪益肺糖浆、贞芪扶正胶囊、槐耳颗粒、参麦注射液、至灵胶囊、紫龙金片、天佛参口服液、安多霖胶囊、复方万年青胶囊、康艾注射液、益肺清化颗粒、金复康口服液等,安康欣胶囊(祛邪同时扶正)等。

(2) 祛邪类:康莱特注射液(软胶囊)、榄香烯注射液、华蟾素胶囊(片)、艾迪注射液、复方苦参注射液、消癌平滴丸(片)、鸦胆子油乳注射液(口服液)、斑蝥酸钠维生素 B_6 注射液、复方斑蝥胶囊、参莲胶囊、威麦宁胶囊、仙蟾片、参一胶囊、芪珍胶囊、安康欣胶囊(祛邪同时扶正)等。

四、应避免联合使用的中西药物及作用机制

中药和西药属于不同的医学体系,在临床治疗中各具特色。合理的中西药联用往往能

取得很好的治疗效果,成为我国临床用药的一大特色。然而不合理的中西药相互配伍会导致药效减弱,或者发生不良反应。

1. 含有代谢酶抑制剂或诱导剂的中药与化疗药的相互作用 很多抗肿瘤化疗药,如依托泊苷、环磷酰胺、异环磷酰胺、长春酰胺、长春碱、长春新碱、紫杉醇、紫杉萜、依立替康等,都是经 CYP3A4 酶代谢。而在许多抗肿瘤中成药中含有黄芪、人参、三七、通关藤,它们是 CYP3A4 酶的抑制剂,会减慢相关西药的代谢速率;而蟾皮、丹参是其诱导剂,会加快相关西药的代谢速率而降低其疗效。因此要注意含有黄芪(金复康口服液,康艾注射液,艾迪注射液,复方斑蝥胶囊)、人参(复方斑蝥胶囊,参一胶囊,康艾注射液,艾迪注射液)、三七(芪珍胶囊,珍香胶囊)、通关藤(消癌平注射液)、丹参(安康欣胶囊,参莲胶囊)和蟾皮(华蟾素口服液)的中成药与以上化疗药联用时的剂量调整和血药浓度监控,必要时避免联用。

2. 中药与抗凝药和抗血小板药物的相互作用 在抗肿瘤治疗中常用的活血化瘀类中药与抗凝药(如肝素、华法林、阿司匹林)联用时,因作用类似,可增加抗凝或抗血小板的效果,可能引起出血。此外,含有北沙参和/或绞股蓝的中成药(如抗肺癌中药金复康口服液和清肺散结丸)有抑制血小板聚集的作用,其与抗凝西药联用时应注意。

3. 中药与胃肠道刺激性药物的相互作用 中医治疗肺癌多用清热解毒药,其药性多苦寒峻猛,久服易伤脾胃,尤其对胃肠出血及肝、肾疾病患者应禁用或慎用。对于胃肠道溃疡患者及与其他有胃肠道不良反应的西药合用(如非甾体抗炎药、大环内酯类药、肾上腺皮质激素、高致吐化疗药等),可能加重对胃肠道的刺激,应尽量避免合用。

4. 中药与酸性药物的相互作用 抗肿瘤同时提高机体免疫力的补气类中药如麦冬、西洋参、太子参、人参等均含有皂苷类成分,与酸性较强的药物配伍时,会发生水解而失效。

5. 中药与镇静、镇咳药相互作用 桃仁作为活血化瘀的常用抗肿瘤中药,其中含有的氰苷与镇静、镇咳药如硫喷妥钠、可待因、枸橼酸喷托维林等合用,含氰苷药物在胃酸作用下,经酶水解生成的氢氰酸可在一定程度下抑制呼吸中枢,会加重镇静、镇咳药的呼吸中枢抑制作用,从而增强后者的不良反应。

五、中西药联用能增效减毒的相关药物及作用机制

肺癌的化疗方案通常不良反应严重,中药作为化疗的辅助用药,其合理配伍可以起到增效减毒的作用,并能减少肿瘤患者的术后复发和转移。目前临床上常用的与化疗联用的治疗非小细胞肺癌的中成药有:黄芪多糖注射液,华蟾素注射液,参麦注射液,复方苦参注射液,鸦胆子油乳注射液,参芪扶正注射液,艾迪注射液,榄香烯注射液等。它们常与化疗方案 GP、NP、TP 联用。

1. 黄芪多糖注射液联合长春瑞滨和顺铂 在晚期非小细胞肺癌患者的治疗中,联合使用黄芪多糖注射液与长春瑞滨和顺铂,能增加肿瘤的药物敏感性和减少化疗毒性。

2. 芪连扶正胶囊联合替吉奥 芪连扶正胶囊主要成分为:连翘、清半夏、天南星、白花蛇舌草、女贞子、仙鹤草、黄芪、莪术、壁虎、全蝎、蜈蚣。替吉奥的主要成分是替加氟、吉美嘧啶与生物调节剂奥替拉西钾。芪连扶正胶囊联合替吉奥治疗非小细胞肺癌,治疗总有效率显著高于单用替吉奥。

3. 参麦注射液(或复方苦参注射液)联合多西他赛+顺铂 在非小细胞肺癌的治疗中,多西他赛与顺铂配合参麦注射液、复方苦参注射液不仅能抑制癌细胞的增殖和治疗并发症,也能缓解化疗药物的不良反应,明显提高中晚期非小细胞肺癌患者的生存质量。

4. 榄香烯注射液联合顺铂+吉西他滨 榄香烯注射液与顺铂+吉西他滨联合用药,比单

用化疗药疗效更好,且在骨髓抑制、胃肠道反应、肾功能损害、过敏反应的发生率方面,都比单用化疗药有所降低。

5. 补肺解毒汤联合紫杉醇+顺铂(腺癌)与补肺解毒汤联合吉西他滨+顺铂(鳞癌)　补肺解毒汤的组成:人参、太子参、党参、黄芪、玄参、沙参、丹参、山慈菇、乳香、没药、三棱、莪术、浙贝母、法半夏、白术、茯苓、熟地黄、白芍。联合两种化疗方案后,与单纯化疗组相比有效率(完全缓解率+部分缓解率)提高,生活质量(KPS评分)提高,血象异常发生率降低,免疫功能提高,恶心呕吐、头痛、肝肾功能异常等不良反应发生率显著降低。

6. 艾迪注射液联合长春瑞滨+顺铂　艾迪注射液联合长春瑞滨+顺铂的中西药联合治疗方案,相比长春瑞滨+顺铂的单纯化疗方案,可提高治疗有效率,降低Ⅱ度以上恶心、呕吐的发生率。此外,中西药联合方案还能提高患者生活质量,缓解白细胞减少和血小板减少。

7. 鸦胆子油乳注射液联合吉西他滨+顺铂　鸦胆子油乳注射液联合吉西他滨+顺铂治疗晚期非小细胞肺癌,近期有效率并无显著差异,但是中西药联用显著改善了患者的生活质量,并减轻了不良反应。

8. 补肾健脾中药联合吉西他滨+顺铂　补肾健脾处方包括:黄芪、薏苡仁、党参、枸杞子、莪术、补骨脂、山茱萸、白术、桔梗(咳嗽明显者加用)、清半夏(痰多者加用)、白果(气喘明显者加用)、川楝子(胸痛明显者加用)、仙鹤草(咯血者加用)。联用吉西他滨+顺铂化疗方案对中晚期肺癌患者的疗效显著,可有效降低出血毒副反应(肝肾功能异常、白细胞计数下降)的发生率,有效提高患者免疫功能,具有实际应用价值。

9. 六种中药注射液联合吉非替尼　复方苦参注射液、黄芪多糖注射液、艾迪注射液、消癌平注射液、鸦胆子油乳注射液、康莱特注射液分别联合吉非替尼治疗非小细胞肺癌,直接meta分析研究表明,中西药联合方案能够显著提高患者的总有效率和生活质量,减轻皮肤不良反应。

10. 八种中药注射剂联合紫杉醇+顺铂　临床常用的8种中药注射剂(鸦胆子油乳注射液、艾迪注射液、苦参注射液、华蟾素注射液、得力生注射液、消癌平注射液、康艾注射液、参芪扶正注射液)联合紫杉醇+顺铂的中西药联合方案,与对照组近期疗效直接比较,联用8种注射液可显著改善白细胞计数减少;8种中药注射液之间间接比较,参芪扶正注射液疗效优于苦参注射液;8种注射液与对照组出现恶心、呕吐症状间直接比较,艾迪注射液、苦参注射液、华蟾素注射液、得力生注射液、康艾注射液、参芪扶正注射液效果优于对照组;并且8种中药注射液联合方案可显著改善化疗生活质量。在增强抗癌临床效果方面,联用华蟾素注射液和康艾注射液较其他6种中药注射液相对有效;在减轻毒副作用方面,联用参芪扶正注射液和华蟾素注射液较其他6种中药注射液相对有效。

思政元素

高国俊教授开创中西医结合治疗肿瘤新模式

作为中国人民解放军苏州100医院肿瘤治疗中心主任医师,高国俊教授数十年如一日,潜心研制中医抗癌新药。他熟读《本草纲目》等中草药名著,并辗转全国各地遍寻良师良药和经方验方。凭借着多年的临床实践经验,扎实有效地开展肿瘤治疗工作,取得了突破性进展,研制发明了天门冬制剂、东南1号、鲨威1号等抗癌药,并获得专利。高教授因成绩卓著而多次荣获国家科学技术奖并连续被评为"科技先进工作者""先进个人"和"政协先进人物"等。

笔记栏

　　高国俊教授与时俱进,开创了肺癌治疗新模式。他采用辨病与辨证相结合,根据患者的中西医结合辨证分型,选用参苓白术散加减方和三参莲苡南星汤合牛黄醒消丸治疗肺腺癌、肺鳞癌等,无须化疗、住院即可使病灶消失或缓解,得到医学界的广泛关注和充分肯定,并荣获 2011 年度"世界华人卓越医家杰出成果金奖"。

　　高国俊教授的济世情怀和耕耘不止,印证着一名优秀医者所秉承的医道精神和价值取向,激励着我们为中西医结合治疗癌症继续努力奋斗!

第二节　乳　腺　癌

一、概述

　　原发性乳腺癌(简称乳腺癌)是起源于乳腺导管、小叶的恶性肿瘤。2020 年最新数据显示,全球乳腺癌新发病人数达 226 万,超过肺癌的 220 万,乳腺癌正式取代肺癌成为全球第一大癌症。在我国,乳腺癌也是女性发病率最高的常见恶性肿瘤,2020 年发病人数达到 42 万。

　　乳腺癌分为 3 种不同的亚型:激素受体(HR)阳性乳腺癌,约占乳腺癌患者的 83%;人表皮生长因子受体 2(HER2)阳性乳腺癌,约占乳腺癌患者的 5%;三阴性乳腺癌(TNBC),约占乳腺癌患者的 12%。根据病变性质和程度,乳腺癌可分为原位癌和浸润癌两种,其中浸润癌分为 3 期:早期(可手术,Ⅰ/Ⅱ期)、局部晚期(不能手术的局部病变,Ⅲ期)和晚期(转移性,Ⅳ期)。

　　乳腺癌的发病与多种因素有关,目前的研究主要关注病毒因素(人乳头瘤病毒)、内分泌因素(刺激素和孕激素水平)、遗传因素(有遗传 *BRAC1* 或 *BRAC2* 基因突变者)、生殖因素(月经初潮早、绝经晚、未生育和高龄初产)、电离辐射因素、生活习惯等。

　　乳腺癌综合治疗包括手术治疗、放化疗、内分泌和分子靶向治疗等多种手段。个体化综合治疗是乳腺癌治疗发展的趋势,当病变局限在局部或区域淋巴结时,以局部治疗为主,全身治疗为辅;当病变广泛或向远端转移时,以全身治疗为主,局部治疗为辅。

二、常用西药药物作用及作用机制

　　1. 化疗药物　对于晚期乳腺癌的化疗,主要有以下 3 种方案:

　　一线方案:蒽环和/或紫杉烷类方案,包括蒽环类药物表柔比星、吡柔比星、多柔比星、柔红霉素、去甲氧柔红霉素;紫杉烷类药物紫杉醇、多西他赛、白蛋白结合紫杉醇等。

　　二线方案:根据一线方案,选择抗代谢药物、铂类、长春碱类。抗代谢类药物如吉西他滨、卡培他滨、氟尿嘧啶;铂类如顺铂;长春碱类如长春新碱、长春瑞滨。

　　三线方案:铂类、抗生素类。如顺铂、丝裂霉素等。

　　此外,还有烷化剂类药物如环磷酰胺、异环磷酰胺等。临床上通常将蒽环类药物与烷化剂/抗代谢类药物/抗生素类药物/紫杉烷类药物联用。常用的化疗方案有:①AC(多柔比星+环磷酰胺);②AT(多柔比星+紫杉醇);③ACT(多柔比星+环磷酰胺+紫杉醇);④EC(表柔比星+环磷酰胺);⑤CAF(环磷酰胺+多柔比星+氟尿嘧啶);⑥TEC(多西他赛+表柔比星+环磷酰胺);⑦FEC(氟尿嘧啶+表柔比星+环磷酰胺);⑧CTF(环磷酰胺+吡柔比星+氟尿嘧啶)。此外,还包括多西他赛联合卡培他滨;吉西他滨联合紫杉醇,对于三阴性乳腺癌,可选择吉西他滨加卡铂或顺铂。

2. 内分泌治疗药物 包括促黄体生成素释放激素类似物、芳香化酶抑制剂和雌激素受体拮抗剂。

（1）促黄体生成素释放激素类似物：戈舍瑞林为代表药物，是一种在体内逐渐进行生物降解的多聚缓释植入剂，长期使用能抑制脑垂体促黄体生成素的合成，降低血清雌二醇水平。此外，布舍瑞林、亮丙瑞林等促性腺激素释放激素能抑制卵巢和睾丸对促性腺激素的反应，从而降低雌二醇和睾酮的生成而抑制肿瘤细胞的增殖。

（2）芳香化酶抑制剂：芳香化酶抑制剂与芳香化酶结合，阻断内源性雄激素与酶的结合，抑制雄激素转化为雌激素，从而降低血浆内雌激素的水平。目前，芳香化酶抑制剂主要用于激素受体阳性的绝经后乳腺癌患者的治疗。芳香化酶抑制剂包括第一代药物氨鲁米特，第二代药物福美坦、第三代药物依西美坦、来曲唑、阿那曲唑。目前临床上常用的是第三代芳香化酶抑制剂，优势是特异性强，而不良反应明显降低，但其缺陷在于作为一线用药时可能产生耐药性。

（3）雌激素受体拮抗剂：代表药物为他莫昔芬，它是绝经前后、雌激素受体（estrogen receptor，ER）阳性患者的首选内分泌治疗药物。托瑞米芬是非类固醇类三苯乙烯衍生物，竞争性地与 ER 结合，阻止雌激素诱导的肿瘤细胞增殖，与他莫昔芬的适应证略有不同。新型 ER 拮抗剂氟维司群，主要用于已接受抗雌激素药物（如他莫昔芬）但病情仍趋恶化的绝经后妇女。

3. 分子靶向治疗药物 肿瘤分子靶向治疗是指针对肿瘤细胞或组织中的特异性分子靶点，设计与之特异性结合的抗体或配体，从而达到治疗肿瘤的目的。对于 HER2 或 VEGF 过表达的乳腺癌患者，可根据情况在化疗或内分泌治疗的基础上联合靶向治疗，也可靶向治疗单独进行。乳腺癌分子靶向药物主要有血管内皮生长因子抑制剂和表皮生长因子受体抑制剂。

（1）血管内皮生长因子抑制剂：这类药物主要有贝伐珠单抗，可以选择性地与人血管内皮生长因子（VEGF）结合并阻断其生物活性，减少肿瘤的血管形成，从而抑制肿瘤的生长。

（2）表皮生长因子受体抑制剂：HER2 过表达患者可选择这类药物，如曲妥珠单抗、帕妥珠单抗。曲妥珠单抗通过下调 HER2 基因、拮抗 HER 家族的促生长作用、介导抗体依赖性细胞毒作用及抗血管生成发挥抗肿瘤作用，已成为 HER2 阳性早期乳腺癌的标准治疗药物。帕妥珠单抗是"HER 二聚化抑制剂"单克隆抗体，通过结合 HER2，阻滞其与其他 HER 受体的杂二聚而减缓肿瘤生长。

临床上将分子靶向药物囊括在内的治疗方案有 AC（多柔比星＋环磷酰胺）＋曲妥珠单抗（HER2 高表达）、紫杉醇＋曲妥珠单抗（HER2 高表达）等。此外，酪氨酸激酶抑制剂、TDM-1 生物治疗等药物的应用，对晚期乳腺癌疾病能取得较好的治疗效果。

三、常用中药及其复方作用及作用机制

中医认为正气不足是乳腺癌发生的内因，肝、肾、脾三脏功能失调是重要病机，血瘀、气滞、痰凝、毒聚结于乳络而发病。因此乳腺癌的中药治疗原则为活血化瘀、扶正培本、清热解毒、疏肝理气。

1. 活血化瘀类药物 鸡血藤、莪术、三棱、乳香、没药、赤芍、丹参。其中鸡血藤、莪术、三棱抗肿瘤的同时还可调节免疫功能；乳香、没药、赤芍、丹参具有抗炎作用，能增加纤维蛋白的溶解，抑止纤维细胞的增殖，促进胶原纤维的分解和吸收；乳香、没药等还能改善局部组织供血供氧情况，具有较强的镇痛作用。

2. 扶正培本类药物　山茱萸、女贞子、肉苁蓉、桑寄生、黄精、黄芪、白术、党参、当归、枸杞子、茯苓、淫羊藿、巴戟天等。这类药物大多能够补益肝肾、调节机体免疫功能。

3. 清热解毒类药物　龙胆、赤芍、黄连、蒲公英、金银花。其中龙胆、赤芍能提高 T 细胞数及增强其功能；黄连、蒲公英、金银花等可促进淋巴细胞的转化和提高吞噬细胞数。

4. 疏肝理气类药物　柴胡、香附、延胡索等。这类药物改善全身血液循环，有利于消除乳腺组织的充血、水肿及纤维化组织增生。

用于抗乳腺癌的中成药主要有艾迪注射液、复方苦参注射液、参丹散结胶囊、榄香烯注射液、复方斑蝥胶囊、华蟾素注射液（片）、平消胶囊、康力欣胶囊、槐耳颗粒、小金丹、醒消丸、圣和散等。针对乳腺癌常见症状的中成药有治疗潮热出汗的知柏地黄丸、六味地黄丸；治疗上肢水肿的黄芪桂枝五物汤；治疗局部皮肤红肿或破溃的云南白药、蟾酥锭、生肌玉红膏；改善烦躁易怒的加味逍遥丸、当归龙荟丸。

四、应避免联合使用的中西药物及作用机制

1. 会形成沉淀的中西药不可联用　如地榆升白片与抗菌药物；地榆升白片与碳酸钙、硫酸亚铁等；康力欣胶囊与生物碱类药物。

2. 酸、碱性药物不可联用　如康力欣胶囊与碳酸氢钠。

3. 避免中西药联用形成缔合物　如康力欣胶囊与酶制剂形成牢固的氢键缔合物，使酶的效价降低。

4. 避免相互拮抗的药物联用。

5. 避免重复用药和超量用药　如康力欣胶囊与强心苷类药物联用导致后者药效累加，毒性增大。

五、中西药联用能增效减毒的相关药物及作用机制

中西药合用的最终目的是优势互补、增强疗效、降低不良反应。中西药合用治疗乳腺癌的机制主要有以下几方面：①抑制肿瘤细胞生长，诱导肿瘤细胞凋亡；②抑制肿瘤血管生成；③调控肿瘤耐药基因和信号通路；④拮抗雌激素，防止骨损伤。以下列举几种常见的合并中西药增效减毒的治疗方案：

1. 疏肝健脾益胃中药联合吉西他滨+紫杉醇　疏肝健脾益胃中药组成：柴胡、当归、白芍、白术、茯苓、生姜、薄荷、甘草、红参等，与吉西他滨+紫杉醇联用能延长肝郁型转移性三阴性乳腺癌化疗患者的无进展生存期，并能减轻化疗药物的消化道毒副作用。

2. 扶正祛积汤联用环磷酰胺+多柔比星+氟尿嘧啶　在乳腺癌三联化疗 CAF 方案（环磷酰胺，多柔比星和氟尿嘧啶三联药物）基础上加服扶正祛积汤（黄芪、鸡血藤、三棱、生牡蛎、莪术、炙鳖甲、海藻、炒白术等），并针对不同患者随症加减。结果表明，化疗三联方案与以上中药联合应用，显著提高治疗总有效率（中西药合并为 81.6%，化疗药治疗组为 57.9%），且主要不良反应（如血液系统毒性，肝肾毒性，消化道毒性和脱发）显著低于化疗药物治疗组。

3. 康莱特注射液联合环磷酰胺+多柔比星+氟尿嘧啶　康莱特注射液联合 CAF 方案与 CAF 化疗组相比，联合治疗对癌胚抗原（CEA）、糖类抗原153（CA153）的降低程度大于化疗组；联合治疗后，血红蛋白、白细胞及血小板计数下降的程度低于化疗治疗组，表明康莱特注射液联合化疗能改善患者化疗期间出现的临床症状，提高生活质量，降低化疗药物毒性及不良反应。

4. 薯蓣丸联合表柔比星+环磷酰胺　临床研究表明，单用 EC 化疗方案（表柔比星+环磷酰胺）治疗乳腺癌，与联合薯蓣丸颗粒剂治疗相比，后者的肿瘤标志物 ki-67 的阳性表达、证

候评分、化疗药物诱导的白细胞计数下降程度均低于单独化疗组,表明薯蓣丸能改善乳腺癌化疗患者的症状和体征,提高患者的生存质量,并协同化疗药物降低 ki-67 的表达,具有增效减毒的作用。

5. 参苓白术散联合多西他赛+多柔比星+环磷酰胺 多西他赛+多柔比星+环磷酰胺三联化疗方案(TAC)联合参苓白术散后治疗乳腺癌,结果表明中西药联合治疗可减轻 TAC 化疗引起的骨髓抑制,提高 $CD3^+$、$CD4^+$、$CD8^+$ 等水平。总体而言,中西药合并减轻了化疗药物的毒副反应,提高了乳腺癌患者的生活质量和免疫功能,起到了增效减毒作用。

6. 加味附子理中丸联合环磷酰胺+多柔比星+氟尿嘧啶(CAF) 附子理中丸加味方组成为制附子、干姜、黄连、党参、黄芪、甘草、茯苓、制大黄、虎杖,联合 CAF 方案与单化疗组相比,在促进新辅助化疗杀灭肿瘤细胞的同时明显改善患者机体的细胞免疫功能。

第三节 结 直 肠 癌

一、概述

结直肠癌又称为大肠癌,包括结肠癌和直肠癌,是胃肠道系统最常见的恶性肿瘤。据 GLOBOCAN 2020 的数据显示,全球结直肠癌发病 194 万例,位于肺癌、乳腺癌之后,居恶性肿瘤第 3 位;全球结直肠癌死亡 94 万例,位于肺癌、乳腺癌和肝癌之后,居恶性肿瘤第 4 位。结直肠癌的发病率在发达国家高于发展中国家。近年来,由于我国居民生活水平提高、饮食结构和环境变化等原因,我国结直肠癌的发病率和病死率呈现上升趋势。据统计,2020 年我国结直肠癌的发病率和病死率分别为 12.2% 和 9.5%。结直肠癌症状与疾病的发展阶段、病变所在部位相关,早期可无明显症状,病情发展到一定程度可出现多种消化道症状和全身症状。其中结肠癌可因肠梗阻出现腹痛、腹胀、肛门无排气排便等症状,直肠癌可出现里急后重、大便性状改变、便血等症状。

与结直肠癌发病相关的因素包括饮食、疾病、家族遗传和年龄等。饮食因素中,高脂、高蛋白、低膳食纤维摄入等因素与结直肠癌的发生密切相关。而溃疡性结肠炎等早期疾病是结直肠癌的可能诱因,普遍认为腺瘤性息肉、绒毛状腺瘤、家族性多发息肉病等是结直肠癌的癌前病变,其中涉及的分子生物学机制包括 DNA 甲基化,胰岛素样生长因子的表达等。目前结直肠癌的治疗手段主要包括放、化疗和肿瘤病变部位的手术切除,但会产生严重的毒副作用或手术并发症,中西药联合应用具有良好应用前景。

二、常用西药药物作用及作用机制

含有伊立替康或奥沙利铂的方案一般为转移性结直肠癌的一线化疗方案。随着医疗技术的快速发展,化疗药物用药方案呈现出多元化特点,其单独用药在临床上已经逐步被联合用药所取代。①FOLFOX 方案:奥沙利铂+亚叶酸+氟尿嘧啶,根据奥沙利铂和氟尿嘧啶剂量不同又细分为 FOLFOX4 和 FOLFOX6;②FOLFIRI 方案:伊立替康+亚叶酸+氟尿嘧啶;③IFL 方案(伊立替康+氟尿嘧啶+亚叶酸,根据三者剂量和给药时间不同又分为 1 周方案,2 周方案和 Saltz 方案);④氟尿嘧啶/亚叶酸方案(氟尿嘧啶+亚叶酸,根据两种药物的剂量、给药时间和给药频次不同又细分为基础方案、Mayo 方案和 de Gramont 方案);⑤ICE 方案(异环磷酰胺+卡铂+依托泊苷)。

环磷酰胺与氟尿嘧啶在临床应用中有较大的心脏毒性。有代谢组学研究发现 10 个专属性强的心脏毒性生物标志物并采用支持向量机(SVM)预测模型进行优化和验证。甘油磷脂代谢和能量代谢被认为可能是环磷酰胺与氟尿嘧啶心脏毒性的共同作用机制。

除了以上临床常用联合用药方案中提及的药物,目前美国治疗指南还推荐贝伐珠单抗与任何一个一线治疗方案联合应用,用于可耐受高强度治疗的患者;对结直肠癌有效的细胞毒类药物还有烷化剂类如司莫司汀、尼莫司汀、塞替派;抗代谢药如替加氟、阿糖胞苷、去氧氟尿苷;抗生素类如丝裂霉素、米托蒽醌;植物来源的抗肿瘤药如长春新碱、羟喜树碱;针对表皮生长因子受体的靶向联合化疗等,代表药物为西妥昔单抗。

三、常用中药及其复方作用及作用机制

中医称结直肠癌为"积聚""脏毒""肠覃"等。中医认为结直肠癌主因正气亏虚、气血瘀滞、毒邪旺盛而致病,因此对结直肠癌的治疗策略是温阳健脾、清化解毒、活血化瘀,在通腑的基础上辨别寒热。通过用药保持大便通畅,有利于气滞、浊毒、瘀热等病理产物的排泄。药理学证实有抗肿瘤疗效的中药材包括黄连、鱼腥草、白头翁、夏枯草、山芝麻、半枝莲、白花蛇舌草、石上柏、红豆杉、鬼箭羽等。

临床上常用的治疗结直肠癌的复方或中成药基本包括解毒消肿散结类和益气扶正类两大类:清化解毒、消肿散结类复方有黄芩汤、解毒三根汤、补肾解毒散结方,中成药有复方苦参注射液、复方斑蝥胶囊、艾迪注射液、丹参散结胶囊、消癌平注射液、鸦胆子油口服乳液;益气扶正类有康艾注射液、参麦注射液、参一胶囊;兼有扶正和祛邪的药物有康力欣胶囊等。

四、应避免联合使用的中西药物及作用机制

在临床实践中,很多肿瘤患者不仅罹患肿瘤疾病,还同时患有早年发现的高血压、心脏病、糖尿病等多种疾病。当肿瘤复发、转移后,患者的一般状况不佳,加上化疗药物导致多种不良反应,因此往往需要应用多种药物进行对症治疗。中西药合并用药的情况十分普遍,然而很多中西药之间存在配伍禁忌,一些中药制剂会与西药相互作用,在药动学和药效学水平上对西药产生不良影响,这在工作中应该尽量避免。下面举例说明一些合并中西药的配伍禁忌。

1. 香丹注射液不可与抗肿瘤药环磷酰胺、氟尿嘧啶、阿糖胞苷、博来霉素合用,因香丹注射液会促进恶性肿瘤的转移。

2. 多烯磷脂酰胆碱与艾迪注射液不能联合使用,存在配伍禁忌。

3. 复方斑蝥胶囊中的甘草与多种西药存在配伍禁忌,应避免与下列西药联用:

(1) 利尿药:如呋塞米、依他尼酸钠、氢氯噻嗪。甘草和利尿药均可降低血清钾离子浓度,引起低钾血症。

(2) 降压药:如肼屈嗪、硝苯地平、复方降压片、普萘洛尔等。长期应用甘草易致水钠潴留,引起高血压,因而与降压药合用会降低后者的疗效。

(3) 生物碱类药物:如奎宁、阿托品、麻黄碱。甘草中的甘草酸与生物碱易形成沉淀,影响药物的吸收,降低疗效。

(4) 含有金属离子的药物:如氢氧化钙、碳酸钙、氧化钙、枸橼酸镁。甘草中的有机酸成分与金属离子容易生成沉淀,不利于吸收。

(5) 糖皮质激素:如泼尼松、地塞米松等。甘草酸和甘草次酸具有类似肾上腺皮质激素的作用,联合使用后其抗炎和抗过敏作用增强,但也会使水肿、高血压、低钾血症、高血糖等不良反应增加,因此联用应该慎重。

4. 复方斑蝥胶囊应避免与抗菌药物联用,如两性霉素B。因前者中的斑蝥可导致肾小

管损害,与两性霉素 B 合用可增加该药物的肾毒性。

五、中西药联用能增效减毒的相关药物及作用机制

中药配伍治疗肿瘤的作用机制,包括调节机体免疫功能,诱导肿瘤细胞凋亡,诱导肿瘤细胞分化,逆转肿瘤的多重耐药性,调节肿瘤细胞信号传导,抑制肿瘤血管生长及抑制肿瘤浸润、迁移和转移等。中药与西药的合理应用,往往能起到增强西药抗肿瘤疗效,降低西药诸多不良反应的作用。

1. 参一胶囊联合 FL 化疗方案　FL 化疗方案为氟尿嘧啶和亚叶酸钙,参一胶囊的成分为人参皂苷 Rg_3,具有明显抑制肿瘤细胞增殖和抗血管生成的作用。相比单独化疗降低 T 淋巴细胞转化率、CD3$^+$、CD4$^+$、CD4$^+$/CD8$^+$ 等免疫功能指标,联合用药组却能提高以上指标的水平,保护机体的免疫功能,且患者 KPS 评分、体重均有所上升,而血清血管内皮生长因子(VEGF)的表达量下降。

2. 益气温阳方联合 FOLFOX4 方案　FOLFOX4 方案的药物组成为奥沙利铂+亚叶酸钙+氟尿嘧啶,益气温阳方的药物组成为黄芪、浙贝母、党参、白术、补骨脂、陈皮、法半夏、茯苓、桂枝、干姜、甘草等,联合应用治疗 Ⅲ～Ⅳ 期结直肠癌,虽缓解率无显著差异,但可提高患者免疫功能,减少外周神经系统毒性等毒副作用的发生。

3. 芍药汤联合 FOLFOX4 方案　芍药汤的药物组成为白芍、槟榔、黄芪、炒莱菔子、地榆、木香、白术、陈皮、防风、白头翁、甘草、当归及黄连。芍药汤与 FOLFOX4 方案的联合应用可有效发挥解毒抗癌、扶正固本及健脾补肾的功效,治疗晚期结直肠癌患者的临床效果确切,可有效改善患者生存质量,延长患者生存期,且毒副作用少。

4. 复方斑蝥胶囊联合 FOLFOX4 方案　复方斑蝥胶囊与 FOLFOX4 方案的联合治疗方案与后者单独化疗方案相比,虽然联合治疗组的有效率并未显著提高,但是生活质量显著改善,Ⅳ度粒细胞减少发生率显著下降,表明联合方案具有一定的增效减毒作用。

5. 复方苦参注射液联合 FOLFOX4 方案　复方苦参注射液联合 FOLFOX4 方案的多项临床试验结果表明,中西药联用治疗的总有效率和 1 年生存率均高于单独化疗组,生活质量的改善率得到提高,不良反应发生率降低(包括白细胞减少,胃肠道反应,肝功能损害,神经系统毒性,脱发,血小板减少),血清 VEGF 水平显著降低。

6. 鸦胆子油乳注射液联合 FOLFIRI 或 FOLFOX 化疗方案　FOLFIRI 方案的药物组成为伊立替康+亚叶酸钙+氟尿嘧啶,其与鸦胆子油乳注射液联合应用,治疗总有效率显著高于单用化疗方案,患者的体力状况评分和生活质量评分显著提高,不良反应的发生率明显降低。另一项鸦胆子油乳注射液联合 FOLFOX6 的结果表明,中西药联合组的客观缓解率和肿瘤进展时间均高于单独化疗组,在 KPS 评分和生活质量评分方面高于单独化疗组,骨髓抑制的发生率低于对照组。

7. 艾迪注射液联合奥沙利铂+替吉奥或艾迪注射液联合 FOLFIRI 方案　对于艾迪注射液联合奥沙利铂+替吉奥,联合治疗组虽然总有效率并无显著差异,但患者的生存质量提高率、1 年生存率均高于单独化疗组;粒细胞减少、血小板计数下降、口腔溃疡、外周神经毒性总发生率均比单独化疗组降低。对于艾迪注射液联合 FOLFIRI 方案,联合治疗方案的有效率显著高于单独化疗方案,药物不良反应的发生率和严重程度显著低于单独化疗组,说明中西药化疗具有增效减毒的作用。

8. 消癌平注射液联合 FOLFRI 方案　将联合给予消癌平注射液与 FOLFRI 方案的患者治疗有效率、生活质量提高百分率、骨髓抑制程度与单纯化疗方案进行对比,结果表明,联合治疗的有效率和生活质量显著高于单纯化疗方案组,而骨髓抑制程度显著低于单纯化

疗方案组,表明消癌平注射液可以增加化疗的疗效,减少化疗相关不良反应,提高生活质量。

9. 扶正祛毒汤联合 FOLFIRI 方案　扶正祛毒汤的组成为生黄芪、白术、太子参、茯苓、山慈菇、补骨脂、木香、白花蛇舌草、甘草。FOLFIRI 方案为氟尿嘧啶+亚叶酸钙+伊立替康。中西药联用后虽然并没有显著提高近期有效率,但疾病控制率、2 年存活率、用药后不良反应和生活质量均得到了显著改善。

此外,多种抗肿瘤中成药(地榆升白片,康艾注射液,贞芪扶正胶囊,复方皂矾丸)与氟尿嘧啶和/或奥沙利铂为基础的化疗方案联用,都能起到增效减毒的作用。

第四节　胃　癌

一、概述

(一)疾病介绍

胃癌系指源于胃黏膜上皮细胞的消化系统恶性肿瘤,主要是胃腺癌。胃癌占胃部恶性肿瘤的95%以上。2020 年最新全球数据显示,新诊断的癌症病例数中,胃癌位居第 5 位,在癌症病死率中居第 4 位。虽然胃癌全球总发病率有所下降,但 2/3 胃癌病例分布在发展中国家,尤以日本、中国及其他东亚国家高发。该病在我国仍是发病率和病死率最高的恶性肿瘤之一。

胃癌患者起病较为隐匿,在患病早期无明显症状,而当患者出现明显的自觉症状时其病情多已发展至中晚期,错过最佳治疗时机。胃癌的发生与不良环境、饮食及 Hp 感染等多种因素有关,在这些因素的作用下,COX-2 及生长因子等介导发生持续慢性炎症,从慢性炎症、萎缩性胃炎、萎缩性胃炎伴肠化、异型增生逐渐向胃癌演变。

胃癌属于中医学"反胃""噎膈""癥瘕积聚"范畴,其病因病机分为脾胃虚弱、湿热邪毒和气滞血瘀 3 类。

(二)中西药物治疗情况

1. 西药治疗　目前手术切除是胃癌首要的治疗方法,然而对于失去手术根治机会、无法切除的中晚期胃癌以及转移性胃癌,临床多采用放化疗方法治疗。虽然采用化疗治疗胃癌能在一定时间内取得较好效果,但同时也对患者正常组织和细胞及脏器生理功能造成损伤,进而使患者免疫功能受到破坏,从而导致患者耐受力下降,难以长期接受化疗治疗。

2. 中药治疗　中医药对胃癌的治疗以辨证论治为核心,主要应用于治疗中晚期胃癌、防治术后复发转移及联合化疗药物的增效减毒方面,可延长患者生存期,提高生存率,改善生存质量,抑制肿瘤生长、复发及转移等。

二、常用西药药物作用及作用机制

在消化道癌中,药物治疗胃癌较食管癌及大肠癌敏感。一般公认联合数种化学药物的疗效优于单一药物。有效药物有顺铂、多柔比星、表柔比星、氟尿嘧啶、去氧氟尿苷、丝裂霉素、甲氨蝶呤等。对晚期胃癌有效的新型药物有伊立替康、紫杉醇、多西他赛等。

1. 顺铂　为二价铂同一个氯原子和两个氨基结合成的金属配合物。进入体内后,可与DNA 链上的碱基形成交叉联结,从而破坏 DNA 的结构和功能,属细胞周期非特异性药物。主要不良反应有消化道反应、骨髓抑制,大剂量或连续用药可致严重而持久的肾毒性。

2. 蒽环类抗生素　多柔比星属细胞周期非特异性药物,能嵌入 DNA 碱基对之间,抑制 RNA 合成,也能阻止 DNA 复制。抗瘤谱广,疗效高,但有心脏毒性、骨髓抑制、消化道反应等不良反应。表柔比星为多柔比星的同分异构体,骨髓抑制和心脏毒性相对较低。

3. 氟尿嘧啶(5-FU)及其衍生物　5-FU 在细胞内转变为 5-氟尿嘧啶脱氧核苷酸(5F-dUMP),从而抑制脱氧胸苷酸合成酶,影响 DNA 的合成。其在体内可转化为 5-氟尿嘧啶核苷,以伪代谢产物形式掺入 RNA 中干扰蛋白质的合成,故对其他各期细胞也有作用,对消化系统癌症疗效较好。替加氟联合奥替拉西钾及吉美嘧啶治疗晚期胃癌患者具有突出优势,作用强且毒性作用少。

4. 依托泊苷(鬼臼乙叉苷,VP-16)　属拓扑异构酶抑制剂,为植物西藏鬼臼的有效成分鬼臼毒素的半合成衍生物。依托泊苷主要抑制 DNA 拓扑异构酶 Ⅱ 活性,从而干扰 DNA 的结构和功能。属细胞周期非特异性药物,主要作用于 S 期和 G_2 期细胞。不良反应有骨髓抑制及消化道反应等。

此外,维 A 酸类药物可阻断胃癌前病变进展为胃癌的过程,通过参与维护 DNA 甲基化状态,抑制肿瘤细胞相关基因的表达而逆转胃黏膜肠上皮化生和低级别上皮内瘤变,从而阻断胃癌发生。

三、常用中药及其复方作用及作用机制

(一)治疗胃癌的常用中药作用及作用机制

按照临床使用频率高低排序,目前用于抗胃癌排名前 10 位中药的类别分别为:补气药、利水消肿药、理气药、清热解毒药、补血药、温化寒痰药、补阴药、活血止痛药、破血消癥药、消食药。常用单味中药按照使用频率高低排序,前 10 位依次为:白术、黄芪、茯苓、党参、甘草、半夏、陈皮、当归、白花蛇舌草、薏苡仁。

1. 白术　白术具有健脾益气、燥湿利水、止汗、安胎的功效。研究表明白术挥发油灌胃给药对胃癌瘤的抑制作用强于环磷酰胺。白术内酯 Ⅰ 可以显著改善患者的食欲及体力状况,降低细胞因子 IL-1、TNF-α 的水平;降低人胃癌细胞 MGC-803 的单克隆能力,诱导其凋亡,其机制与下调 Notch 通路有关。

2. 黄芪　黄芪具有补气固表、利尿托毒、排脓、敛疮生肌的功效。黄芪皂苷可抑制人胃腺癌细胞的侵入和血管新生,促进细胞凋亡。黄芪多糖可有效逆转胃癌前病变模型大鼠的异型增生,下调 p53、p65、血管内皮生长因子蛋白表达,降低细胞凋亡指数,从而抑制胃癌前病变进展。

3. 茯苓　茯苓具有利水渗湿、健脾、宁心的功效。茯苓中含有的羊毛甾烷型三萜酸,被证实是一种 DNA 拓扑异构酶抑制剂,可以抑制人胃癌细胞增殖,使细胞周期被阻止在 G_1 期。茯苓多糖对裸鼠胃癌原位移植瘤具有抑制作用,机制与调控 Bcl-2/Bax 蛋白,促进肿瘤细胞凋亡有关。

4. 甘草　甘草具有补脾益气、清热解毒、调和诸药的功效。甘草黄酮可抑制 BGC-823 裸鼠皮下移植瘤模型中肿瘤的生长,并能下调胃癌组织中增殖细胞核抗原的表达。异甘草素可诱导人胃癌 SGC7901 细胞凋亡,其机制可能与下调 PI3K/AKT 信号传导通路,以及上调凋亡蛋白 Bax 有关。

5. 白花蛇舌草　白花蛇舌草具有清热解毒、消痈散结、利尿除湿的功效。从白花蛇舌草中分离得到抗肿瘤有效成分为 2,7-二羟基-3-甲基蒽醌,对 SGC-7901 胃癌细胞株表现出中等强度的增殖抑制作用。白花蛇舌草多糖能明显诱导人胃癌细胞株 SGC-7901 的凋亡,作用机制与降低细胞 Bcl-2 表达及增加 p53 表达有关。

（二）治疗胃癌的常用中药复方作用及作用机制

中药复方体现了中医辨证观和整体观的治则,突出了中医治癌的特色,近年来中药复方在治疗胃癌的应用越来越多。

1. 四君子汤 由人参、白术、茯苓、甘草组成。主治脾胃气虚证,具有预防和治疗胃癌的作用。研究表明其可调节机体免疫功能,增强机体抗氧化功能的作用,能够诱导肿瘤细胞凋亡,抑制胃癌细胞的生长。

2. 参术胶囊 由人参、白术组成。用于脾胃虚弱,肢倦乏力。药理研究表明参术胶囊具有改善瘤细胞的异型性,诱导胃癌组织细胞重新分化的作用,从而抑制脾虚胃癌转移。

3. 消痰散结方 主要组成:生半夏、生南星、鸡内金、全蝎、蜈蚣、地龙、蛇莓、凌霄花、沉香等。诸药调和以攻逐痰毒、消散痰结为主,兼以健脾和胃,通络止痛。消痰散结方可以抑制胃癌细胞核中 PCNA 表达,干扰 DNA 合成并影响细胞表面生长因子受体表达,降低胃癌组织中细胞周期调控因子 CDK4 的表达,降低细胞增殖活性,抑制胃癌细胞诱导的内皮细胞小管形成,从而抑制胃癌的发展。

四、应避免联合使用的中西药物及作用机制

中西药联用在临床治疗中日趋普遍。中西药配伍,具有协同增效、减少不良反应的优势,但配伍不当则容易发生一系列变化,从而降低疗效或产生毒副反应。

1. 含皂苷类中药与酸性药物 补气药是治疗胃癌最常用的中药,其中人参、麦冬、西洋参、太子参等均含有皂苷类成分,与酸性较强的药物配伍时,会发生水解而失效。

2. 甘草与生物碱类药物(如奎宁、阿托品、麻黄碱) 甘草是一味补气药,具有补脾益气、清热解毒的功效,常用于治疗胃癌。甘草中含有甘草酸,与生物碱类药物如奎宁、阿托品、麻黄碱等配伍,会产生中和反应而生成沉淀,影响药物吸收,降低疗效。

3. 含糖皮质激素样成分的中药与水杨酸类药物 用于治疗胃癌的中药,如冬虫夏草、甘草、党参等,都含有糖皮质激素样成分,与刺激胃黏膜的阿司匹林等水杨酸类药物合用,可诱发消化道溃疡。

五、中西药联用能增效减毒的相关药物及作用机制

中西药联合用药治疗胃癌的临床应用,主要作用体现在增强抗肿瘤作用,减少放、化疗的不良反应等方面。中医药联合化疗组的优势在于疾病控制率和临床获益率。同时,中医药联合化疗组在提高患者 3 年生存率上也有一定优势。

1. 含苦参的中药复方与化疗药的联合用药 与单纯含铂类化疗药物相比,复方苦参注射液联合铂类化疗药物可以提高临床受益率和生活质量,减少白细胞计数下降、血小板计数下降和肝功能下降,提高 $CD3^+$、$CD4^+$、$CD4^+/CD8^+$ 和自然杀伤(NK)细胞水平,降低恶心、呕吐等胃肠道反应。显示复方苦参注射液联合铂类化疗药物可提高胃癌治疗的临床受益率,改善骨髓抑制等化疗产生的不良反应,并提高患者免疫功能。

2. 健脾益气方与化疗药的联合用药 健脾益气方(炒白术、茯苓、白扁豆、红藤、生牡蛎、夏枯草、党参、干姜、半夏、薏苡仁、陈皮)联合替吉奥治疗中晚期胃癌,在单独使用西药的基础上加用中药不仅临床效果显著,且可显著降低治疗后给患者带来的毒副反应,改善胃癌的临床症状,提高了患者的生活质量。

3. 参一胶囊(主要成分为人参皂苷 Rg_3)与化疗药 胃癌术后肝转移中,采用人参皂苷 Rg_3 联合紫杉醇为主化疗,联合用药组在保护免疫功能方面作用较优;可延长中位生存期及

中位疾病进展时间。进展期胃癌术后患者,患者术后 2 周后行 ELFP 或 EAP 化疗,同时服用人参皂苷 Rg_3(参一胶囊)20mg,2 次/d,均完成 6 个周期治疗。Rg_3 可通过抑制肿瘤新生血管形成、增强患者免疫力等途径提高疗效。氟尿嘧啶联合人参皂苷 Rg_3 对胃癌细胞增殖具有显著抑制作用,联合给药组诱导细胞凋亡能力显著增强。

4. 复方丹参制剂联合 FOLFOX6 方案 在 59 例晚期胃癌患者的临床研究中,发现复方丹参滴丸虽然不能提高以 FOLFOX6 方案化疗的晚期胃癌患者的化疗有效率,但可以提高临床获益率;降低化疗晚期胃癌患者的血液毒性、消化道反应;改善单纯化疗的晚期胃癌患者的血液高凝状态。

5. 黄芪与胸腺五肽 在黄芪注射液联合胸腺五肽注射液对 90 例胃癌辅助化疗患者的临床研究中,联合用药可以提高胃癌术后化疗患者的免疫功能,提高免疫细胞的数量,包括 $CD3^+$、$CD4^+$、$CD8^+$ 细胞以及 NK 细胞等,增强患者的免疫力,对抗术后化疗所致的免疫力下降。

第五节 宫 颈 癌

一、概述

宫颈癌是继乳腺癌后对全球女性健康产生严重威胁的第二大妇科恶性肿瘤,其发病率极高,发病群体也日趋年轻化。据最新流行病学数据显示,2020 年全球新发宫颈癌病例 59.8 万例,死亡病例 33.9 万例。宫颈癌的发生与持续的人乳头瘤病毒(human papilloma virus,HPV)感染关系密切,也是目前唯一病因可寻的恶性肿瘤。尤其是高危型 HPV 的持续感染是宫颈癌发病的首要危险因素,亦是导致低度鳞状上皮内病变、高度鳞状上皮内病变及宫颈癌等病理改变的独立危险因素。宫颈癌的发生也与机体免疫力低下、多孕多产、病毒感染等原因有关。宫颈癌的治疗主要根据患者的年龄、生育要求、临床分期等采取相应的个体化治疗方案,如手术、放化疗、免疫等治疗方法。放疗及化疗是宫颈癌常见的治疗方式,疗效显著,但毒副作用大,中西医结合治疗具有独特优势,可提高患者的生存质量。

二、常用西药药物作用及作用机制

常用西药治疗方案包括单一药物化疗和联合化疗方案、分子靶向药物、重组人干扰素等。宫颈 HPV 疫苗有望使宫颈癌成为首个可以预防的恶性肿瘤。

1. 化疗药物 宫颈癌化疗首选是基于顺铂的方案 TP、BIP、TIP、TEP 等,针对铂类耐药患者可选择紫杉醇、多西他赛、氟尿嘧啶、吉西他滨、伊立替康等药物,联合化疗有紫杉醇+顺铂、紫杉醇+卡铂。

2. 分子靶向药物 靶向治疗方法已成为治疗晚期或复发型宫颈癌的研究热点之一,并在宫颈癌的治疗中取得较好的临床疗效。主要包括抗血管生成药物,如贝伐单抗、舒尼替尼和拉帕替尼;聚腺苷二磷酸核糖聚合酶抑制剂,如奥拉帕尼等;表皮生长因子受体(EGFR)抑制剂,如 EGFR 的单克隆抗体,主要有西妥昔单抗、曲妥珠单抗等;EGFR 酪氨酸激酶抑制剂,主要有吉非替尼、埃罗替尼等。

3. 重组人干扰素 重组人干扰素 α-2b 是一种由白细胞及淋巴细胞产生的诱生蛋白,可发挥广谱抗病毒、抑制细胞增殖、抗肿瘤及增强免疫力的作用。有栓剂、凝胶、胶囊等不同的剂型,可使病变局部及其邻近的正常组织、细胞产生抗病毒蛋白并增强细胞功能等。

4. 抗体试剂 多克隆兔抗人 NOD1 IgG 抗体,NOD1 是 NOD 样受体的家族成员之一,广泛表达于多种细胞,可激活炎症因子的产生,参与凋亡和炎症反应等;多克隆兔抗人 NOD1 IgG 抗体使宫颈癌患者 NOD1 的阳性高表达强度明显下降。

5. 宫颈 HPV 疫苗 疫苗是预防疾病的重要手段。HPV 疫苗的出现,使预防宫颈癌由原本以宫颈筛查为主的二级预防转为一级预防。已感染高危 HPV 病毒的患者采用有清除病毒粒子的治疗性疫苗,但其仅能清除活动性感染病毒,对潜伏性感染病毒作用微弱。

三、常用中药及其复方作用及作用机制

结合临床症状,中医学中宫颈癌可归属于"带下病""崩漏"和"癥瘕"等范畴,近年来中医药治疗在宫颈癌 HPV 感染的防治上发挥着其特有的作用。可采用内服、外治及内外结合治疗,首选清热解毒、健脾除湿、温肾助阳、滋阴益肾的中药及复方。

1. 清热利湿益肾解毒汤 组方为蒲公英、薏苡仁、半枝莲、白花蛇舌草、土茯苓、炒续断、怀牛膝、桑寄生、黄柏等。方中蒲公英具有抗肿瘤功效;土茯苓,薏苡仁健脾,利水渗湿;半枝莲、白花蛇舌草合用清热解毒;怀牛膝、桑寄生、炒续断补肾助阳,诸药合用,达到清热祛湿补肾,祛邪扶正的功效。

2. 加味柴黄汤 组方为半夏、泽泻、党参、茯苓、生姜、大枣、白术、黄连、黄柏、防风、当归、柴胡、白芍、黄芪、黄芩、炙甘草。方中柴胡解郁疏肝,半夏止呕降逆,党参补气,黄柏、黄连等清热利湿,党参、白术、茯苓健脾化湿,甘草调和诸药,祛邪而不伤正,补虚而不留邪。

3. 八珍汤 由四君子汤和四物汤合方加减所得,方中当归、熟地黄、白芍以及川芎是传统补血养血的四物汤,白术、甘草、党参和茯苓是补气健脾、益胃养阴的四君子汤。八珍汤诸药合用治疗中晚期宫颈癌,可对肿瘤细胞的 DNA 合成产生抑制作用,同时可有效调节免疫功能,增强机体免疫力及耐受力,发挥杀伤肿瘤细胞的作用。

4. 中药清毒栓 组方为莪术、黄柏、紫草、金银花。清毒栓可通过促进 IL-8、TNF-α 的基因表达来提高机体抗肿瘤能力,尤其是高剂量清毒栓可通过促进 IL-8、TNF-α 蛋白的表达,刺激宫颈癌 SiHa 细胞产生免疫相关细胞因子,对进一步研究清毒栓抗肿瘤机制的免疫学研究有重要指导作用。

此外,栓剂(如由冰片和莪术油组成的保妇康栓)、凝胶剂、水剂等也用于治疗宫颈 HPV 持续感染。

四、应避免联合使用的中西药物及作用机制

含有人参的中药方如八珍汤应避免与以下多种西药配伍使用:

1. 抗心律失常药如胺碘酮、普萘洛尔 人参不同部位的皂苷与普萘洛尔有相似的作用,因此合用会使药效累加,增强毒性反应。

2. 治疗慢性心功能不全的药物 强心苷类如地高辛、毛花苷 C 等。人参具有一定的强心作用,因此含人参的中成药与强心苷类药物合用易引发强心苷中毒。

3. 含有金属离子的盐类药物 如硫酸亚铁、富马酸亚铁等。人参含有人参油,遇铁离子生成脂肪酸铁而沉淀。

4. 酸性药物 如维生素 C、烟酸片、柠檬酸等。人参皂苷在酸性过强的条件下极易水解成苷元和糖,影响疗效,因此两类药物不宜联用。

5. 降血糖药 如甲苯磺丁脲、格列本脲等。人参有糖皮质激素样作用,促进糖原异生,

加速蛋白质和脂肪分解,减少机体对葡萄糖的利用,使血糖升高,因此人参制剂可能会减弱降血糖药物的疗效。

6. 中枢神经系统兴奋剂和抑制剂　如咖啡因、戊巴比妥钠、氯丙嗪等。人参具有协同中枢神经兴奋的作用,与中枢神经系统兴奋剂合用可发生滥用人参综合征;而与中枢神经系统抑制剂合用则容易降低后者的疗效。

7. 抗生素类　如林可霉素。人参含有果胶类成分,与后者联用可使后者的透膜吸收减少 90%,影响疗效。

五、中西药联用能增效减毒的相关药物及作用机制

放化疗是治疗宫颈癌的主要手段,但其常见的毒副反应如胃肠道反应、肝功能损伤及口腔溃疡等严重影响患者的健康与生活质量。近年来研究证实,中药治疗可减轻放化疗后的药物毒副作用,联用西药可提高放化疗的敏感性、增强机体的耐受性,增加抑制肿瘤的功效。临床上常与西药配伍治疗宫颈癌的中药复方有:丹参注射液、芪胶升白胶囊、西黄胶囊、西黄丸、八珍汤、保妇康栓等,常与化疗方案如 PB(顺铂+博来霉素)、TP(紫杉醇+顺铂)、CPT-P(伊立替康+顺铂)、吉西他滨,重组人干扰素治疗方案如瑞血新、辛复宁等联用。

1. 丹参注射液联合 PB 治疗方案　在 120 例宫颈癌患者的临床治疗研究中,采用单用 PB 及丹参注射液联合 PB 治疗方案,评价疗效指标为外周血鳞状细胞癌抗原(SCCA)与 CA125、毒性反应及 1 年后复发率比,结果显示联合用药后疗效增强,毒性反应及 1 年后复发率明显降低。丹参注射液属扶正固本中药制剂,通过扶助正气,提高宫颈癌患者免疫功能,协调物质代谢,减轻化疗毒副作用,提高抑癌抗癌疗效,延长生存时间。

2. 西黄胶囊联合注射用盐酸吉西他滨及西黄丸联合 TP 治疗方案　西黄胶囊(或西黄丸)由麝香、牛黄、乳香、没药四味中药组合而成,方中麝香有开窍辟浊、活血散瘀功效;牛黄具有清热解毒之功效;乳香、没药活血散瘀、消肿止痛生肌;四味中药合用具有解毒散结、消肿止痛的功效,临床上多用于肿瘤的辅助治疗。西黄胶囊联合注射用盐酸吉西他滨治疗晚期宫颈癌患者,局部复发及远处转移率显著降低,骨髓抑制及消化道反应发生率降低,总有效率升高,表明中西药联合用药可改善患者的预后,降低毒副作用,治疗效果优于单独使用吉西他滨。西黄丸联合 TP(紫杉醇+顺铂)新辅助化疗治疗晚期宫颈癌患者的临床研究中,联合用药对晚期宫颈癌患者化疗疗效较好,可明显抑制其免疫功能低下,下调肿瘤标志物水平,继而改善其生存质量,减少不良反应。

3. 八珍汤联合 CPT-P 治疗方案　八珍汤基本方药组成:人参、白术、白茯苓、当归、川芎、白芍、熟地黄与炙甘草。在伊立替康联合顺铂进行化疗基础上给予八珍汤加减方治疗宫颈癌腹腔镜术后患者的临床研究中,与常规化疗方案相比,联用八珍汤可减少并发症,降低复发率,提高患者的生存质量。

4. 芪胶升白胶囊联合重组人粒细胞集落因子方案　宫颈癌化疗后极易发生骨髓抑制,白细胞计数过低,导致感染发生,重组人粒细胞集落刺激因子(瑞血新)是临床常用升白细胞药物,但易导致骨骼疼痛、发热等不良反应。芪胶升白胶囊联合瑞血新治疗宫颈癌化疗后骨髓抑制,与单用瑞血新相比能够有效提高白细胞水平,促进骨髓造血功能,增强机体免疫功能,同时具有抗肿瘤作用。

5. 保妇康栓联合重组人干扰素方案　针对宫颈高危型 HPV,采用保妇康栓与辛复宁(重组人干扰素 α-2b)联合治疗,可提高 HPV 转阴率,具有安全性高、方便经济的优点,对改善患者预后意义显著。

第六节 肝 癌

一、概述

（一）疾病介绍

原发性肝癌简称肝癌,是指由肝细胞或肝内胆管上皮细胞发生的恶性肿瘤。原发性肝癌是我国最常见、最具危害性的恶性肿瘤之一,其病死率在恶性肿瘤中居第2位。其发病率有上升趋势,2020年全球肝癌死亡病例83万例,而我国占其中的47%。原发性肝癌可分为肝细胞肝癌、胆管细胞癌及混合型肝癌3种类型。由于起病隐匿,肝癌被发现时多处于中晚期,并常合并肝硬化,同时伴有肝功能异常,此时手术治疗或化学栓塞不再可行,多采用姑息治疗方式。在姑息治疗中,中西医结合治疗具有重要作用。

（二）中西药物治疗情况

1. 西药治疗 西方医学认为原发性肝癌起源于肝细胞或肝内胆管细胞恶性肿瘤,病因不明,可呈肝炎-肝硬化-肝癌的发生发展过程。手术切除仍是目前根治原发性肝癌的最好手段,凡有手术指征者均应积极争取手术切除。但由于手术切除仍有很高的复发率,因此术后宜加强综合治疗与随访。对于中晚期肝癌患者,手术治疗效果不明显,多数会选择介入治疗,即化疗。在化疗过程中,要根据患者的实际情况以及检查的各项指标,制订针对性的化疗方案。以往对肝癌的化疗评价不高,尤其是全身给药疗效甚微。近年来改变了化疗的给药途径,介入治疗是目前我国原发性肝癌患者最重要的治疗手段,而经导管动脉化疗栓塞术(transcatheter arterial chemoembolization,TACE)使肝癌的化疗效果有明显提高,已成为肝癌非手术疗法的首选方法。目前认为插管化疗优于全身联合化疗,联合化疗优于单药化疗。

2. 中药治疗 结合临床表现,肝癌在中医学中大略属"肝积""肥气""积聚"等范畴。中医理论认为,正气亏虚是肝癌发病的关键,也是肝癌转移、复发的重要病机。中医药治疗肝癌,"未病先防""既病防变"思想贯穿于治疗的整个过程,从整体观念出发坚持辨证论治原则,疏肝健脾、活血化瘀是中医治疗肝癌的关键。具有益气健脾、活血化瘀、清热解毒、软坚散结、柔肝止痛等功效的中药经常被用于肝癌的治疗并取得临床疗效。

二、常用西药药物作用及作用机制

目前,对原发性肝癌的化学治疗仍以联合化疗为主,产生协同抗癌作用,其主要的不良反应不重叠,所以具有高效和低不良反应的特点。而介入治疗中,经导管动脉化疗栓塞术(TACE)是肝癌非手术疗法的首选方法。

1. FMeA方案 氟尿嘧啶、多柔比星、司莫司汀(me-CCNU)联合用药。6周为一疗程。

2. MAF方案 丝裂霉素、多柔比星、氟尿嘧啶联合用药,每3周为一周期,3周期为一疗程。

3. TACE 栓塞剂可选择明胶海绵、聚乙烯醇海绵、碘化油、无水乙醇、带药微球囊、聚乙烯醇(PVA)颗粒。

4. 分子靶向药物 索拉非尼是唯一获得批准治疗晚期肝癌的分子靶向药物。TACE联合靶向药物索拉非尼治疗具有明显疗效。

三、常用中药及其复方作用及作用机制

中医药治疗肝癌,必须坚持辨证论治原则。临床常用治疗肝癌的中药用药规律经过筛

选,排在前 10 位的中药分别是:黄芪、茯苓、党参、白术、白花蛇舌草、半枝莲、白芍、柴胡、莪术、丹参。按其功能分类,主要是补益类、活血化瘀类、解毒类、理气类中药等。

1. 补益类 中医药治疗肝癌以辅助西医治疗,延长和提高患者生存质量为首要目的,因此补益类中药应用较多。黄芪是重要的益气健脾中药。黄芪多糖可抑制 HepG2 肝癌细胞增殖,促肝癌细胞周期阻滞于 G_1 期。黄芪提取物对 H22 肝癌荷瘤小鼠肿瘤细胞增殖无明显影响,但可提高机体免疫功能。白术挥发油对小鼠肝癌 H22 细胞有显著抑制作用,其机制与调控肿瘤细胞凋亡相关基因 Bcl-2 的表达有关,并可降低肿瘤细胞 TNF-α 表达,提高 IL-2 含量,调节机体免疫功能。

2. 活血化瘀类 具有活血化瘀作用的丹参、当归、川芎嗪均可不同程度地抑制肝癌细胞 HepG2 细胞的增殖与迁移,降低 HepG2 细胞 PAI-1mRNA 表达、抗原水平。

3. 解毒类 解毒有清热解毒、以毒攻毒法。清热解毒常用白花蛇舌草、白英、大青叶、板蓝根、半边莲等;以毒攻毒常用砒霜、雄黄、斑蝥、乌头、商陆等。但解毒药多属苦寒或有毒之物,需在辨证的基础上与其他方法配合使用。

在对斑蝥制剂的相关研究中,发现艾迪注射液对实体瘤有明显的抑制作用,能增强机体免疫功能,提高机体应激能力。华蟾素注射液能够抑制 HepG2 细胞增殖、诱导 HepG2 细胞凋亡,下调拓扑异构酶Ⅱ(TopoⅡ)的表达可能是华蟾素注射液的药效机制之一。

此外,中成药槐耳颗粒、康莱特注射液、榄香烯注射液、肝复乐胶囊等用于治疗肝癌,具有一定疗效,且患者的依从性和耐受性均较好。

四、应避免联合使用的中西药物及作用机制

在临床实践中,当肿瘤复发、转移后,患者的一般状况不佳,加上化疗药物导致多种不良反应,因此往往需要应用多种药物进行对症治疗,中西药合并用药的情况十分普遍。然而中西药配伍不当则容易发生一系列变化,从而降低疗效或者产生毒副反应。如多柔比星、环磷酰胺、氟尿嘧啶、长春酰胺、长春碱、长春新碱、紫杉醇等都是经 CYP3A4 酶代谢,多种抗肿瘤中成药及中药复方中含有黄芪、人参,它们是 CYP3A4 酶的抑制剂,会减慢相关西药的代谢速率;而蟾皮、丹参是其诱导剂,会加快相关西药的代谢速率而降低其疗效。因此要注意含有黄芪、人参(艾迪注射液,复方斑蝥胶囊,康艾注射液)和蟾皮(华蟾素口服液)的中成药与以上化疗药联用时,应进行剂量调整和血药浓度监控。

五、中西药联用能增效减毒的相关药物及作用机制

由中晚期原发性肝癌中西医结合治疗与西医治疗疗效比较的 meta 分析,发现中西医结合治疗中晚期原发性肝癌总体近期疗效优于纯西医治疗。中西药联合用药可以提高患者的近期瘤体有效率,减少患者生活质量评分的降低率,比单纯 TACE 治疗原发性肝癌患者的 1、2、3 年生存率高。

1. 康艾注射液联合介入化疗栓塞治疗晚期肝癌 灌注化疗药物(DDP、MMC、HCPT、5-FU、EPI 等),注入碘油乳剂和/或明胶海绵颗粒栓塞剂,治疗组加用康艾注射液(主要成分:黄芪、人参、苦参素)。结果显示,康艾注射液联合介入化疗栓塞术治疗晚期肝癌能有效缓解病情,抑制肿瘤血管生成,提高介入化疗栓塞术的疗效。

2. 艾迪注射液联合 FOLFOX4 治疗原发性肝癌 对照组应用奥沙利铂(OXA)、亚叶酸钙(LV)、5-FU 进行全身化疗,治疗组加用艾迪注射液(含斑蝥、人参、黄芪、刺五加),研究发现艾迪注射液对患者近期疗效、临床症状的改善、提高生存质量以及减轻不良反应有积极作用,增加患者对化疗药的耐受能力。

3. 华蟾素注射液联合经导管动脉化疗栓塞术治疗原发性肝癌　华蟾素注射液与顺铂、多柔比星、丝裂霉素、氟尿嘧啶联合用药,华蟾素能抑制肿瘤细胞合成和增殖,诱导肿瘤细胞凋亡,促进巨噬细胞活化,增强机体免疫功能,保护肝细胞,并有一定升高白细胞的作用,对原发性肝癌及中、晚期肺癌疗效显著。

4. 复方苦参注射液联合化疗治疗原发性肝癌　对照组患者使用介入化疗法,观察组患者使用复方苦参注射液联合介入化疗,结果表明观察组患者治疗的总有效率明显高于对照组,并可减少发热、恶心、呕吐等不良反应的发生。另有复方苦参注射液与吉西他滨、奥沙利铂合用,治疗原发性肝癌的研究也表明,中西药联用的有效率高于单独化疗。

5. 龙胆泻肝汤加减联合化疗治疗湿热内阻型原发性肝癌　化疗药物选用奥沙利铂、亚叶酸钙及氟尿嘧啶,治疗组加用龙胆泻肝汤加减(基本方:龙胆、黄芩、生甘草、栀子、木通、生地黄、当归、泽泻、车前子、柴胡等)。结果显示,龙胆泻肝汤联合化学治疗,在恢复患者肝功能的同时,可有效缩小实体瘤体积,还可改善患者的生活质量。

6. 参芪扶正注射液联合化疗治疗原发性肝癌　对照组采用 CAFI 方案(应用顺铂、多柔比星、氟尿嘧啶、干扰素),治疗组加用参芪扶正注射液。结果显示治疗组患者在疗效控制情况、生活质量 KPS 评分及红细胞、血红蛋白、血小板减少等不良反应与对照组相比均有明显改善。

7. 索拉非尼联合中药注射液薏苡仁油治疗肝细胞肝癌　索拉非尼联合薏苡仁油方案可以改善肝细胞癌患者的中位总生存期与无进展生存期。

第七节　食　管　癌

一、概述

(一)疾病介绍

食管癌是原发于食管的恶性肿瘤,发病位置在食管与胃结合区域至下咽部,食管中段及下段属主要病变区域,以鳞状细胞癌和腺癌多见。临床上以进行性吞咽困难为其最典型的症状。中国是世界上食管癌的高发国家,也是世界上食管癌高病死率的国家之一。因早期症状不明显,食管癌发现时多已中晚期,特别是中上段食管癌患者,手术损伤大,患者依从性差或者不能耐受。食管癌病因复杂,其发病及病情进展与抑癌基因及原癌基因相关,且受多种因素影响,呈现出逐年升高的趋势,中晚期食管癌合并全身脏器功能衰竭等可致患者死亡。

食管癌目前治疗首选手术,并辅以放疗、化疗、中医药等综合治疗。我国食管癌外科手术切除率已达 80%~90%,术后 5 年存活率较高。放射治疗主要适用于手术难度大的上段食管癌和不能切除的中、下段食管癌。化疗一般用于食管癌切除术后。临床研究表明联合化疗较单一化疗药物疗效有明显提高,生存时间明显延长。中西医结合治疗可显著提高患者免疫力,增强化疗敏感性,减轻不良反应,为提高患者生存质量和生存率发挥重要作用。

(二)中西药物治疗情况

1. 西药治疗　常用西药治疗方案包括单一药物治疗和联合化疗两种。单一药物治疗食管癌疗效通常维持时间短,常用药物有顺铂、卡铂、博来霉素、平阳霉素、丝裂霉素、硫酸长春地辛、依托泊苷和氟尿嘧啶等。近年来的报道显示,紫杉醇有较高的有效率。

2. 中药治疗　中医认为食管癌属"噎膈"范畴,多由气郁、痰阻、血瘀、津亏、阴损及阳所致,根据患者在食管癌放化疗过程病因病机的发展以及辨证分型,采取"清热解毒、生津润燥、活血化瘀"的中医治则。现代研究表明,中药对食管癌的作用主要是减轻放化疗药物的毒性损伤,同时可以抑制肿瘤的生长及转移,有利于提高患者生存质量、延长生存期。

二、常用西药药物作用及作用机制

1. 单一药物治疗

（1）博来霉素（bleomycin,BLM）：为含多种糖肽的复合抗生素,主要成分为 A_2。博来霉素能与铜或铁离子络合,使氧分子转成氧自由基,从而使 DNA 单链断裂,阻止 DNA 的复制,干扰细胞分裂繁殖。属细胞周期非特异性药物,但对 G_2 期细胞作用较强。不良反应有发热、脱发等,肺毒性最为严重。

（2）丝裂霉素：能与 DNA 的双链交叉联结,可抑制 DNA 复制,也能使部分 DNA 链断裂,属细胞周期非特异性药物,抗瘤谱广。不良反应主要为明显而持久的骨髓抑制。

（3）紫杉醇：能促进微管聚合,同时抑制微管的解聚,从而使纺锤体失去正常功能,细胞有丝分裂停止。对卵巢癌和乳腺癌有独特的疗效,对食管癌有一定疗效。不良反应主要包括骨髓抑制和心脏毒性等。

2. 联合化疗 目前对食管癌常采用几乎都包括顺铂（DDP）的多药联合化疗方案,包括：①DDP 联合 5-FU；②DDP 联合 BLM、长春地辛（VDS）；③TAX 联合 OXA 或 DDP；④多西紫杉醇（DOC）联合 OXA 或 DDP；⑤GEM 联合 DDP；⑥DDP 联合 TAX、5-FU。

三、常用中药及其复方作用及作用机制

（一）治疗食管癌的常用中药作用及作用机制

用于食管癌治疗的中药以补虚清热、活血祛瘀、止咳化痰平喘为主。

1. 人参 人参皂苷 Rg_3、Rh_2 等均被报道具有治疗食管癌的作用。人参皂苷 Rg_3 能够抑制食管癌细胞 EC9706 的增殖,将食管癌细胞阻滞在 G_0/G_1 期；可诱导 EC9706 细胞发生凋亡,上调 Bax、p53 和 caspase3 的蛋白表达水平；人参皂苷 Rh_2 具有诱导食管癌 Eca-109 细胞凋亡的作用,可以将 Eca-109 阻滞于 G_0/G_1 期,可诱导肿瘤细胞分化,其作用机制与上调 caspase 3、caspase 8 蛋白表达,影响细胞周期调控因子 cy-clinE、CDK2 等基因的表达有关。

2. 黄芪 黄芪是临床常用抗肿瘤中药之一。在黄芪对食管癌肿瘤浸润淋巴细胞（TIL）增殖及体外抗肿瘤作用的研究中发现,黄芪联合 IL-2、IL-2+IL-4、IL-2+TNF-α,均较单用细胞因子有明显的促进 TIL 增殖及特异性杀伤活性的作用,为免疫治疗提供了一定的科学依据。

3. 香加皮 香加皮有利水消肿、祛风湿、强筋骨的功效。在对荧光素酶标记的人食管鳞癌细胞株 Eca109 在裸鼠体内成瘤的作用研究中发现,香加皮三萜类化合物在体内能明显抑制移植瘤的生长,移植瘤体积和质量明显减少,抑瘤率为 40.7%,作用机制可能与下调 survivin 的表达有关。香加皮有效成分杠柳毒苷可明显抑制食管癌细胞 TE-13、Eca-109、TE-1 和 TE-10 的增殖,其作用机制与下调凋亡抑制基因的表达有关。

此外,白花蛇舌草、重楼、夏枯草、三七、红花、丹参等也常用于治疗食管癌,可通过促进癌细胞分化、诱导癌细胞凋亡、抑制血管生成、放射增敏、逆转耐药、调节机体免疫系统等多种途径发挥抗癌功效。

（二）治疗食管癌的常用中药复方作用及作用机制

用于治疗食管癌的中药复方有采用制半夏、桃仁、威灵仙、制南星、黄药子、川贝母、瓜蒌、丹参等制成的"化痰散瘀中药方"；由红参、麦冬、五味子、玄参、桔梗、生地黄等组成的"加味参麦汤"；由连翘脂素、天花粉蛋白、香加皮三萜类化合物、党参糖蛋白组成的"连花参

加中药方";由西洋参、炙黄芪、当归、熟地黄、生地黄等组成的"参芪通幽汤"等。中成药主要有艾迪注射液、康艾注射液、复方苦参注射液、华蟾素注射液、康莱特注射液等。

四、应避免联合使用的中西药物及作用机制

含有黄芪的药物,如参芪通幽汤、康艾注射液等,应避免与以下西药联用:

(1)治疗慢性心功能不全的药物:如地高辛、洋地黄毒苷、去乙酰毛花苷等。因黄芪具有强心作用,因此与强心药联用会增加毒性。

(2)降压药:如硝苯地平、普萘洛尔等。因黄芪能够扩张冠状动脉和外周血管,降低外周阻力,具有降压作用,因此与降压药联用时容易出现低血压。

(3)金属盐类药物:如硫酸亚铁、碳酸钙、葡萄糖酸钙等。黄芪含有黄酮成分,易与金属离子形成络合物。

(4)抗凝药物:如肝素、华法林等。因黄芪中黄芪总苷和黄芪多糖能降低血小板黏附力,抑制血栓形成,因此与抗血小板聚集的西药联用会增加出血风险。

(5)含有主要经药物代谢酶 CYP2C9,CYP3A4 代谢的药物:如经 CYP2C9 代谢的药物双氯芬酸、厄贝沙坦、氯沙坦、氟伐他汀,以及经 CYP3A4 代谢的药物红霉素、伊曲康唑、氟康唑、芬太尼等。黄芪是这两种酶的抑制剂,因此黄芪与上述西药合用容易使后者血药浓度升高,引起毒性反应。

五、中西药联用能增效减毒的相关药物及作用机制

化疗是中晚期食管癌最重要的治疗手段之一,但不良反应严重且患者耐受差,中西药联合用药可起到增效减毒的作用并提高患者的免疫力和耐受性。临床上常与化疗药配伍治疗食管癌的中药复方有:参芪扶正注射液、艾迪注射液、参术扶正方、黄芪多糖注射液,桃红四物汤、扶正通膈汤、化噎汤等,它们常与化疗方案 PF(顺铂+氟尿嘧啶)、TP(紫杉醇+顺铂)、吉西他滨+氟尿嘧啶等联用。

1. 参芪扶正注射液联合 PF 方案　食管癌术后患者化疗期间(PF 方案化疗 2 个周期),应用参芪扶正注射液可以改善症状、提高生活质量、改善患者的免疫功能、减轻骨髓抑制等毒副反应,具有增效减毒的作用。参芪扶正注射液对食管癌同步放化疗治疗具有辐射防护、减毒增效作用,可提高肿瘤患者的生存质量。

2. 参芪通幽汤联合 PF 方案　参芪通幽汤的药物组成为西洋参、炙黄芪、当归、熟地黄、生地黄、桃仁等,联合顺铂加氟尿嘧啶治疗中晚期食管癌患者,结果显示参芪通幽汤联合化疗可以减轻化疗的不良反应,提高患者的生活质量,同时具有保护骨髓造血功能的作用。

3. 扶正通膈汤联合 TP 化疗方案　扶正通膈汤组成:人参、白术、茯苓、黄芪、半夏、山慈菇、石见穿、白花蛇舌草、半枝莲,联合紫杉醇+顺铂可降低食管癌化疗胃肠道反应,使骨髓抑制的发生率降低。

4. 扶正抗癌方联合 DDP+NVB 化疗方案　扶正抗癌方的药物组成为黄芪、生薏苡仁、白花蛇舌草、党参、白术、石英等,联合 DDP 加 NVB 化疗方案治疗中晚期食管癌,结果显示总有效率显著提高,联合组纳差、疼痛及吞咽梗阻显著减少。

5. 活血化瘀法协同化疗(甲氨蝶呤+长春地辛+顺铂)方案　联合桃红四物汤(基本方:桃仁、红花、当归、生地黄、赤芍、川芎)治疗瘀血内结型食管癌较单纯化疗在治疗效果上有一定优势,对吞咽梗死、胸骨后疼痛、吐黏液等症状的改善尤为明显。

(李遇伯)

复习思考题

1. 治疗肺癌时,含有代谢酶抑制剂或诱导剂的中药与化疗药不能联用的原因是什么?
2. 举例说明治疗乳腺癌时中西药联用可以增效减毒的机制是什么?
3. 治疗宫颈癌时,含有人参的中成药不能联用的西药药物是什么?
4. 芍药汤联合 FOLFOX4 方案治疗结直肠癌增效减毒的机制是什么?
5. 治疗食管癌时,含有黄芪的中药不能联用的西药药物是什么?
6. 举例说明如何选择和西药药物配伍的中药治疗胃癌以达到增效减毒的效果?

◆◆◆ **第十一章** ◆◆◆

生殖系统疾病的中西药物配伍与合理应用

> **学习目标**
>
> 1. 掌握不孕症、子宫内膜异位症、多囊卵巢综合征的含义及中西药物治疗情况。
> 2. 熟悉生殖系统疾病的常用西药药物作用及作用机制;常用中药及其复方作用及作用机制。
> 3. 了解生殖系统疾病应避免联合使用的中西药物及作用机制;中西药联用能增效减毒的相关药物及作用机制。

第一节 不 孕 症

一、概述

(一)疾病介绍

不孕症是指育龄夫妇未避孕、有正常性生活、同居 1 年或以上而未孕者。分为原发性和继发性两类。原发性不孕是指从未怀孕者;继发性不孕是指曾经获得过妊娠(包括足月分娩、早产、流产、宫外孕和葡萄胎等)之后未避孕连续 1 年未怀孕者。

一对生育能力正常的夫妇每个月经周期的自然受孕率为 20%~25%;婚后 1 年内初孕率为 90% 左右。不孕症的发病率由于种族、地域不同存在着差异,我国不孕症的发病率为 7%~10%。

中医认为,男女双方在肾中精气旺盛、天癸至、任通冲盛的条件下,女子月经调和,男子精气溢泻,男女生殖之精相搏,合而成形,育于胞宫,乃成胎孕。故不孕症多以肾虚为主,或兼肝气郁结、痰湿壅阻、瘀滞胞宫、湿热内蕴等因素,致脏腑功能失常,冲任气血失调,胞宫不能摄精成孕。

现代医学认为,不孕症病因有女方因素、男方因素及不明原因等。其中,女方因素(以盆腔因素和排卵障碍居多)占 60%~70%,其中盆腔因素约占 35%,排卵障碍占 25%~35%;男方因素(以生精障碍和输精障碍为主)占 10%~30%;不明原因占 10%~20%。

(二)中西药物治疗情况

1. 西医治疗

(1)一般治疗

1)选择合适性交时期:掌握性知识,排卵前 2~3 天和排卵后 24 小时是最佳受孕时期。根据基础体温(basal body temperature,BBT)、宫颈黏液变化、排卵试纸和 B 超卵泡监测,选择排卵期性交,增加受孕机会。

2）消除各种不利因素:消除精神紧张和焦虑等因素,纠正不良生活习惯,戒烟酒,增强体质,保持标准体重,有利于恢复生育能力。

（2）病因治疗

1）治疗慢性输卵管炎:超短波、微波、离子透入等物理疗法,能促进盆腔局部的血液循环,有利于输卵管炎症的消除。

2）治疗生殖道炎症。

3）治疗免疫性不孕:避免抗原刺激,应用免疫抑制剂。

4）补充黄体功能:适用于黄体功能不全患者,或采用诱发排卵的治疗周期。排卵后每日口服黄体酮胶丸、地屈孕酮或者注射黄体酮,直到下个月经周期。

（3）诱发排卵:用于无排卵性不孕。促排卵是女方排卵障碍不孕最常用的方法,根据不同病情可采取相应的促排卵治疗。

1）氯米芬（clomifene）:适用于体内有一定雌激素水平和下丘脑-垂体-卵巢轴反馈机制健全的患者,是目前促排卵的常用药物。自月经第 3~5 天起,每日口服 50mg,连续 5 天,3个周期为一疗程。应用 3 个周期后无排卵,可加大剂量至每日 100~150mg,连续 5 天。排卵率可达 70%~80%。

2）来曲唑（letrozole）:主要用于氯米芬抵抗或多囊卵巢综合征患者。自月经第 5 天开始口服来曲唑片,每日 1 次,每次 1 片（2.5mg）,连续 5 天。排卵率可达 80%~90%。但需注意的是,本药物目前的适应证并未包括"促排卵治疗",需知情选择。

3）绒促性素（HCG）:对于单用氯米芬或来曲唑后卵泡发育良好,但不能自发排卵者。HCG 用于促卵泡成熟时需大剂量注射,从而加速卵泡成熟及诱发排卵。常在排卵周期卵泡成熟后,一次大剂量肌内注射 5 000~10 000U,用于排卵。大多数病例于注射后 36~48 小时排卵。有条件者应用 B 超监测卵泡发育情况。

4）尿促性素（HMG）:用于氯米芬抵抗或无效患者,促进卵泡发育成熟。一般在月经第2~3 天起,每日或隔日肌内注射 1 支 75U（每支含卵泡刺激素 75U,促黄体生成素 75U）,直至卵泡发育成熟。停药 24~36 小时,加用 HCG 肌内注射 5 000~10 000U,诱发排卵和黄体形成。

5）卵泡刺激素（FSH）:用于 HMG 治疗失败者。月经第 3~5 天起,每日肌内注射 1~2支,监测卵泡发育,待卵泡成熟后用 HCG 诱导排卵。

6）溴隐亭:适用于高催乳素血症而无排卵的患者。从小剂量（1.25mg）开始,每日 2次;若无反应,1 周后改为 2.5mg,每日 2 次。连续用药 3~4 周,直至催乳素（PRL）下降至正常水平。

（4）妇科手术治疗:对输卵管阻塞或粘连,可行腹腔镜下输卵管造口术、整形术、吻合术;对子宫肌瘤、内膜息肉、宫腔粘连等影响宫腔环境,干扰受精卵着床和胚胎发育者,可行宫腔镜下切除、分离手术;有内分泌功能的卵巢肿瘤影响排卵者,可行卵巢切除术;其他如宫颈管扩张术、阴道手术等。

（5）辅助生育技术:人工授精、体外受精-胚胎移植（试管婴儿,IVF-ET）等。

2. 中医治疗　中医对不孕症的治疗重在辨证论治和调整月经周期。①肾虚不孕:偏肾气虚者,补肾益气,温养冲任,方选毓麟珠加减;偏阳虚者,温肾益气,调补冲任,方选温肾丸化裁;偏阴虚者,滋阴养血,调冲益精,方选养精种玉汤加味。②肝郁不孕:疏肝解郁,养血理脾,以开郁种玉汤为主。③痰湿不孕:燥湿化痰,调理冲任,方以启宫丸为主。④血瘀不孕:活血化瘀,调理冲任,方选少腹逐瘀汤加减。⑤湿热不孕:清热除湿,活血调经,方选清热调

笔记栏

血汤加味。

二、常用西药药物作用及作用机制

1. 氯米芬 氯米芬具有较强的抗雌激素作用和较弱的雌激素活性,主要通过竞争性抑制下丘脑雌激素受体,刺激内源性促性腺激素释放激素(GnRH)分泌,促黄体生成素(LH)和卵泡刺激素(FSH)分泌增加,引起卵泡发育、成熟并排卵。并选择性地刺激肾上腺雄激素的生物合成,加之 LH 对睾丸间质细胞的刺激使睾酮(T)分泌增加,最终因 T/LH 和 FSH 分泌增加而促进精子生成。

2. 来曲唑 来曲唑为芳香化酶抑制剂,具有抑制雄激素向雌激素的转化,使雌激素水平下降,再通过正反馈的机制,作用于下丘脑垂体从而使其分泌卵泡刺激素(FSH)并增加释放,起到促进卵泡发育成熟排出的作用。主要用于下丘脑-垂体-卵巢轴的反馈机制健全,体内有着一定雌激素水平的患者。

3. 绒促性素(HCG) HCG 是胎盘滋养层细胞分泌的一种促性腺激素,与促黄体生成素(LH)相似,而卵泡刺激素(FSH)样作用甚微。对雌性能促使卵泡成熟及诱发排卵,并使破裂卵泡转变为黄体,促使其分泌孕激素。对雄性则具有促间质细胞激素(ICSH)的作用,能促进曲细精管功能,特别是睾丸间质细胞的活动,使其产生雄激素,促使性器官和副性征发育、成熟,促使睾丸下降并促进精子生成。

4. 尿促性素(HMG) HMG 为绝经后促性腺激素,主要具有卵泡刺激素(FSH)的作用,而促黄体生成素(LH)作用甚微。对女性能促进卵泡的发育和成熟,促使卵泡分泌雌激素,使子宫内膜增生。其后加用 HCG,能增强促排卵作用。凡垂体促性腺激素分泌不足或下丘脑促性腺激素释放激素分泌不足的无排卵患者均可应用。对男性则能促使睾丸曲细精管发育,促进造精细胞分裂和精子成熟。

5. 生长激素 ①改善卵巢反应性:生长激素可刺激肝脏分泌更多的胰岛素样生长因子-1(IGF-1),调节肝外组织中 IGF-1 的表达,升高体内 IGF-1 的浓度。IGF-1 能激活卵巢功能,促进类固醇激素的合成。生长激素也在下丘脑和垂体水平增加 FSH 和 LH 的分泌,并与 FSH 和 LH 协同调节类固醇激素的生成。②促进子宫内膜生长:生长激素促进 IGF-1 浓度升高,可调节子宫内膜细胞的有丝分裂、分化和代谢。

6. 戊酸雌二醇 戊酸雌二醇是雌二醇的戊酸盐,结构近似于人体内雌激素,可补充人体子宫内膜生长所需的雌激素,增加子宫内膜厚度,促进宫颈黏液分泌,使宫颈黏液的黏稠度下降,利于精子的穿透。

7. 黄体酮 黄体酮是一种天然孕激素,对子宫内膜有着显著影响。排卵后在激素作用的基础上,使子宫内膜继续增厚、充血,腺体增生并分支,子宫内膜从增生期转为分泌期,为受精卵植入做好准备,并减少妊娠期子宫的兴奋性,抑制其活动,松弛平滑肌,有利于孕卵的着床和胚胎发育。

三、常用中药及其复方作用及作用机制

(一)治疗不孕症的常用中药作用及作用机制

1. 鹿茸

药性功效:甘、咸、温。归肾、肝经。壮肾阳,益精血,强筋骨,调冲任,托疮毒。

作用机制:主含氨基酸、磷脂、脂肪酸、糖脂、糖、激素样物质、前列腺素、脂蛋白、维生素、酶及微量元素等。有雌激素样作用,能增强机体细胞免疫和体液免疫,增强红细胞、血红蛋白和网质红细胞的新生;有升高白细胞,促进伤口、骨折愈合,抗衰老,抗溃疡,强心,抗诱变,

抗炎,保肝,酶抑制等作用。

2. 淫羊藿

药性功效:辛、甘,温。归肝、肾经。补肾阳,强筋骨,祛风湿。

作用机制:主含黄酮、木脂素、生物碱和挥发油等。有雄激素样及植物雌激素样活性;亦有调节免疫,延缓衰老,影响心血管系统、骨髓和造血系统,抗骨质疏松,改善学习记忆力,抗辐射,抗肿瘤等作用。

3. 补骨脂

药性功效:辛、苦,温。归肾、脾经。温肾助阳,纳气平喘,温脾止泻;外用消风祛斑。

作用机制:主含香豆素、黄酮、单萜酚等成分。有雌激素样作用及扩张冠状动脉、兴奋心脏、收缩子宫、致光敏等作用。

4. 薏苡仁

药性功效:甘、淡,凉。归脾、胃、肺经。利水渗湿,健脾止泻,除痹,排脓,解毒散结。

作用机制:主要含有甘油三酯、薏苡内酯、薏苡多糖、甾醇类化合物、苷类化合物、三萜类化合物、生物碱类化合物及丰富的氨基酸与维生素等。有抗肿瘤、提高免疫力、降血糖、降血钙、降血压、抗炎、镇痛、抗病毒、抑制骨质疏松、抗血栓形成、解热、镇静、兴奋子宫、诱发排卵等作用。

（二）治疗不孕症的常用中药复方作用及作用机制

1. 金匮肾气丸

主要组成:地黄、山药、山茱萸、茯苓、泽泻、牡丹皮、桂枝、附子。

功能主治:补肾助阳。用于肾阳不足证。腰痛脚软,身半以下常有冷感,少腹拘急,小便不利,或小便反多,入夜尤甚,舌淡而胖,脉虚弱,尺部沉细或沉弱而迟,以及痰饮,水肿,消渴,脚气,转胞等。

作用机制:临床研究表明,采用金匮肾气丸治疗辨证为肾阳虚证的子宫内膜异位症导致的不孕症患者,治疗后,患者术后痛经缓解明显,痛经视觉疼痛评分较治疗前明显下降,且代表病情进展活动的 CA125 下降更明显;杀伤细胞和巨噬细胞均较治疗前明显上升;患者的 1 年妊娠率及足月产率均显著高于对照组。这说明金匮肾气丸具有免疫调节作用,对子宫内膜异位症致不孕的肾阳虚证患者有较好的促孕作用。实验研究表明,金匮肾气丸具有明显的温补肾阳作用,该方通过调节下丘脑-垂体-性腺轴中钙调蛋白基因表达,从而逆转肾阳虚大鼠的病理状态;睾丸 TGF-β_1 是对肾阳虚大鼠起重要作用的一类生长因子,TGF-β_1 增加则导致睾丸损害,金匮肾气丸通过抑制该生长因子受体表达,从而保护睾丸,促使精子发育和成熟。

2. 六味地黄丸

主要组成:熟地黄、山药、山茱萸、茯苓、泽泻、牡丹皮。

功能主治:滋补肝肾。用于肾阴亏损,头晕耳鸣,腰膝酸软,骨蒸潮热,盗汗遗精,消渴等。

作用机制:实验研究表明,六味地黄丸对中老龄大鼠血清性激素水平具有调节作用,可增加大鼠垂体重量,并使促黄体生成素分泌细胞数量增加。临床研究表明,服用六味地黄丸之后,光镜下见卵巢颗粒细胞层次增加、数量增多、排列整齐,能促进卵泡的发育和成熟,促使卵泡分泌雌激素,使子宫内膜增生,主要用于无排卵性不孕症或助孕技术中的促排卵。这一作用机制是通过调节下丘脑-垂体-性腺轴功能,从而促使颗粒细胞增殖,卵泡发育,促进排卵,并有利于黄体功能与形态的改善。

3. 五子衍宗丸

主要组成:菟丝子、枸杞子、五味子、覆盆子、车前子。

功能主治:补肾益精。用于肾虚精亏,腰膝酸痛,尿后余沥。

作用机制:促进免疫调节和内分泌功能,提高应激能力;调节体内性激素水平,升高睾酮含量,增加性器官重量,提高精子数量和活力,可拮抗棉酚抑精作用。现代研究发现,五子衍宗丸有调节下丘脑-垂体-性腺轴功能及增强免疫等多种功能。临床治疗中亦发现,五子衍宗丸有促进卵泡发育的功能,且疗效显著,同时可提高患者雌激素水平,提高妊娠率。

四、应避免联合使用的中西药物及作用机制

1. 应避免与螺内酯联用的药物

茵陈术附汤、桂附八味丸:与螺内酯联用可引起高钾血症、心率缓慢、传导阻滞等不良反应。

2. 应避免与维生素 C(抗坏血酸)联用的药物

(1) 龙胆泻肝丸:维生素 C 可降低龙胆泻肝丸的疗效。

(2) 含苷类中药:与维生素 C 结合降低疗效,不宜同时服用。含苷类中药包括人参、三七、五加皮、龙胆、仙鹤草、白头翁、白芥子、牡丹皮、皂荚、连翘、知母、鱼腥草、柴胡、罗布麻、秦皮、骨碎补、黄药子等。

3. 应避免与薏苡仁联用的药物

阿托品、咖啡因、毒扁豆碱:均可拮抗薏苡仁抑制肌肉收缩的作用。

五、中西药联用能增效减毒的相关药物及作用机制

1. 与氯米芬联用的药物

(1) 六味地黄丸:氯米芬有促进卵泡发育,提高排卵率等功效。但是氯米芬有抗雌激素作用,导致子宫内膜变薄,不利于受精卵着床,从而导致妊娠率不高。六味地黄丸有滋阴补肾之功效,具有补肾作用的中药对生殖功能有多水平、多靶向器官的调节作用,能显著提高雌激素对子宫的作用,促进下丘脑促性腺激素的释放和分泌,提高垂体的反应性和卵巢内激素受体水平,调节卵巢的卵泡发育和促进排卵,可使排卵功能障碍恢复正常。

(2) 五子衍宗丸:五子衍宗丸由枸杞子、覆盆子、菟丝子、车前子、五味子组成,功能填精补髓,益肾扶阳。本品有雄激素样作用,缩短阴茎勃起潜伏期,提高雄性小鼠性活动能力。由于本品与氯米芬促进精子生成的作用方向一致,两者联用可产生协同作用,从而提高疗效。

(3) 补肾活血中药:当归、白芍、生地黄、熟地黄、皂角刺、补骨脂、紫石英等。

作用机制:①补肾活血药当归、白芍、生地黄、熟地黄、皂角刺等,能降低多囊卵巢综合征的高胰岛素血症、高雄激素水平,改善卵巢微循环,促进卵泡发育和排卵,起到病因治疗的作用。②现代研究表明,排卵障碍属于中医肾虚证,与性腺功能失调有关。补肾药具有纠正下丘脑-垂体-卵巢轴的功能失调,促进卵泡发育与排卵,减少并发症发生等作用。③许多补肾药物具有雌激素样作用,如补骨脂、紫石英等,能克服氯米芬所引起雌激素分泌不足的副作用,提高子宫内膜对胚胎的接受性,改善宫颈黏液分泌,有利于精子的顺利通过。④补肾阳药具有提高黄体功能,促进黄体健全,有利于早期妊娠。

2. 与维生素 C(抗坏血酸)联用的药物

(1) 陈皮:与维生素 C 注射液联用可增强抑制胃溃疡形成作用。

(2) 六味地黄丸:与维生素 C 联用可发挥协同增效作用,防治肝病和肿瘤。

第二节　子宫内膜异位症

一、概述

（一）疾病介绍

子宫内膜异位症（endometriosis）是指具有生长功能的子宫内膜组织（腺体和间质）出现在子宫腔被覆黏膜以外的身体其他部位。异位的子宫内膜可侵犯全身任何部位，但绝大多数异位病灶局限在盆腔内生殖器和相邻器官的腹膜上，临床上称盆腔子宫内膜异位症。

根据其主要临床表现，子宫内膜异位症散见于"痛经""不孕""癥瘕""月经不调"等论述中。中医认为，本病以瘀血阻滞冲任胞宫为基本病机。而导致瘀血形成的原因，又有虚实寒热的不同，气机郁滞、寒凝经脉、瘀热互结、痰瘀互阻、气虚无力运血、肾虚等均可导致瘀血内生，阻滞冲任胞宫为患。现代医学对其发病机制尚未完全阐明，异位种植学说是目前主导的关于病因的认识。

（二）中西药物治疗情况

1. 西医治疗

（1）药物治疗：目的为抑制卵巢功能，减少内膜异位病灶活性及粘连形成，阻止子宫内膜异位症发展，目前尚无标准化方案。

1）非甾体抗炎药（NSAID）：常用药物有吲哚美辛、萘普生、布洛芬等。用法：根据需要应用，间隔不少于6小时。

2）口服避孕药：常用低剂量高效孕激素和炔雌醇复合制剂。用法：每日1片，连续服用6~9个月，也可每个周期服用21~24天。适用于轻度子宫内膜异位症患者。

3）高效孕激素：孕激素通过抑制垂体促性腺激素分泌，并直接作用于子宫内膜和异位内膜，使内膜萎缩和闭经。常用药物：甲羟孕酮、炔诺酮、地诺孕素等。用法：从月经周期任何一天开始用药，每日甲羟孕酮20~30mg，或炔诺酮5mg，或地诺孕素2mg，长期连续用药6个月。停药数个月后月经恢复。

4）雄激素衍生物：能抗雌、孕激素，使雌激素水平下降，异位内膜萎缩、吸收。常用孕三烯酮，用法：月经周期第1天开始用药，口服每次2.5mg，每周2次，在整个疗程中每周服药的时间应保持不变，连续用药为6个月。

5）促性腺激素释放激素激动剂（GnRH-a）：耗尽GnRH受体，使促性腺激素减少，出现暂时性绝经。常用药物有：亮丙瑞林、戈舍瑞林、曲普瑞林、那法瑞林等。用法：从月经第1天开始，依不同的制剂有皮下注射或肌内注射，每28天1次，合用3~6个月或更长时间。

6）曼月乐环：为左炔诺孕酮宫内节育系统，含左炔诺孕酮52mg/个（20μg/24h）。育龄妇女，必须在月经开始的7天以内放入宫腔。更换新的曼月乐环可在周期的任何时间进行。放置于宫腔内，可维持5年有效。

（2）手术治疗

1）腹腔镜手术：盆腔粘连分离术、卵巢巧克力囊肿剥出术或穿刺术、病灶物理去除术（电灼、激光、微波或内凝）。

2）剖腹手术：由于腹腔镜手术操作技术的提高，剖腹手术逐渐减少。

2. 中医治疗　异位的内膜组织由于生长在子宫以外的部位，其出血是离经之血，既不能循脉道，又无法排出体外，积于其他部位，导致血瘀证。血瘀是产生子宫内膜异位症的关键。血脉凝涩，经络阻滞，隧道闭塞，冲任气血不通，故出现痛经；血不循经，流于脉外，成为离经之血,日久不散,结而成癥。冲任胞脉因血瘀而功能失调,加之癥积形成,阻碍精卵相遇,故可导致不孕。血瘀于内,新血不得归经,又常致月经过多等表现。治疗原则以活血化瘀为主,瘀久成癥者,当散结消癥。①气滞血瘀:理气活血,祛瘀散结,以膈下逐瘀汤为主;②寒凝血瘀:温经散寒,活血祛瘀,宜少腹逐瘀汤;③瘀热互结:清热凉血,活血祛瘀,宜清热调血汤加味;④痰瘀互阻:理气化痰,活血逐瘀,宜苍附导痰丸合桃红四物汤加减;⑤气虚血瘀:益气活血为主,以理冲汤为主;⑥肾虚血瘀:补肾活血为法,以归肾丸合桃红四物汤化裁。

二、常用西药药物作用及作用机制

1. 非甾体抗炎药(NSAID)

作用机制:①抑制前列腺素的合成;②抑制淋巴细胞活性和活化的 T 淋巴细胞的分化,减少对传入神经末梢的刺激;③直接作用于伤害性感受器,阻止致痛物质的形成和释放。

2. 口服避孕药

作用机制:口服避孕药,由人工合成的雌激素和孕激素配制而成,雌激素成分为炔雌醇,孕激素成分随配方及制剂不同而变化。雌激素和孕激素口服吸收后血药浓度增高,通过负反馈作用抑制下丘脑促性腺激素释放激素的分泌,血中卵泡刺激素(FSH)和促黄体生成素(LH)的量均减少,妨碍卵泡的生长和成熟,取消了排卵前雌激素高峰;能使月经周期有规律性,月经量减少,并能减轻腹胀、乳房疼痛等经前期综合征。

3. 地诺孕素(dienogest)

作用机制:地诺孕素是一种混合孕激素,同时具有天然和合成孕激素的药理学优点。具有很高的孕激素活性,是选择性的孕酮受体激动剂,能抑制卵巢功能及子宫内膜细胞的增殖,从而减轻子宫内膜异位症伴随的疼痛,并使病灶萎缩。具有疗效确切、毒副作用小等特点。

4. 孕三烯酮(gestrinone)

作用机制:孕三烯酮是雄激素衍生物,是合成的 19-去甲睾酮衍生物,具有较强的抗孕激素和抗雌激素活性,减少雌激素受体(ER)、孕激素受体(PR)水平,抑制 FSH、LH 峰值并降低 LH 均值,降低血中雌激素水平,降低性激素结合球蛋白水平,抑制孕激素分泌,使子宫内膜及异位病灶细胞失活、退化,从而导致异位病灶萎缩。

5. 促性腺激素释放激素激动剂(GnRH-a)

作用机制:亮丙瑞林、戈舍瑞林、曲普瑞林、那法瑞林等,均为 GnRH-a,为人工合成的十肽类化合物,可下调垂体功能,造成暂时性药物去势及体内低雌激素状态,也可在外周与 GnRH-a 受体结合,抑制在位和异位内膜细胞的活性,长期用药可达到药物性卵巢切除作用。

6. 曼月乐环

作用机制:曼月乐环为左炔诺孕酮宫内节育系统,左炔诺孕酮是一种抗雌激素活性的孕激素,在宫腔内主要发挥局部孕激素作用。子宫内膜的高左炔诺孕酮浓度,能下调子宫内膜雌激素和孕激素受体,使子宫内膜对血液循环中的雌二醇失去敏感性,从而发挥强力的内膜增生拮抗作用。

三、常用中药及其复方作用及作用机制

(一)治疗子宫内膜异位症的常用中药作用及作用机制

1. 丹参

药性功效:味苦,微寒。归心、肝经。活血祛瘀,通经止痛,清心除烦,凉血消痈。

作用机制:含丹参酮Ⅰ、ⅡA、ⅡB,异丹参酮Ⅰ、ⅡA,隐丹参酮,异隐丹参酮,甲基丹参酮,羟基丹参酮,丹参素,原儿茶酸和原儿茶醛等。有改善心肌缺血、提高耐缺氧能力、改善微循环、抗胃溃疡、镇静、镇痛、抗炎、抗过敏、降血压和调节血脂作用。

注意事项:注射可有皮疹、瘙痒,偶有过敏性休克,并有头晕、头痛、烦躁不安、心律失常、肢痛、腹痛、腹胀等不良反应。口服复方丹参片可有变态反应性皮疹、口干、恶心、上腹不适、头痛和神经系统症状等不良反应。出血性素质(hemorrhagic diathesis)、严重贫血及孕妇禁用;月经过多,血管性头痛者慎用。

2. 延胡索

药性功效:味辛、苦,性温。归肝、脾经。活血,行气,止痛。

作用机制:主含紫堇碱、*dl*-四氢掌叶防己碱、原阿片碱、*l*-四氢黄连碱、*dl*-四氢黄连碱、*l*-四氢非洲防己碱、紫堇鳞茎碱、*β*-高白屈菜碱、黄连碱、去氢紫堇碱;还含羟链霉素、豆甾醇、油酸、亚油酸、亚麻酸等。有止痛、镇静、催眠、抗惊厥作用。

3. 红花

药性功效:性味辛,温。归心、肝经。活血通经,散瘀止痛。

作用机制:主含红花黄色素及红花苷,还含脂肪油称红花油,是棕榈酸、硬脂酸、花生酸、油酸、亚油酸、亚麻酸等的甘油酯类。有降压、抑制心脏、增强耐缺氧、降低血清中总胆固醇、总脂、拮抗乙酰胆碱所引起的肠管痉挛、抗炎和改善心肌缺血等作用。

4. 莪术

药性功效:味辛、苦,性温。归肝、脾经。破血行气,消积止痛。

作用机制:主要含挥发油,油中主成分为莪术呋喃烯酮、龙脑、大牻牛儿酮、*α*-和*β*-蒎烯、樟烯、柠檬烯、1,8-桉叶素、松油烯、异龙脑、丁香烯、姜黄烯、丁香烯环氧化物、姜黄酮、芳姜黄酮、莪术二酮、莪术烯醇、异莪术烯醇等;还含姜黄素类化合物。有抗肿瘤、抗早孕、抗菌、升高白细胞、增加血流量、保肝、抗急性肾衰竭、抑制血小板聚集、抗血栓形成和抗炎作用。

(二)治疗子宫内膜异位症的常用中药复方作用及作用机制

1. 桂枝茯苓丸

主要组成:桂枝、茯苓、牡丹皮、桃仁、赤芍。

功能主治:活血化瘀,缓消癥块。传统用于妇人宿有癥块,或血瘀经闭,行经腹痛,产后恶露不尽。现代用于子宫内膜异位症、附件炎、月经不调、痛经、流产后阴道出血、子宫肌瘤、宫外孕、卵巢肿瘤、不孕症等。

作用机制:桂枝茯苓丸有增强免疫功能,抗炎,抑制血小板聚集和抗纤维凝血酶,降低血液黏度,抗雌激素,并有催乳素释放激素类似物作用。其通过下调低氧诱导因子-1*α*(HIF-1*α*)的表达,降低腹腔液和异位病灶中的血管内皮生长因子(VEGF)水平,从而抑制异位病灶的血管生成,抑制子宫内膜异位症的发展;并通过对雌激素和免疫系统的调节作用治疗子宫内膜异位症。

2. 七厘散(《良方集腋》)

主要组成:血竭、人工麝香、冰片、乳香、红花、没药、朱砂、儿茶。

功能主治:活血祛瘀,消肿定痛。用于闭合性和开放性损伤,外出血和内出血等属于血瘀者。

用法:七厘散外敷脐部。月经第1日起,将七厘散半支(1.5g)倒入脐孔,外贴香桂活血膏。用药3个月经周期,疗效明显。

作用机制:本方药物多属树脂类,具有量少而效著之特点,重用活血消癥止痛。它能使药物以较恒定的速率直接渗入血液,而且无肝脏的"首过作用"和胃肠道刺激,且敷贴后一旦感觉不适可立即揭去,消除不良反应,保证用药安全和有效。药物经皮肤进入体内的主要屏障是表皮中的角质层,神阙穴在脐中央,为腹壁的最后闭合处,此处皮肤与全身皮肤结构相比较而言,其表皮角质层最薄,屏障功能最弱,药物易于穿透;而且通过穴位刺激可发挥激发经气,调节脏腑气血功能,从两个途径产生治疗作用。

3. 少腹逐瘀汤(《医林改错》)

主要组成:小茴香、干姜、延胡索、没药、当归、川芎、赤芍、官桂、蒲黄、五灵脂。

功能主治:活血祛瘀,温经止痛。传统用于少腹寒凝血瘀证。症见少腹瘀血积块疼痛或不痛,或痛而无积块,或少腹胀满,或经期腰酸,少腹作胀,或月经一月见三五次,接连不断,断而又来,其色或紫或黑,或有瘀块,或崩漏兼少腹疼痛,或瘀血阻滞,久不受孕,舌暗苔白,脉沉弦而涩。现代临床用于治疗慢性盆腔炎、原发性痛经、子宫内膜异位症、输卵管阻塞性不孕症、子宫肌瘤等。

作用机制:少腹逐瘀汤有较明显的镇静、解痉、止痛作用,尤能抑制红细胞和血小板聚集,溶解血栓,降低血液黏稠度,改善血液循环及血液的理化性质,增强吞噬细胞的吞噬功能,促进炎症病灶的消退及增生性病变的软化和吸收。少腹逐瘀汤能改善患者的子宫内膜受容性,下调血清视黄醇结合蛋白4(RBP4)、高迁移率组蛋白B1(HMGB1)、单核细胞趋化蛋白1(MCP-1)与受激活调节正常T细胞表达和分泌因子(RNATES)水平,缓解疼痛等临床症状,提高近期疗效并降低复发率。少腹逐瘀汤能联合桂枝茯苓丸治疗子宫内膜异位症痛经具有显著效果,可能与调节体内性激素紊乱、切断炎症反应与氧化应激的相互关系而减轻炎症-氧化应激状态有关。少腹逐瘀汤还可通过诱导子宫内膜异位症模型大鼠在位内膜间质细胞凋亡来抑制在位内膜增殖,并能够抑制在位内膜血管生成,促进微血管成熟。

四、应避免联合使用的中西药物及作用机制

应避免与丹参联用的药物

1. 止血药如维生素K、凝血酶等　丹参能抑制血小板功能,抑制凝血功能,激活纤溶酶原-纤溶酶系统,从而促进纤维蛋白原降解为FDP,而与抗纤溶药相拮抗。因此两者配伍使用,会降低止血药物的疗效。

2. 细胞色素C　细胞色素C与大剂量丹参配伍30分钟后即呈现混浊沉淀,形成丹参酚-铁络合物,颜色加深,属配伍禁忌。

3. 维生素C　维生素C与丹参注射液混合发生氧化-还原反应,导致两药作用减弱或失效。但两药联用在拮抗自由基方面有协同作用,治疗小儿急性病毒性心肌炎,疗效优于单用维生素C。

4. 庆大霉素　庆大霉素不可与丹参注射液混合应用。但两药联用可减轻庆大霉素肾损害作用。

5. 复方氢氧化铝　复方氢氧化铝与丹参可形成丹参酚-铝络合物,不易被胃肠道吸收。

6. 雄激素类　丹参酮有拮抗雄激素作用,两药联用降低雄激素活性和疗效。

7. 士的宁、麻黄碱、洛贝林、维生素B$_1$、维生素B$_6$　丹参水溶性成分具有鞣质特性,可与士的宁等结合产生沉淀,降低药物吸收率和疗效。两类药物服用应间隔2小时以上。

8. 抗酸药　抗酸药可与丹参酮形成金属离子络合物,从而降低丹参的生物利用度,影响疗效。

五、中西药联用能增效减毒的相关药物及作用机制

1. 少腹逐瘀汤与孕三烯酮联用　少腹逐瘀汤中具有活血化瘀功效的中药内存在调节

免疫功能的成分,且活血化瘀药物能抑制子宫异位膜增生,松解粘连组织,从而加快子宫内膜异位症患者病情康复,降低外周血 CA125 含量。少腹逐瘀汤中的多味药物可改善血液循环,提高白细胞的吞噬能力,加快对炎症渗出物排出,促进血肿包块消散,从而起到消肿、消炎等作用。联合孕三烯酮治疗子宫内膜异位症,能提高临床疗效,减轻患者临床症状,加快病情康复。

2. 坤泰胶囊与促性腺激素释放激素激动剂(GnRH-a)联用　坤泰胶囊由熟地黄、黄连、白芍、黄芩、阿胶和茯苓组成,有滋阴降火、清心除烦、安神、调节阴阳的功效,标本兼治。因其能降低患者病灶和疼痛症状复发的可能性,通常建议在手术治疗后加用 GnRH-a。

作用机制:GnRH-a 在首次给药后会刺激 FSH 和 LH 短暂升高,随后大幅下降,卵巢性激素明显下降至近似于绝经期低雌激素状态,而出现潮热、出汗等症状。在使用 GnRH-a 治疗的同时加入坤泰胶囊治疗,可以缓解由于雌激素水平低落而导致的潮热、睡眠障碍及阴道干涩等症状。因此,采用坤泰胶囊代替雌、孕激素进行反向添加,能够将雌二醇水平维持在有效的治疗范围内,从而减轻雌激素低落症状。

3. 散结镇痛胶囊与米非司酮联用　米非司酮为受体水平抗孕激素,具有终止早孕、抗着床、诱导月经及促进宫颈成熟等作用,与糖皮质激素受体有一定的结合力。散结镇痛胶囊具有活血化瘀、散结止痛、清热解毒、疏肝理气之功效。现代研究表明散结镇痛胶囊具有一定的镇痛、抗炎和解痉作用;能降低血清雌二醇的浓度,升高血清孕酮含量;提高机体免疫功能并改善微循环;抑制异位子宫内膜生长。

第三节　多囊卵巢综合征

一、概述

(一)疾病介绍

多囊卵巢综合征(polycystic ovarian syndrome,PCOS),又称 Stein-Leventhal 综合征,是一种以雄激素过高的临床或生化表现、稀发排卵或无排卵、卵巢多囊改变为特征的病变。本病是妇科内分泌临床最常见的疾病,占 20%~60%。病因尚未阐明,近年认为其临床特征是雄激素过多、持续无排卵和胰岛素抵抗的多态性综合征。

临床表现:月经失调与不孕(多为继发性不孕),多毛,肥胖,黑棘皮症,双侧卵巢增大,血清激素改变(雄激素水平升高、雌酮水平升高、促性腺激素水平比例异常、胰岛素水平升高等)。中医认为,本病发生与肾虚、痰湿、肝经郁热、气滞血瘀等有关。

(二)中西药物治疗情况

1. 西医治疗

(1)一般治疗:对肥胖型患者,应加强锻炼和限制高糖、高脂饮食以减轻体重,因脂肪过多会加剧高胰岛素和高雄激素的程度,也是导致无排卵的重要因素之一。此法有利于降低胰岛素及雄激素水平,进而恢复排卵和生育功能。

(2)药物治疗

1)调整月经周期

短效避孕药:首选有抗雄激素作用的避孕药,如屈螺酮炔雌醇片或屈螺酮炔雌醇片(Ⅱ)。①屈螺酮炔雌醇片:每片含屈螺酮 3mg 和炔雌醇 0.03mg。用法:在月经来潮的第 1

天开始服药。也可以在2~5天开始,但建议在第一个服药周期(即服用第一盒药)的最初7天内,同时加用屏障避孕法。按照包装所标明的顺序,每天约在同一时间服1片,连续服21天。随后停药7天,在停药的第8天开始服用下一盒。②屈螺酮炔雌醇片(Ⅱ):每片含屈螺酮3mg与炔雌醇(β-环糊精包合物)0.02mg。用法:从月经周期的第1天开始,每日服用1片浅粉红色药片,连续服用24天,随后在第25~28天每日服用1片白色无活性片。按照包装所标明的顺序,每天约在同一时间服1片,最好在晚餐或睡前服用。

孕激素:在月经周期后半周期,口服地屈孕酮片10mg,每日2次,共10~14天;或醋酸甲羟孕酮10mg/d,连用10~14天;或肌内注射黄体酮20mg/d,连用5天。

2)高雄激素治疗:首选复方醋酸环丙孕酮,治疗痤疮需用药3个月;治疗多毛需用药6个月,还可口服螺内酯40~200mg/d,连用6~9个月。

3)胰岛素抵抗治疗:不是首选治疗。对于肥胖或胰岛素抵抗,生活方式调整未得到改善者,可予以使用。用法:二甲双胍每次口服500mg,每日2~3次,连用3~6个月。

4)促排卵:对有生育要求者,恢复排卵是首要治疗。氯米芬或其他类似的雌激素调节药物(如来曲唑)仍是一线促排卵药物。用法:氯米芬50mg/d,在月经周期第5天开始服用,连用5天,如排卵失败可重复给药,剂量逐渐增加到100~150mg/d,连用3个周期后,未出现双相BBT者为氯米芬抵抗,可用二线促排卵治疗,如促性腺激素等。尿促性素-绒促性素不作为PCOS患者促排卵的首选方案,以防止卵巢过度刺激综合征的发生。

(3)手术治疗:适用于药物促排卵治疗无效者。常采用腹腔镜下对多囊卵巢用电凝和激光穿刺打孔,或卵巢楔形切除术。

2. 中医治疗　根据其症状特点,归属于中医的"闭经""不孕""月经失调"等范畴,从卵巢多囊性增大改变来看,又属中医"癥瘕"范畴。应根据患者临床表现及虚实不同确定治疗原则。月经不调者,重在调经;闭经者,虚则补而通之,实则泻而通之;有生育要求者,则以调经种子为主。①肾虚:当调补冲任。偏肾阳虚,温补肾阳,方用右归丸;偏肾阴虚者,滋补肾阴,方用左归丸。②痰湿阻滞:燥湿化痰,活血调经,方用苍附导痰丸加味。③肝经湿热:清肝解郁,除湿调经,以龙胆泻肝丸为主。④气滞血瘀:理气活血,祛瘀通经,方用膈下逐瘀汤加减。

二、常用西药药物作用及作用机制

1. 二甲双胍　胰岛素抵抗普遍存在于多囊卵巢综合征中,研究认为胰岛素抵抗和高胰岛素可引起高雄激素血症。高胰岛素因Ins受体后的磷酸化异常,进而刺激卵巢和肾上腺的细胞色素P450 17α-羟化酶mRNA的表达和活性而使雄激素的合成增多;高胰岛素加重垂体促性腺激素的不协调作用,LH升高,高LH刺激P450 17α-酶的活性而使卵巢睾酮合成分泌增多;高胰岛素抑制肝脏合成性激素结合球蛋白(SHBG),游离睾酮升高,致雄激素的活性增加,导致月经紊乱、闭经、不孕、多毛、痤疮、肥胖及卵巢多囊性改变等。二甲双胍是一种对胰岛素敏感的药物,通过促进肠道对葡萄糖的吸收,减少肝糖原异生,促进糖的无氧酵解,增加肌肉等外周组织对葡萄糖的摄取和利用而改善糖的代谢,在受体后水平提高胰岛素的敏感性,从而降低血糖,腰/臀比得到改善,并降低因胰岛素抵抗而导致的代偿性高胰岛素血症;胰岛素下降导致LH和雄激素水平下降,LH/FSH比值降低,纠正多囊卵巢综合征患者的多毛、痤疮,恢复排卵性月经。

2. 来曲唑　来曲唑作为芳香化酶抑制剂,可抑制雄激素向雌激素的转化,使雌激素水平下降,再通过正反馈的机制,作用于下丘脑垂体从而使其分泌卵泡刺激素(FSH),并增加释放,起到促进卵泡发育成熟排出的作用。主要用于下丘脑-垂体-卵巢轴的反馈机制健全,体内有着一定雌激素水平的患者。

3. 氯米芬 氯米芬是性激素调节剂,可促进腺垂体促性腺素分泌和释放,具有较强的抗雌激素作用和较弱的雌激素活性。主要通过竞争性抑制下丘脑雌激素受体,刺激内源性促性腺激素释放激素(GnRH)分泌,促黄体生成素(LH)和卵泡刺激素(FSH)分泌增加,引起卵泡发育,成熟并排卵。用于避孕药引起的闭经及月经失调和无排卵型患者。

三、常用中药及其复方作用及作用机制

(一)治疗多囊卵巢综合征的常用中药作用及作用机制

1. 泽泻

药性功效:味甘、淡,性寒。归肾、膀胱经。利水渗湿,泻热,化浊降脂。

作用机制:含三萜类化合物、甾醇、生物碱、苷类、黄酮、有机酸、氨基酸、多糖、挥发油、脂肪酸、树脂、蛋白质、淀粉等成分。有利尿、降压、降血脂、抗动脉硬化、抗脂肪肝、抗炎、调节免疫等作用。

2. 芥子

药性功效:味辛,性温。归肺经。温肺豁痰利气,散结通络止痛。

作用机制:含芥子苷、芥子碱、芥子酶、脂肪油、胡萝卜苷、蛋白质、黏液质等。有镇咳、祛痰、平喘、抑菌、抗衰老、辐射保护、抗雄激素等作用。

3. 菟丝子

药性功效:味辛、甘,性平。归肝、肾、脾经。补益肝肾,固精缩尿,安胎,明目,止泻;外用祛风消斑。

作用机制:主含胆固醇、菜油甾醇、β-谷甾醇、豆甾醇、三萜酸类、树脂、糖、皂苷、淀粉等。有雌激素样作用、抗衰老、降低胆固醇、软化血管、降低血压、促造血功能、抑制肠运动、延缓白内障发展等作用。

(二)治疗多囊卵巢综合征的常用中药复方作用及作用机制

1. 六味地黄丸

主要组成:熟地黄、山药、山茱萸、茯苓、泽泻、牡丹皮。

功能主治:滋补肝肾。用于肾阴亏损,头晕耳鸣,腰膝酸软,骨蒸潮热,盗汗等。

作用机制:具有多系统、多环节的整体调节作用,其作用机制可能与下丘脑-垂体-卵巢轴的调节、单胺类神经递质的释放、卵巢及子宫局部细胞因子的发生、自身免疫抑制等几方面有关。①兴奋下丘脑-垂体-肾上腺系统,增强性功能;②降血脂;③降血糖;④增强免疫系统功能,抗衰老;⑤人参样抗疲劳及促肾上腺皮质激素样作用,拮抗肾上腺皮质激素类药物的不良反应;⑥降血压;⑦抗炎;⑧对机体各系统功能有双向调节作用,影响内分泌和造血系统等;⑨调节肾功能,促进尿素排泄;⑩调节钙、磷代谢。

2. 丹栀逍遥丸

主要组成:牡丹皮、栀子、当归、白芍、柴胡、茯苓、白术、甘草、生姜、薄荷。

功能主治:养血健脾,疏肝清热。用于肝郁化火,胸胁胀痛,烦闷急躁,颊赤口干,食欲缺乏或有潮热,及妇女月经先期,经行不畅,乳房与少腹胀痛。

作用机制:该药物治疗肝经郁热型 PCOS 患者,能改善患者性激素紊乱,缩小卵巢体积。加味逍遥散能显著降低促黄体生成素(LH)和睾酮(T)水平,可能是通过调节下丘脑-垂体-卵巢(HPO)轴功能而发挥作用。

3. 苍附导痰丸

主要组成：苍术、香附、枳壳、陈皮、茯苓、胆南星、甘草。

功能主治：燥湿化痰，理气健脾。用于治疗形盛多痰气虚，至数月而经始行；形肥痰盛经闭；肥人气虚生痰多下白带。现代临床多用于 PCOS，症见形体肥胖、多毛明显、带下量多的痰湿阻滞型。

作用机制：运用网络药理学方法探讨苍附导痰丸治疗 PCOS 的作用靶点及分子机制，发现苍附导痰丸可能通过调控 JUN、MAPK3、HSP90AA1、MAPK1、ESR1、NR3C1、APP、MAPK14、MAPK8、VEGFA、EGFR、RB1、AR、IL6 关键靶点，介导基因转录调节、脂质代谢、炎性微环境、胰岛素抵抗、性激素轴、动脉硬化、白介素免疫调节等信号，调控药物反应、营养与脂质代谢、活性氧、糖代谢、类固醇激素等生物进程，达到治疗 PCOS 的作用。

四、应避免联合使用的中西药物及作用机制

1. 应避免与黄体酮联用的药物

姜黄、郁金：活血化瘀药姜黄、郁金均有抗生育活性，注射剂可终止妊娠，其机制可能是由于兴奋子宫平滑肌和抗孕激素作用所致。黄体酮可拮抗郁金的致流产作用。

2. 应避免与苯巴比妥联用的药物

（1）大黄：与苯巴比妥存在交叉过敏现象。

（2）牛黄：可增强苯巴比妥的镇静和毒性作用。

（3）含氰苷中药：与苯巴比妥联用可加重呼吸抑制，甚至引起呼吸衰竭。苯巴比妥不宜与桃仁、枇杷仁、白果、苦杏仁等含氰苷的中药联用。

（4）碱性中药：可使尿液碱化，加速苯巴比妥排泄，降低疗效。碱性中药包括行军散、硼砂等。苯巴比妥中毒时可碱化尿液，加速药物排泄。

（5）枸杞子：可缩短苯巴比妥的致睡眠时间。

（6）十灰散：可吸附苯巴比妥，减少吸收，降低疗效。

五、中西药联用能增效减毒的相关药物及作用机制

1. 与二甲双胍联用的药物

麒麟丸：①麒麟丸和二甲双胍合用能有效降低基质金属蛋白酶 MMP-9 的活性，抑制其过量表达，促进卵泡的正常发育。②能降低血管内皮生长因子（VEGF）表达水平，抑制其对卵巢多囊与新生血管的促进作用。③肝细胞生长因子（HGF）是一种由氨基酸形成的糖蛋白，在卵巢组织中多有表达，能够对癌细胞以及上皮细胞的生长起到促进作用，卵巢中的 HGF 表达升高时，可以发挥自分泌作用，扰乱正常的激素分泌，导致雄激素分泌增强。二药联用能够抑制 HGF 表达，影响其自分泌作用，防治内分泌紊乱。

2. 与氯米芬联用的药物

（1）香草：香草胶囊或水煎剂治疗排卵功能障碍性不孕症，从月经来潮第 5 日开始服药，每日 2 次，来潮停用，连服 3 个月经周期为 1 疗程，可促排卵并使血中雌酮和孕酮水平升高。与氯米芬联用可提高疗效。

（2）六味地黄丸：六味地黄丸可调节性激素水平。氯米芬联合六味地黄丸后能使雌激素水平升高更明显，子宫内膜厚度满意，改善 PCOS 症状，利于受精卵着床。

（3）苍附导痰丸：苍附导痰丸联合氯米芬治疗 PCOS 并发不孕，能明显改善症状，降低

笔记栏

FSH、LH 值,并改善患者卵巢动脉血流,提高疗效。

（刘　　敏）

复习思考题

1. 简述不孕症的中西药物治疗情况。
2. 简述子宫内膜异位症的常用西药药物及作用机制。
3. 简述多囊卵巢综合征的常用中药及其复方的作用机制。

复习思考题
答案要点

模拟试卷